# 天地散
## 테트라스 항암제

*TetrAs*

배일주

지식공감

## 天地散 테트라스 항암제

초판 1쇄  2016년 1월 5일

지은이  배일주
발행인  김재홍
디자인  박상아, 이슬기
교정·교열  김현경
마케팅  이연실

발행처  도서출판 지식공감
등록번호  제396-2012-000018호
주소  경기도 고양시 일산동구 견달산로225번길 112
전화  02-3141-2700
팩스  02-322-3089
홈페이지  www.bookdaum.com

가격  15,000원
ISBN  979-11-5622-140-1  13510

CIP제어번호  CIP2015035091
이 도서의 국립중앙도서관 출판예정도서목록(CIP)은 서지정보유통지원시스템 홈페이지(http://seoji.nl.go.kr)와 국가자료공동목록시스템(http://www.nl.go.kr/kolisnet)에서 이용하실 수 있습니다.

ⓒ 배일주 2016, Printed in Korea.

- 이 책은 저작권법에 따라 보호받는 저작물이므로 무단전재와 무단복제를 금지하며, 이 책 내용의 전부 또는 일부를 이용하려면 반드시 저작권자와 도서출판 지식공감의 서면 동의를 받아야 합니다.
- 파본이나 잘못된 책은 구입처에서 교환해 드립니다.
- '지식공감 지식기부실천' 도서출판 지식공감은 창립일로부터 모든 발행 도서의 2%를 '지식기부 실천'으로 조성하여 전국 중·고등학교 도서관에 기부를 실천합니다. 도서출판 지식공감의 모든 발행 도서는 2%의 기부실천을 계속할 것입니다.

추천의 글

## 희망의 등불로 빛나는 작품

金泰植 **(G 샘 통합 암병원 고문)**
카페 cafe.daum.net/lifenpower    이메일 lifenpower@hanmail.net

한집에 1명꼴로 암 사망하는 시대가 도래되었습니다. '암 정복'이란 기쁨의 단어를 접하려면 얼마나 많은 시간이 흐르고 내 생전에 그 단어를 보게 될 수 있을지? 또 얼마나 많은 환우들이 떠나야 하는지? 참으로 안타깝습니다. 우리나라도 전체 사망자의 25~30%가 암 환자일 정도로 암은 우리 가까이 침투한 질병이 되었습니다. 매스컴을 통해서도 유명인이 암으로 사망한 뉴스가 자주 전해지고 있습니다. 가족 구성원이 3~4명이라면 그중 1명은 암으로 떠나야한다는 통계이며 향후 2명당 1명이 암으로 사망하는 시대가 도래할지도 모릅니다.

암은 생명과 직결되어 있으며 환자 본인뿐만 아니라 그 가족까지 엄청난 스트레스의 수렁에 빠져들게 하고 삶의 질을 망가뜨리며 심한 경우 육체적·정신적·경제적·사회적·영적으로 사람을 피폐케 하는 질병이기 때문에 암 정복은 의학계의 영원한 숙제입니다.

암 정복을 향한 현대의학의 공적은 두말할 필요도 없이 대단하며 지금도 계속 발전하고 있습니다. 다만 완치율이 미흡해 아직 전체 암환우의 반 이상은 암과의 전쟁에서 패하며 힘든 치료과정과 치료를 진행할수록 환우의 자연치유력이 더욱 떨어지는 단점이 있습니다.

전세계 의학계가 천문학적인 학문적·물질적 재원을 투자하면서 암정복을 위해 노력을 하고 있으며 현대 의학의 눈부신 발전으로 암이 완치되는 경우가 얼마든지 있지만 200여 가지가 넘는 암에 일반적으로 나타나는 현상은 아닙니다. 통계에 관한 몇 년 생존율이란 단어를 가끔 접하지만 이 수치는 1·2·3·4기와 전체 암종을 합한 통계이기에 대부분 암종의 진행암은 결코 만만한 상대가 절대 아닙니다.

저는 1971년 의대에 입학 후 줄곧 현대의학 분야의 길을 걷다가 모종의 계기를 통하여 병원 치료가 비껴난 암 환우, 즉 포기·불가·예후가 극히 저조한 경우를 연구하게 되었습니다.

먼저 떠난 제 아들이 십 수년 전 암 진단을 받았을 때 저는 몇가지 생각을 해보았습니다.

1. 병원에서 암이 얼마나 나으며 우리 아들 녀석을 얼마나 책임져줄까?
2. 그럼 병원치료가 잘 안 되는 환우들은 어찌해야하나?
3. 그럼 병원 밖에서는 얼마나 낫게 하나?

병원포기암 등 병원 치료가 힘든 암 환우들만 대하다보니 하는 수없이 보완대체분야를 연구하게 되었으나 훨씬 더 많은 한계성과 문제들을 절감하고 현대의학을 기본으로 환우에게 유익하고 도움이 되는 모든 의학, 요법을 긍정적으로 수용해 보완적으로라도 이용하자는 소위 '통합 의학적 암 치료'를 지향하게 되었으며 더불어 환우들의 삶의 양이 상승되어도 삶의 질이 떨어지는 경우가 너무 많기에 '전인건강' 즉 영혼과 정신, 사회 환경적인 치유가 꼭 필요함을 알게 되어 전인적인 치유를 권유하게 된 것입니다.

　기본적으로 생긴 암을 축소·소멸시키는 현대의학 3대요법의 장점을 적극 수용하면서 장시간에 걸쳐 발암과 성장을 조장해 온 만든 사람의 면역 등을 포함한 자연치유력 강화를 진단시부터 융통성있게 나누어서 시간 투자를 하면 어떨까? 라는 생각을 늘 해봅니다.

　1996년부터 저는 병원 포기 암 환우들에게 작은 희망이라도 주기위해 재야권 즉 병원밖의 암 치료 현장을 외길로 뛰어왔습니다. 물론 상상도 하지못할 어렵고 힘든 여정이었습니다. 이미 유명한 대형 암 병원에서 포기한 상황이니 굳이 응급 처치 외에는 암 치료를 위해 다른 병원을 권유할 필요성이 없다고 보기에 병원 밖 재야권 구석구석을 모두 다닌 것입니다. 한방 암연구가는 물론 수많은 암 연구가, 암 도사? 진짜(가짜) 돌팔이들도 만났습니다.

　'암은 이런 병이기에 이런 식으로 하면 낫는다~'란 주장을 하는 분들은 너무 많기에 치료기전은 보류하고 어차피 통계치는 없으나 임상하는 의사로써 다수의 객관적 의학 자료가 준비된 호전사례를 주로 수집하고 검토해왔습니다. 재현성 있는 비제도권의 어떤 암 치료법을 찾기를 늘 기대하면서... 그러던 중 지금부터 약 15년전... 1998년 즈음 치료된 한 암 환우의 CT 사진을 확보한 연구가를 만났는데 바로 그 분이 ㈜천지산의 배일주 대표입니다. 저도 비소 경험이 있는바, 사랑하는 아들이 사경을 헤맬 때 담당 후배 교수의 소개로 삼산화비소를 알게 되었고 미국과 중국을 통하여 수소문한 끝에 그 약제를 구입했는데 불행히도 약이 도착한 이틀 후 아들이 떠나는 바람에 안타깝게도 제대로 써보지는 못했습니다. 이후 천지산은 전임상과 임상 1상을 성공적으로 마치고 임상 2상을 계획한다는 소식을 접했습니다. 배일주 대표의 땀과 열정의 산물인 육산화비소인 '테트라스'가 국내외적으로 임상 2상도 잘 마쳐 한국인의 위상을 높이는 동시에 시판도 앞당겨져서 고통 중에 신음하며 절규하는 포기된 암 환우들의 얼굴에 웃음을 주는 쾌거가 이루어지길 소원해봅니다.

'테트라스'는 부작용이 적고 삶의 질도 보장되고 현대의학의 화학항암요법이나 방사선치료와 병행시 시너지 효과를 기대할 수 있고 신생혈관 생성 억제와 세포사멸, 종양 성장 억제 등이 주 효능이며 고형암은 물론 혈액암에도 사용 가능한 잇점이 있다고 합니다. 앞으로 '테트라스'에 반응율이 높은 암종과 낮은 암종도 각종 연구 결과로 밝혀지리라 예상합니다.

저는 가장 과학적이며 신뢰되는 현대의학은 물론 여타 의학과 요법도 아픈 이들을 위해 하늘이 준 은총이라고 항상 생각하며 설사 본인이 환자라 해도 이 패러다임을 가질 것입니다. 부디 이 책이 소외되고 힘겨운 싸움을 벌이는 우리 암 환우들에게 한줄기 희망의 등불을 밝혀주는 귀하고 아름다운 작품이 되었으면 합니다.

배일주 대표의 건투를 기대하며 2012년 남은 기간 동안도 우리 암환우 여러분들의 투병과정에 꼭 기쁜 소식이 넘쳐나길 두 손 모아 기도드립니다.

여는 글

## 세계 최초 비소 항암제 '테트라스' 개발

신약을 개발한다는 것은 저의 무모한 생각에서 비롯하였습니다. 의학을 전공한 것도 아니고 그렇다고 그쪽 분야에서 일한 적도 없는 나의 철없는 생각이 누구도 생각하지 못한 일을 하고 말았습니다.

그것은 바로 세계 최초 무독성 비소 항암제 '테트라스'라는 신약을 개발하여 1상 임상시험을 서울 아산병원에서 마쳤으며, 그 결과 탁월한 효능이 검증되었습니다. 현재 2상 임상시험 중에 있으며, 멀지 않은 시간에 시판되어 암으로 고통 받는 환자들에게 새로운 삶의 희망이 될 것을 확신합니다.

이 신약개발과정에서 나는 많은 암 환자를 만났고 또 이러한 환자들 일부를 치료하였습니다. 이 치료제는 '천지산'이라고 알려졌습니다. 그 후 신약개발을 거듭하여 현재는 '테트라스' 항암제라고 명명하여 임상시험 중에 있습니다.

저는 신약개발회사 '㈜천지산'이라는 벤처회사의 대표를 맡고 있으며, 다만 나한테 주어진 운명에 따라 30년이라는 세월 동안 오로지 암에 대하여 연구를 해왔습니다. 30년 동안의 피눈물 나는 노력 끝에 비소항암제 '테트라스(TetraAs)'를 연구하고 개발하였으며 암을 치료할 수 있을 뿐만 아니라 예방할 수 있는 약을 개발하였습니다. 암으로 고통 받는 많은 환자에게 천지산 항암제 테트라스를 통하여 도움이 되게 해야 한다는 마음에서 이 책을 엮습니다.

나는 암이 불치병이 아니라 반드시 완치할 수 있는 병이라는 확신을 하고 '테트라스'라는 항암제를 개발했고 암으로 고통 받는 환자 및 환우 가족에게 도움이 되고자 이 책을 집필하게 되었습니다. 제가 발명한 암치료약 '테트라스' 항암제를 복용하여 첨단 시설을 갖춘 이름난 병원에서 치료를 포기한 말기 암 환자가 종양이 사라진 사례가 적지 않습니다.

30년 전부터 뜻하지 않는 일로 전국 방방곡곡을 유랑하게 되었고 전국을 유랑하면서 민간에 흩어져 있는 우리 조상들의 의료 지혜를 모으고 연구하는 일에 몰두하였습니다. 어떤 마을에서는 부인병에 대한 처방전을, 다른 마을에서는 폐질환에 대한 처방전을 모으는 등 이렇게 전국 방방곡곡(坊坊曲曲)을 떠돌며 수십 가지의 처방전을 모을 수 있었습니다. 이들 처방전 중에는 간혹 현대 의학에서 불치 내지는 난치병으로 손꼽히는 암, 당뇨병, 나병 같은 질병을 고칠 수 있는 귀중한 자료도 있었습니다. 실제로 그 처방대로 환자에게 약을 만들어 주어 보니 병원에서 못 고친다는 병이 거짓말 같이 나아버리곤 했습니다.

저자가 연구한 천지산(테트라스) 항암제는 우리 조상들이 남긴 처방을 근거로 해서 아이디어를 얻어 연구하고 개발한 것입니다. 테트라스 항암제는 지금까지 나온 여러 종류의 항암제와는 차원을 달리하는 항암신약이며, 식품의약품안전처의 정식허가를 받고 서울 아산병원에서 기존의 치료방법인 수술요법, 항암요법, 방사선요법, 면역요법 등 현대의학에서 치료하는 방법으로 치료하여도 암이 진행되어 현대의학적인 치료를 포기한 말기 암 환자 15명 중 10명의 환자에서 암 진행이 정지되었으며[매경이코노미 제1443호(2008-02-20)에 게재된 기사], 어떤 환자는 1개월 만에 암이 사라진 환자도 있었습니다. 임상 1상에서 적정 용량에서는 부작용이 발견되지 않았던 점도 테트라스 항암제의 장점이라고 할 수 있습니다.

테트라스 항암제가 천지산으로 불리던 시절에 많은 암 환자들을 치료하게 되었는데, 의사면허 없이 죽어가는 환자를 살려준 죄로 의료법위반과 약사법위반, 특별범죄, 보건단속법위반으로 실형 2년, 집행유예 3년, 벌금 일천만 원을 선고받은 적이 있습니다. 나의 이러한 고통은 암으로 고통 받는 환자를 치료할 수 있는 약을 개발하여, 불치병이라 인식되는 말기 암 환자를 치료하는 것으로 나 스스로를 위로하며 암치료제 개발에 정진하고 있습니다.

암치료제를 개발하여 여러 암 환자를 만났는데, 그 중 암센터 및 대학병원에서 방사선치료와 항암제 치료 등을 받았으나 계속 악화되기만 하던 암 환자에게 천지산(테트라스)을 투여하였더니 암세포가 점차 줄어들기 시작, 나중엔 완전히 소멸되는 것을 CT(컴퓨터 단층촬영) 영상으로 확인할 수 있었습니다.

천지산(테트라스)은 암 치료로 유명하다는 병원에서 더 이상 치료를 할 수 없다는 말기 암 환자를 완치한 사례가 수십 명이 넘습니다. 이는 아직 천지산(테트라스)이 식약청의 정식 허가를 받고 치료를 한 사례가 아니기에 그렇지만, 임상시험이 완료되어 초기 암 단계부터 치료하면 더 많은 환자를 완치할 수 있다고 확신합니다.

   이 사례를 바탕으로 천지산(테트라스)은 암으로 고통 받는 이들을 구할 수 있다는 확신을 갖고 정부의 관련기관과 이름난 병원의 의사, 그리고 여러 담당자를 찾아다니며 임상시험을 거쳐 천지산을 암치료약으로 활용해 줄 것을 건의했으나 빈번히 거절당했습니다.
   거절당한 첫 번째 이유는 내가 의사면허가 없는 것 하나 때문이었습니다. 사람을 살리는 일에 면허만을 따지는 현실에서 나는 큰 좌절과 실망을 경험했습니다. 아직 천지산이 세상을 구할 때가 오지 않은 것이라 자위하면서 더욱 연구에만 몰입하기로 하던 중에 다행히도 천지산에 깊은 관심을 갖는 의사 몇 사람을 만났습니다. 병원에서 의사들의 가족이나 자기가 치료해도 더 이상 치료 방법이 없는 환자들을 대상으로 임상시험을 한 결과 놀라운 치료 효과가 증명되었고 공동연구를 하게 되어 미국에서 열린 암학회에 보고되어 주목을 받기도 했습니다.
   개인이 신약을 개발한다는 것은 그 누구도 상상할 수 없습니다. 국내 제약회사들도 신약개발에 막대한 비용을 투자하지 못한 상황이라 더욱더 어려운 현실입니다.
   신약개발에 막대한 비용이 들지만, 저는 결코 포기하지 않았습니다. 나에게 주어진 달란트는 암치료제 신약을 개발하라는 것으로 믿고 주식회사 천지산를 설립하여 신약개발 단계에서는 신약명을 '천지산'이라 불리었지만, 신약개발에 동참하신 박사님들과 상의하여 '테트라스(TetraAs)'로 신약명을 사용하고 있습니다.

테트라스 항암제는 정부에서 공인된 의료기관에서 독성시험, 약효 실험 등을 실시하여 지금까지 세계에서 유례가 없는 놀라운 암치료약임이 확인되었고, 테트라스 항암제 관련 논문도 15편을 발표하였으며, 현재는 유럽의 다국적 제약사에서 몇 가지 시험을 거쳐 대량 생산할 준비를 갖추고 있습니다. ㈜천지산에서는 테트라스 항암제를 유럽에서 원료 및 완제품을 생산하려고 유럽의 제약사와 협의를 마친 상태이며 시판허가를 받으며 유럽의 다국적 제약회사에서 생산하여 세계적으로 수출하려고 준비하고 있습니다.

나는 그에 앞서 지금까지 혼자 연구해온 자료 일부분을 공개하여 암 치료법 및 항암제를 연구하는 많은 후학에게 도움을 주려고 합니다. 암은 이제 불치병이 아닙니다. 세계암학회를 비롯하여 이름난 암 연구 기관에서 새로운 암 치료법들이 계속 발표되고 있고, 완치율도 점차 높아가고 있습니다.

몇 년 전에는 암의 유전 인자를 연구한 사람이 노벨의학상을 받았고, 암이 바이러스로 인해 발생한다는 주장도 다양하게 나오고 있습니다. 앞으로 그리 머지않은 시간에 암을 완치할 수 있는 길이 열릴 것이라고 나는 믿고 있습니다. 그러나 아직은 암이 완치될 수 있다는 사실을 믿지 않는 사람이 많습니다. 누구든지 암을 불치병으로 여기고 있는 실정입니다. 그러기에 나는 말기 암을 완치할 분명한 증거를 제시하여 암이 고칠 수 없는 병이라는 인식을 바꾸려고 합니다.

우리나라의 암 환자는 해가 갈수록 엄청난 속도로 늘어가고 있습니다. 암이 우리나라 사람들의 전체 사망 원인 중 1위에 오른 지도 이미 오래되었습니다. 전 국민 의료 보험제로 암이 조기에 발견되는 숫자가 늘고 있기는 하나, 몸에 이상이 있어 병원에 가서 진단을 받아보면 이미 손을 쓸 수 없을 만큼 암세포가 온몸에 퍼져 있는 경우가 비일비재합니다.

암을 조기에 발견하여 수술로 제거하는 것이 지금까지는 제일 좋은 치료법이라고는 하나 암을 조기에 발견하는 것은 몹시 어려운 일입니다. 그림자처럼 따라다니는 주치의를 두고 아침저녁으로 검사해도 암을 초기에 발견하기란 어렵습니다. 다행히 초기에 발견되어 수술, 방사선 치료, 항암제 치료 등 모든 방법을 다 써 봐도 완치되는 경우는 흔치 않습니다. 암은 증상과 진행과정이 매우 복잡하여 급성으로 온몸에 퍼질 것 같다가도 금방 좋아지는 수도 있고 대수롭지 않게 생각하는 사이에 갑자기 다른 곳으로 전이되어 목숨을 잃는 경우도 드물지 않습니다.

암 치료법 연구에 젊음을 몽땅 바쳐 연구해 왔으나 나로서도 암을 100% 완치하는 것은 불가능합니다. 다만, 내가 개발한 암치료약 테트라스 항암제를 대량 생산되면 전세계 암 환자에게 널리 사용될 것이며 단독으로 사용해도 좋은 결과를 얻을 수 있으나 다른 항암제와 병용했을 때 부작용은 줄어들면서 암세포가 줄어드는 시험을 마치고 특허를 준비하고 있고, 방사선치료와 테트라스 항암제를 사용하였을 때 암세포가 빨리 감소하는 결과를 얻어 논문을 발표하였으며 세계 각국에 특허출원한 상태입니다.

나는 암의 발생 원인에 대해 나름대로 독특한 견해를 가지고 있습니다. 나는 많은 암이 바이러스 인자로 인해 발생한다고 보고 있습니다. 내가 의술에 대해 처음 연구를 시작하였을 무렵 한때 당뇨병에 관심을 갖고 많은 연구를 했습니다. 그때 몇 가지 중요한 사실을 깨달았지요. 그것은 췌장암 환자의 70~80%가 당뇨병 환자이고, 간암 환자의 80%가 간염을 앓은 적이 있거나 간염 보균자라는 재미있는 사실이었습니다. 이에 흥미를 느낀 나는 암 자체에 대한 연구보다는 바이러스를 죽일 수 있는 약에 대해 관심을 갖고 연구를 해왔습니다. 나는 바이러스 인자로 인한 암 발생이 60%이고, 유전 인자로 인한 발생이 20% 정도이며, 나머지 20%가 자극성 약물이나 발암성 물질로 인한 것이라고 보고 있습니다.

암은 반드시 치료가 어려운 병은 아닙니다. 어떤 사람은 만성 감기보다 쉽게 낫는 일도 있습니다. 반드시 암과 싸워서 이길 수 있다는 확신과 용기를 갖고 치료에 임한다면 거짓말처럼 치료 효과가 빨라지기도 하는 것입니다. 오랜 기간에 걸쳐 연구하고 임상시험한 결과를 모은 이 책과 제가 발명한 테트라스 항암제로 고통 받는 이들에게 큰 도움이 되고 희망의 빛이 되기를 바랍니다.

그동안 천지산(테트라스) 항암제 연구에 동참하신 교수님들과 연구원님들 항암제 연구에 관심과 충고를 해주신 많은 분이 있었기에 여기까지 발전하고 연구를 할 수 있었으며 이 책 속에는 그동안 연구하고 시험한 자료들을 일부 공개하고 항암제를 연구하고 개발하는 연구원들과 암 전문의 암 환자들이 같이 공부해서 암으로 고통 받는 환자들이 없는 세상을 같이 만들어 가기를 바라면서 책을 내게 되었습니다.

# 차 례

추천의 글  희망의 등불로 빛나는 작품 ... 3
여 는 글  세계 최초 비소 항암제 '테트라스' 개발 ... 7

## Part 01. 세계 최초 무독성 항암제, 테트라스(천지산) ... 17

미래의 암치료약, 테트라스 항암제 18 | 테트라스 항암제의 장점 20 | 말기 암도 완치가 가능하다 25 | 하늘과 땅과 우주의 기운을 모은 약 27

## Part 02. 테트라스(천지산) 항암제 탄생 비화 ... 31

테트라스 항암제, 개발하기까지의 숨은 이야기 32 | 조상의 지혜에서 나온 암치료약 처방 비손 35 | 테트라스 항암제, 개발이 되기까지의 힘 40 | 최악의 상태에서 최고의 지혜를 얻다 42 | 천재과학자를 만나다 48 | 임상시험 51

## Part 03. 암 환자들의 투병기와 치료 일지 ... 55

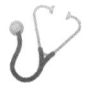

신장암 56 | 상악동암 72 | 간암 84 | 자궁경부암1 92 | 위암1 96 | 위암2 100 | 방광암 105 | 악성 임파선암 111 | 자궁경부암2 117 | 폐암1 125 | 폐암2 130 | 폐암3 131 | 골육종 132 | 기타 암 환자들 134

## Part 04. 암의 이해　　　　　　　　　　　　　　　　　137

암은 어떤 병인가? **138** | 암이란 무엇인가? **145** | 암에 걸리면 나타나는 일반적 증세 **147** | 암의 진행단계 **149** | 암을 치료하는 방법 **151** | 암 환자의 심리 상태를 파악하는 것이 중요하다 **158** | 암 환자에게 도움이 되는 일상생활 방법 **162** | 환자와 가족의 노력이 더해지면 암도 고칠 수 있다 **166** | 암 환자의 증상관리 **169** | 암 치료에서 느끼는 현대의학의 한계 **190** | 암 환자가 금기해야 하는 것들 **202**

## Part 05. 다양한 암의 증상과 치료　　　　　　　　　　207

위암 **208** | 폐암 **218** | 간암 **225** | 자궁암 **229** | 대장암과 직장암 **235** | 유방암 **241** | 췌장암 **245** | 후두암 **249** | 신장암과 방광암 **253** | 비암 **257** | 뇌종양 **261** | 구강암 및 설암 **264** | 갑상선암 **268** | 골수암 **272** | 백혈병 **275**

## 부록　테트라스 항암제　　　　　　　　　　　　　　283

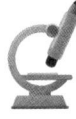
임상시험의 배경 및 목적 **284** | 제1상 임상시험 **287** | 제2상 임상시험 **298** | 등록특허 및 출원특허 현황 **305** | 테트라스 관련 논문 및 발표자료 **307** | 보도자료 **309**

닫 는 글　테트라스 항암제에 희망을 겁니다　　　　　317

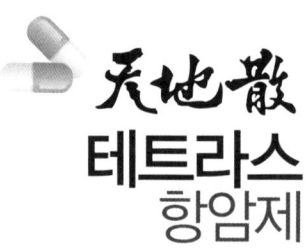

Part 01

# 세계 최초 무독성 항암제, 테트라스(천지산)

# 미래의 암치료약,
# 테트라스 항암제

　　　　　　　　**암은 악성종양의 하나**로서 인체에서 무절제하게 번식하여 장기를 파괴하는 조직의 일종을 종양이라고 하는데, 이 가운데 번식력이 강하며 전이성이 높아 생명을 위협하는 신생물을 악성종양 또는 암이라고 한다. 아득한 옛날에도 암은 있었으나 요즘처럼 흔한 병은 아니었던 것 같다. 극히 일부분의 사람만이 암에 걸렸으며 요즘처럼 불치병으로 알려져서 법석을 떠는 병도 아니었다. 또 우리 고유의 치료법 중에는 암을 고칠 수 있는 방법도 있었다.

　'테트라스' 항암제는 순수한 우리 조상의 지혜와 고유의 한방 및 생약에서부터 연구가 진행되어 발전한 비소 항암제이다. 세계 최초로 비소를 이용하여 항암효과를 입증하였으나 우리나라의 고지식한 현실의 벽에 가로막혀 빛을 보지 못하는 사이에 미국에서 테트라스와 유사한 비소가 미국 FDA에서 2002년 백혈병 치료약으로 전 세계적으로 시판되고 있다. 항암제로서 급성골수성 백혈병 이외의 고형암에서는 항암효과를 나타내지 못하고 있다. 미국에서 시판허가를 받은 비소 항암제가 우리나라에서는 상상을 초월하는 가격으로 말기 백혈병 환자에게 의사들이 처방하고 있다.

테트라스 항암제는 백혈병을 비롯하여 각종 고형암에 탁월한 항암효과를 나타내는 항암제로 지금까지 사용되고 있는 항암제를 뛰어넘는 장점을 가지고 있으며 다른 항암요법과 병용사용이 가능하고 방사선치료요법을 받으면서 테트라스를 사용하였을 때 종양이 빨리 줄어드는 시험결과를 얻었으며 특허를 획득하고 전 세계 국가에 특허출원 중임과 동시에 논문을 발표하였다.

**테트라스 항암제의 메커니즘($As_4O_6$)**
① 암세포사멸
② 신생혈관 억제효과
③ 방사선치료와 병용요법
④ 기존항암치료와 병용요법

# 테트라스 항암제의 장점

**육산화비소**는 다른 비소에 비해서 안전하게 암 환자들에게 사용할 수 있도록 경구제제로 개발하였으며 병원에 입원하지 않고 주사제로 인한 감염의 염려가 없으며 적은 용량으로 장기간 경구 투여가 가능하며 테트라스를 6개월 사용하고 방광암이 완전히 없어졌으나 환자의 불안과 예방으로 8년 동안 장기 투여하였음에도 별다른 부작용이 발견되지 않았다. 1상 임상시험에서도 적정용량에서는 특별한 부작용이 발견되지 않아서 아산병원 임상 의사의 식품의약품안전청 보고자료에도 테트라스 항암제의 부작용이 거의 발견되지 않은 점은 이 약의 장점이라고 보고 하였다.

테트라스 항암제는 아산병원에서 진행한 1상 임상시험에서 임상연구자의 결론을 살펴보면, 본 임상 연구의 대상 환자들이 과거 수년간 외과적 수술, 항암 화학요법, 방사선요법 등을 실시하였음에도 불구하고 암이 진행되었던 말기 환자들임을 생각해 볼 때, 15명의 환자 중 10명의 환자에서 병의 진행을 일정 기간 막을 수 있었던 것은 유의할 만한 의미가 있다고 판단된다고 보고서에 설명하고 있다.

개발자는 테트라스 항암제가 천지산으로 불리던 시절에 많은 말기 암 환자들을 대상으로 한의원을 운영하면서 임상시험을 했던 경험과 한의원을 그만두고 본격적인 연구를 하면서 식품의약품안전청의 임상 허가를 받고 임상시험 했던 자료를 종합적으로 살펴보면 테트라스 항암제는 여러 가지 다양한 암에 적용이 가능할 것으로 결론을 내리고 테트라스 항암제를 연구하는 많은 교수님과 연구진이 여러 종류의 암을 대상으로 연구를 진행하고 있다.

유럽식약청에서는 방광암을 대상으로 임상시험을 해도 좋다는 사전 심의를 거쳐 임상시험을 준비하고 있으며 공교롭게도 수년 전에 방광암 환자 6명 치료 결과, 6명 모두 암이 없어진 자료를 유럽식약청에 신청했으며 항암 화학요법이 없던 시절에도 유럽에서는 말기방광암 환자들이 비소를 이용하여 치료했던 기록이 있다고 한다. 유럽식약청의 심의관이 긍정적인 반응으로 임상시험을 진행하라고 결론을 내렸으며 임상 비용이 마련되면 유럽에서 임상시험을 서두를 계획이다.

현대의학의 한계를 극복할 수 있는 방법은 천연 물질을 치료약으로 쓰는 한방의학과 생약에서 찾는 것 말고는 다른 해결책이 나오기 어렵다. 천연 물질에서 특별한 치료 성분을 찾아내는 것만이 암, 백혈병, 간경화, 에이즈 같은 난치병을 퇴치하는 지름길이다. 현대 서양 의술과 한방 의학이 협력하여 서로 부족한 것을 메워 나가야 이 땅에 진정한 의술, 사람을 살리는 의술을 꽃 피울 수가 있다.

병이 있으면 반드시 약이 있기 마련이다. 50년 전까지만 해도 천연두 같은 병은 치료가 몹시 어려운 병이었으나 예방백신의 개발로 요즘은 거의 찾아보기 어려운 병이 되었다. 이처럼 전염성 질병은 예방 백신의 개발로 급격하게 줄어들었으나 문명의 발달로 공해가 늘어나면서 갖가지 새로운 병들이 생겨나고 있다. 그러나 어떤 병이든지 그 병을 고칠 수 있는 약이 그 주위에 있다는 확신을 갖고 노력하면 치료법을 찾아낼 수 있는 법이다.

우리 선조들은 구전이나 기록으로 전해오는 갖가지 질병의 치료법이 있는데, 그 방법에 있어 쉽고 독특하며 효과가 신비로운 것들이 적지 않다. 우리 선조들은 암을 비롯한 갖가지 난치병들을 수술하지 않고 천연 물질로 치료하는 방법을 알고 있었다. 높은 의술 경지에 도달했던 도인들한테만 극비리에 전수되던 특별한 비방도 적지 않은데 그 같은 비방이 의사라는 면허제도가 생겨나면서 지금까지 전수되지 않고 맥이 끊겨버린 것이 매우 아쉽다.

테트라스 항암제도 의사면허제도가 없던 시절에 의술의 경지에 오른 도인들이 사용하였던 약으로 생각되며 개발자인 저자가 연구·발전해서 세상에 발표한 것이다. 우리의 조상들의 지혜가 저자의 머리와 몸을 빌렸고 전 세계 암 환자들을 구하라는 계시로 받아들이면 이해가 빨리 될 것이다.

항암제를 연구·개발하면서 큰 교훈을 얻은 것이 있다. 저자의 운명은 이 세상에 태어나면서 약을 연구해서 세상을 구하라고 이미 하늘에서 결정되어 있지 않았을까 생각했던 적이 한두 번이 아니다. 작은 일도 정성 여하에 따라 결정되지만, 큰일은 반드시 하늘이 길을 열어주어야 한다는 것을 알게 되었다.

안중근의사의 옥중에서 남긴 글 중에 "謨事製人成事製天(모사제인 성사제천)"은 '뜻을 계획하는 것은 사람의 일이고, 뜻을 이루는 것은 하늘의 일이다.'라는 말을 행하고 있다.

테트라스 항암제 개발자인 저자는 30년이 넘는 세월을 오로지 불치병과 암약 연구에만 몰두하면서 현대의학과 한의학적 암 치료법을 모두 연구할 기회가 있었다. 현대 서양 의술은 수술로 잘라내는 것이 가장 좋은 암 치료법이라고 말하고 있으나, 오히려 수술 후에 급속도로 번지는 암도 있다. 전이와 재발을 막기 위한 연구가 계속되고 있지만, 수술은 암이 다른 장기로 전이되기 전에 국소적인 방법 중의 하나이다. 전이를 막기 위해서 항암 화학요법과 방사선요법, 면역요법 등 서양의학인 현대의학에서는 의료장비의 발달과 함께 암 치료에 많은 진전이 있었다. 하지만 한의학에서는 별다른 암 치료법을 제시하지 못하고 있다. 서양 의술로 치료를 받다가 병원에서 밀려난 환자들에게 체력을 늘려주거나 통증을 완화하고 암세포의 성장을 일부 억제하는 수준에 지나지 않는다.

서양의사든 한의사든 사람을 보고 초기에 암을 찾아낼 수 있는 사람은 없다. 다만, 첨단장비를 이용하는 서양 의술이 암세포를 찾아내기에는 쉽기 때문에 환자들은 대개 처음에는 서양의사들의 손에서 치료를 받다가 더 이상 치료가 어렵다고 할 때에야 허겁지겁 한의사를 찾거나 민간요법에 의지하게 된다. 이런 까닭에 한의사나 대체요법의사에게 초기 암 환자를 치료할 수 있는 기회는 거의 주어지지 않는다.

저자는 한의원을 운영하면서 서양의학을 접목하여 환자를 보았고, 제약회사를 코스닥에 상장시켜 운영하면서 80여 가지의 약을 만들어 병원과 약국에 공급하고 여러 국가에 수출을 한 적이 있다. 우리나라에서 암에 좋다고 하는 식품들이 정부나 식약처에서 요구하는 과학적인 근거와 데이터를 제시하지 못하는 것들이 대부분이며 의학 지식이 없는 사람들이 식품이나 보조제에 지나지 않는 기능성 식품을 마치 만병통치약으로 꺼져가는 말기 암 환자들을 상대로 장사하는 것 때문에 테트라스 항암제도 천지산으로 불리던 시절에 많은 오해를 받은 적이 있다.

하지만 테트라스 항암제는 식약처의 허가를 받고 1상 임상시험을 마치고, 2상 임상시험을 진행 중이며, 아직은 3상 임상시험을 마치지 못하여 많은 환자가 직접 사용할 수 없으나 머지않아 암치료제로 널리 보급될 수 있을 것이다.

# 말기 암도
# 완치가 가능하다

**암은 고칠 수 있다**고 자신 있게 나서는 사람은 거의 없다. 암은 과연 절대로 고칠 수 없는 병인가? 과연 암에 걸리면 반드시 죽을 수밖에 없는가? 과학 문명의 발달로 갖가지 새로운 치료법이 나타나고 있으나 지금까지 암을 완치하는 획기적인 치료법은 없다. 말기 암은 간혹 일부가 치유될 수도 있으나 대부분 목숨을 잃게 된다.

'테트라스' 항암제는 어떤 암이든지 치료할 수 있는 신약이다. 그러나 지난 30여 년 동안 연구를 거듭해 왔으나 완치된 사람보다는 목숨을 잃은 사람이 더 많다. 이는 병원에서는 더 이상 치료가 불가능한 말기 암 환자들을 대상으로 치료했기 때문인데 초기 환자를 대상으로 하면 치료될 수 있는 환자가 더 많았을 것으로 생각된다. 환자를 보고 완치될 수 있는 사람인지 아닌지를 구별할 수 있다면 완치율이 100%

가 될 수 있을 것이나 아직은 그런 경지에 도달하지 못한 탓에 며칠 뒤에 사망할 환자한테 치료를 시작한 적이 여러 번 있었다.

　아무리 좋은 약이 있더라도 며칠 뒤에 죽을 환자한테는 소용이 없는 법이다. 테트라스 항암제 개발자인 나는 젊은 시절을 몽땅 암약을 연구하고 개발하는 데 보냈다. 첨단시설과 최고의 의료 인력을 갖춘 병원에서도 암 치료에는 한계점에 부딪혀 있는데, 의사 면허증도 없는 사람이 암을 완치하는 약을 만들겠다고 뛰어들었으니 그 어려움이 오죽했겠는가! 그간의 고통과 노력은 어떤 말로도 표현이 어렵다. 그렇다 할지라도 테트라스 항암제 개발자인 나는 더 완전한 암치료약 개발에 정진하여 암으로 고통 받는 환자들을 일상의 행복한 삶을 살아갈 수 있도록 영원히 암 치료 연구 및 개발자로 남고 싶다.

# 하늘과 땅과 우주의
# 기운을 모은 약

'천지산'이라는 이름은 산속에서 기도하던 중에 얻은 이름으로 '하늘과 땅과 우주의 기운을 이용하여 만든 약'이라는 뜻이다. 이 약의 개발로 암으로 고통 받다 죽은 사람이 지상에서 완전히 사라지기를 바라는 마음이 간절하다.

테트라스 항암제는 모든 암에 일률적으로 치료 효과를 내는 것은 아니다. 발생 부위와 발생 원인에 따라 잘 낫는 것도 있고 잘 낫지 않는 것도 있는데, 임상 실험한 결과로는 대체로 바이러스로 인한 암에 눈부신 치료 효과가 나타났다. 테트라스 항암제가 '천지산'으로 명명되고 알려지던 시절에 이미 약효는 입증이 되었으며 시판을 위한 절차를 위해서 전 임상시험 독성시험과 효능시험을 공인된 기관에서 공동으로 연구하여 식품의약품안전청에서 임상허가를 받아 서울 아산병원에서 말기 암 환자를 대상으로 임상을 진행하여 15명 중 10명의 환자가 암의 진행이 중단되거나 줄어들었으며 일부 환자는 암이 완전히 사라지는 결과를 얻을 수 있었다.

저자는 한의원을 하던 시절에 첨단의료시설을 갖춘 병원에서 치료하다 더 이상 치료할 수 없을 만큼 악화되어 있어서 살아날 가망이 거의 없는 '사형 선고'를 받은 환자들만을 대상으로 치료를 했다. 초기 암 환자가 의사 면허가 없는 나를 찾아올 리도 없고, 찾아온다 할지라도 나는 병원치료를 할 수 있는 상태라고 판단되면 먼저 병원에서 치료를 받고, 병원에서 치료가 불가능하다는 판정이 났을 때에 찾아오라며 돌려보내곤 했다. 병원에서 포기한 환자들한테도 테트라스 항암제의 약효는 80% 이상 나타났으나 완치되는 예는 20%에 불과하였다. 그 이유는 암이 환자의 모든 부분으로 전이되어 병원에서도 죽을 날만 기다리는 환자를 내가 치료했기 때문이다.

암세포가 한 군데에 있지 않고 다른 곳으로 전이되었을 때에는 완치율이 더 낮고 환자의 체력이 극도로 쇠약해져 있을 때에도 완치율이 떨어진다. 어떤 치료든 환자의 체력이 어느 정도 있을 때 해야지 내일 죽을 사람한테 오늘 약을 쓴다 해도 치료 효과를 기대할 수는 없다.

'테트라스' 항암제는 암세포를 직접 죽이거나 암세포가 먹고사는 피의 흐름을 차단하는 혈관신생억제 효과로 암세포를 죽이는 약이다. 그러므로 암 덩어리가 아무리 크다고 해도 암 덩어리를 없애는 것은 어려운 일이 아니다. 그런데 체력이 극도로 쇠약해진 말기 암 환자를 치료하다 보면 암세포는 없어지면서 환자도 죽는 결과가 생기는 수가 있다. 약을 받아들일 체력이 없는 상태에 투약하면 환자가 더 힘들어질 수도 있다. 가끔은 완치될 수 없다는 것을 알면서도 약을 투여하고, 약 효과가 나타나기 시작하면 투약을 중단해야 할 때가 있는데 이럴 때에는 정말 나의 마음이 몹시 괴롭다.

테트라스 항암제로 암 환자를 치료하는 데는 두 가지 치료법을 사용했다. 하나는 약을 많이 투여하여 짧은 시간에 암세포를 없애는 방법이고 또 다른 방법은 약을 조금씩 투여하여 암세포가 서서히 줄어들게 하는 방법이다. 이는 암세포를 모두 없앤다는 최종 목표는 같으나 환자의 체질이나 암의 발생 부위, 상태에 따라 치료를 달리해야 하는 까닭이다. 나는 수많은 환자를 대상으로 치료해본 일도 없고, 공개적으로 치료해 본 일도 없으며, 첨단의료시설이나 기술의 도움을 받으며 치료를 해본 일도 없다. 다만, 병원에서 더 이상 치료를 할 수 없는 환자의 극히 일부만을 암 치료에 좋다고 알려진 '천지산'으로 불리던 시절에 치료했을 뿐이다.

암은 어떤 한 부위만의 질병이 아니다. 전신적인 질병이다. 그러므로 국소적인 치료법만으로 완치를 기대할 수 없고, 온몸의 체질을 개선하는 종합적인 방법만이 완치할 수 있다. '테트라스' 항암제는 암세포만을 선택해서 죽이고 정상적인 세포에는 아무 피해를 주지 않는 약이다. 그렇다 할지라도 약을 받아들일 수 있는 기본적인 체력이 남아 있어야만 완치가 가능하다. 약을 투여하면서 환자가 반드시 암과 싸워 이기겠다는 마음가짐을 갖는다면 치료 효과는 더욱 높아질 것이다.

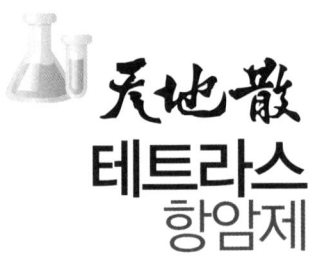

天地散
테트라스
항암제

Part 02

# 테트라스(천지산) 항암제 탄생 비화

# 테트라스 항암제,
# 개발하기까지의 숨은 이야기

암 치료 항암제를 '천지산(天地散)'이라고 명명한 것은 천지(天地)는 하늘과 땅을 가리키는 말로서 하늘과 땅은 모든 생명체가 태어나서 살아가다가 죽는 근본이다. 사람을 비롯한 모든 생명체는 하늘과 땅을 벗어나서는 잠시도 살 수 없다. 하늘과 땅의 기운으로 모든 생명이 목숨을 이어가는 것이다. 산(散)이라는 말은 한문으로 흩어진다는 뜻으로 하늘과 땅에 살아가는 모든 사람이 천지산(天地散)의 혜택을 받으라는 큰 뜻이 담겨있다.

인간을 소우주라고 한다. 옛사람들은 인간을 만물의 영장이라고도 하였다. 그러나 실상은 인간은 만물과 더불어 살아가는 보잘것없는 존재일 뿐이다. 지구 상에 존재하는 모든 생물은 신성을 지니고 제각기 고유의 영역에서 조화를 이루며 살아가고 있는데, 만물의 영장이라는 인간은 근본 바탕이 되는 지구를 파괴하기를 예사로 하고 있으니 정말 부끄러워해야 할 일이다.

저자는 우연한 기회에 현대의학과 한방의학에 심취되어 항암제 연구를 시작한 지 30년이 지났다. 남들이 알아주지 않는 일에 미쳐 ㈜천지산이라는 회사를 설립하고 암 예방 및 치료약 '테트라스' 항암제를 만들어 독성시험과 효능시험을 성공리에 마무리하고 1상 임상시험에서도 안전성과 효능에서 좋은 반응을 얻었으며 2상 임상시험이 성공리에 마무리하고 시판되기를 바라고 있다.

1979년 초, 저자의 나이가 스무 살 무렵일 때 고향인 강원도 정선군 임계면 도전리라는 산골 마을에서 서울로 무작정 상경을 하게 되었다. 가진 것이라곤 어머니가 옥수수를 팔아서 마련해 준 3,000원이 전부였다. 서울에 와서 의사가 되겠노라고 마음먹었으나 서울에 도착해 보니 수중에 남은 돈은 1,500원밖에 되지 않았고, 그때부터 단순히 목숨을 이어가기 위한 수단으로, 또 공부와 연구를 하기 위한 방편으로 갖은 고생이 시작되었다. 의과대학에 가는 것을 목표로 공부를 시작하면서 내 운명을 본래 목표와는 다른 엉뚱한 방향으로 흘러가기 시작한 것이다.

이상하게도 책을 잡고 공부를 시작하려면 주변에서 뜻하지 않은 사고가 생겨 눈앞이 깜깜해지는 경험을 여러 번 했다. 이러다 보니 공부를 제대로 할 수가 없었고 방황을 많이 했다. 그러나 돌이켜 보면 이때가 내 인생에서 가장 중요한 시련의 시기였으며, 아마 그렇게 되도록 내 운명은 어떤 알지 못하는 힘으로 인하여 결정되어 있던 것이 아닌가 생각된다.

내가 만약 처음의 목표대로 의사가 되고 의학박사가 되었더라면 '테트라스' 항암제를 개발할 수 있었겠는가? 무면허 의원 노릇을 했기에 의과대학이나 병원에서 배울 수 없는 지식과 경험을 많이 쌓을 수 있었고 그 덕분에 '테트라스' 항암제를 개발할 수 있었던 것이 아닌가? 나는 대학병원에 들어가 의사들이 공부하는 과정을 두루 공부할 수 있는 기회가 있어 3년 동안 서양 의술을 배운 적이 있다. 그때 나에게 의학을 가르친 사람들은 지금 모두 우리나라에서 꽤 유명한 의사가 되어 있는데, 그 당시 그분들은 나에게 하나같이 의과대학에 들어가서 의사가 되기를 권하였다. 그러나 나는 암이나 에이즈와 같은 불치병을 병원에서 의사도 못 고치는 병이 하나 둘이 아닌데 의사가 되면 뭐하나 하는 회의가 생겼다.

그러나 그때 서양의학을 공부한 것이 그 뒤에 암치료약을 개발해서 암 환자를 치료하는 데 큰 도움이 되었다. 인체 해부학이나 임상 병리학, 방사선학 같은 것은 꽤 재미있던 분야였던 것으로 기억된다.

그때 엑스레이 판독법을 배웠던 것이 한의원을 하던 시절에 환자들이 검사했던 영상자료 가지고 찾아와서 봐달라고 하면 그 영상자료에 나타난 그림자만 보고도 대략 상태를 알 수 있게 되었다. 한국에서는 30년 전에 컴퓨터단층촬영기계가 우리나라에 몇 대 없었던 까닭에 컴퓨터단층촬영 판독법을 제대로 배우지 못하였으나 그 후 컴퓨터단층촬영 판독법을 공부해서 같이 연구하는 교수님들과 자료를 보면서 의견을 나눌 수 있는 수준이 되었다.

# 조상의 지혜에서 나온
# 암치료약 처방 비소

**암치료약 연구**를 시작하게 된 것은 어린 시절 조부모님께서 암으로 모두 돌아가시면서 암치료약에 관심을 가지게 되었으나 1983년 무렵 당뇨병과 간경화를 연구하다가 암 환자를 자주 만나게 된 것이 그 계기가 되었다. 이 무렵부터 전국의 이름난 고승이나 선대에 한약을 만졌다고 전해 오는 사람, 민간 비방을 가졌다고 전해지는 사람들을 찾아 전국 곳곳을 헤매고 다녔다. 전통의학이 현대의술에 밀려 사라져 가는 선조들의 지혜를 모아야겠다는 뜻에서 부지런히 전국 방방곡곡을 떠돌아다녔는데, 선조들이 남긴 귀한 질병 치료 처방을 꽤 많이 모을 수 있었다. 그때 모은 처방 중에 대풍창을 고치는 처방이 있었는데 대풍창은 요즘 말로 문둥병이다. 또 암을 고쳤던 기록, 골수염을 치료한 기록 등 귀한 자료들이 있었다.

그러나 치료가 어려운 병일수록 약을 만들거나 다루는 방법이 어려워서 아무한테나 전수할 수는 없고, 그것을 만들고 다룰 수 있는 자질을 갖춘 사람들한테만 전수했다. 그 이유는 그때는 이해를 못 했었는데 세월이 웬만큼 지난 지금에야 선조들의 깊은 뜻을 알 수 있을 것 같다. 한의원을 그만두고 연구에 몰입하고 있을 때 수많은 한의사와 민간의학을 연구하는 사람들이 찾아와서 비법을 전수해 달라고 찾아와도 약재료를 쉽게 구할 수 있는 처방전은 알려주는 경우도 있으나 어려운 약을 다루는 비법을 전수해 줄 수 없었으며, 동생이 충북 단양에서 장수한의원을 운영하는 한의사인 동생에게도 비법을 전수해주지 못하였다.

당뇨병 치료에 도취되어 있던 나는 당뇨병 환자들한테 췌장암이 많이 생기는 것에 관심을 갖고 나름대로 조사를 해보았다. 그랬더니 췌장암 환자는 80%가 당뇨병을 앓고 있는 것을 확인할 수 있었다. 또 간암 환자의 70~80%가 간염을 앓은 적이 있거나 보균자라는 것도 알 수 있었다. 나는 그때부터 바이러스는 암 발생과 밀접한 관련이 있는 것으로 보고 바이러스를 죽이면 암이 완치될 수 있을 것이라는 확신을 가졌다. 다행히 바이러스를 죽이는 약재들이 많이 있는 것도 깨달을 수 있었다.

새로운 암치료약, 즉 바이러스를 죽이는 약을 만들겠다는 결심을 갖고 지금까지 써오던 항암제와는 전혀 다른 재료인 한방 천연 생약에서 암치료약을 찾아보고자 본격적인 연구를 시작했다. 그러나 온갖 약재와 갖가지 방법으로 만들어 보았으나 만족할만한 성과를 얻을 수가 없었다. 약을 만들어서 실패하기를 수십, 수백 번 거듭했으나 포기하지 않고 연구를 계속했다. 암치료약 제조 실험하는 데에는 비용도 적지 않게 들었다. 연구를 하다가 돈이 떨어지면 중단하고 돈이 되는 일이면 무슨 일이건 닥치는 대로 해서 돈을 모았다. 돈이 모이면 또 연구와 실험을 계속하고 돈이 떨어지면 열심히 일을 해서 돈을 벌고……. 이러기를 꽤 오래 반복했다. 시내에 나갔다가 차비가 없어 몇 시간을 걸어서 집에 돌아가야 했던 적도 있었으며 무수한 좌절과 실의도 겪었다.

심지어는 자살을 해버릴까 하는 생각을 가진 적도 있었다. 남들이 무어라고 빈정거리든 그런 것들은 귀에 들리지도 않았으며 거의 미친 사람인 양 연구에만 몰두했다. 그 무렵 처녀의 몸으로 내가 연구를 계속할 수 있도록 격려와 뒷바라지를 해 준 아내의 고마움을 잊을 수가 없다. 어느 날 집에 들어가니 처녀의 몸으로 만삭인 부인이 울고 있어 물어보니 돈은 없고 집에 있는 돈이 이천 원 있어서 보리쌀 한 되를 사서 가게를 나오는데, 어떤 마님이 새댁은 우리 개도 안 먹는 보리쌀을 어디다 쓰려고 사가느냐고 물어 창피해서 울고 있다는 말을 듣고 한참 동안 정신이 멍해지며 남의 귀한 외동딸을 데려다 고생시키는구나 생각했다. 부인에게 그런 말을 했던 마님은 세월이 지나서 암으로 돌아가셨다고 한다. 사랑하는 부인과 아들과 딸들 가족이 큰 힘이 되어 주어서 그 덕분에 국수를 끓여 먹기도 어려운 현실에서도 용기를 잃지 않고 연구를 계속할 수 있었다.

제일 어려움에 부닥쳐 있을 때 도움을 준 사람들은 현대 의학의 치료 수술이나 항암치료 방사선치료를 받았으나 악화하여 죽을 날만 기다리는 말기 암 환자와 가족들이 나를 찾아와서 격려와 배려로 연구를 계속할 수 있었으며 고향 선배와 친구들이 간간이 생활비를 대어 주며 꼭 성공할 거라고 격려도 해 주었다. 막대한 신약개발비용으로 어려운 환경 속에서도 묵묵히 '테트라스' 항암제 개발에 힘쓰고 있는 임직원과 연구진, 여러 박사님에게 진심으로 감사드리며, 가슴속 깊이 그분들의 영혼을 담은 테트라스 항암제가 고통 받는 암 환자에게 세계적으로 사용될 수 있도록 노력하겠습니다.

내가 연구하고 발명한 항암제는 아주 오랜 세월 동안 약이 없던 시절에 사람이 먹으면 죽는 '비소'를 여러 실험을 통하여 '비소'를 연구하고 발전시킨 약이 '테트라스' 항암제이며, '비소'는 옛날에 의사 면허제도가 없던 시절 의술의 경지에 있는 도인들이 사용했을 것으로 생각이 들고, 서양에서도 약이 없던 시절에 약으로 사용한 기록이 있으며, 1950년대 항생제의 개발과 과학의 발전으로 약으로 사용이 금지되었으며, 암을 일으키는 발암물질로 분류되어 약으로 사용이 금지되고 더 이상 과학자들의 연구가 진행되지 못하였다.

'테트라스' 항암제 개발을 위해 많은 연구를 하면서 서양의학인 현대의학에서 사용하고 있는 항암제들이 대부분 독약이라는 것을 알게 되었으며 치료 효과보다는 부작용인 독으로 사망하는 환자들을 보면서 깊은 생각에 잠겨 이상하고 엉뚱한 생각을 하게 된 것이 세계 최초 비소 항암제 TetraAs의 탄생하게 되었다.

'비소'를 이용하여 독약의 독을 없애고 항암효과를 나타나게 한다면 많은 암 환자를 살릴 수 있는데 이렇게 생각하면서 잠을 이루지 못했고 독극물과 발암물질로 분류된 많은 물질을 연구하는 과정을 거쳐 오늘의 '테트라스' 항암제가 탄생하게 되었습니다.

'테트라스' 항암제가 '천지산'으로 불리던 시절에 '천지산'이라는 이름을 붙인 것은 1983년경 어느 날 산에서 기도를 하던 중에 모든 만물이 한 덩어리가 되어 선명한 태극 형상으로 타오르는 듯한 시현을 보았다. 그때 하늘의 기운과 땅의 하기를 이용하지 않고는 약을 만들 수 없다는 것을 순간적으로 깨닫고는 약 이름을 '천지산(天地散)'으로 지은 것이다. 2000년도 벤처회사를 설립하며 회사이름을 ㈜천지산으로 사용하고 약 이름은 분자구조의 이름을 따서 'TetraAs'란 항암제로 탄생하게 되었다.

'천지산'을 개발하고 나서 몇몇 암 환자를 치료하였으나 완치된 첫 환자는 나를 도와준 이선원 형님 친구의 장모이다. 위암으로 대전의 ○○병원에서 수술하였으나 임파선으로 전이되어 병원에서는 6개월 시한부 선고를 했으며 운이 좋으면 1년 정도 살 수 있다는 선고를 받았는데, '천지산'을 2달 동안 투약했더니 완전하게 다 나았다. 그 환자는 20년이 지난 지금까지 건강하게 살고 있다. 한의원을 하던 시절에 수술하고 '천지산'을 사용한 환자들이 재발하지 않는 것을 보면 '테트라스' 항암제가 시판허가를 받는다면 기존 항암제와 병용요법으로 많은 생명을 살릴 수 있다는 확신을 가질 수 있었다. 이선원 형님과의 인연으로 죽어가는 암 환자를 치료한 첫 번째 성공사례다. 그 후에 많은 환자들의 생명을 '천지산' 항암제를 통하여 건강을 회복하고 새로운 삶을 살아가고 있다. 이와 같은 사례를 암의 종류별로 환자의 투병기와 저의 치료일지를 다음 장에 설명하도록 하겠습니다.

# 테트라스 항암제,
# 개발이 되기까지의 힘

　다시 한 번 '테트라스' 항암제를 개발하기까지 물심양면으로 도움을 주신 분들에게 이 책을 통하여 먼저 머리 숙여 깊이 감사드린다.
　'천지산'으로 불리던 시절 어떤 가능성도 알 수 없을 때, 오로지 암을 치유할 수 있다는 신념만으로 무모하게 암치료약을 개발하겠다고 하는데도 도움을 주신 분들과 '테트라스' 항암제로 개발되면서 도움을 주시고 연구하신 분들로 나눌 수 있는데 너무나 많은 분들의 도움으로 연구되고 발전된 '테트라스' 항암제라서 나열하기가 어렵다.

　'테트라스' 항암제가 탄생하기까지 얼마나 많은 시험과 시행착오를 거치면서 지금까지 연구했는지 나 또한 책을 쓰면서 많은 생각을 한다. 시험계획을 짜고 수정하고 시험에 실패와 성공하기를 수없이 하면서 같이 연구했던 의사들과 약사들 연구원들과 교수님들이 주마등처럼 머리를 스치고 지나가니 깊은 상념에 잠긴다.

  과학기술원에서 진행하는 시험 비용과 아산병원에서 진행하고 있는 1상 임상시험 비용이 없어서 내 장기와 신체 일부를 담보로 돈을 빌리러 다니던 일들이 생각나 가슴이 뭉클하다.

  '테트라스' 항암제가 임상시험이 끝나고 시판허가를 받는 시점에 '테트라스' 항암제 연구개발에 참여했던 교수님들과 연구진들 개발에 참여한 많은 분들과 연구자금을 만들어 주신 분들에게 감사드립니다. 또한, 눈앞에 보이는 돈에 눈이 멀어 '테트라스' 항암제의 개발에 막대한 차질을 빚게 한 사람들로부터 고생하게 된 일들을 엮어서 다음에 신약을 개발하고자 하는 분들을 위하여 신약 개발하는 회사나 개인이 시행착오를 줄이는 데 도움이 되는 책을 집필할 예정이다.

# 최악의 상태에서
# 최고의 지혜를 얻다

'테트라스' 항암제를 개발하는 과정에서 가장 힘들었던 것은 천연 물질에서 찾아낸 성분을 하나로 합성하는 것이었다. 나는 그 방법을 찾지 못해 수많은 시간을 고민했다. 탕액으로 다려도 보고, 증류해서 엑기스를 뽑아보기도 하고, 불로 태워 보기도 하는 등 수십 수백 가지로 실험했으나 실패만 거듭할 뿐이었다. 그러나 실패에서 성공의 열쇠를 찾아내는 법이요, 최악의 상태에서 최고의 지혜가 나오는 법이다. 인간의 지혜는 끝없이 늘어날 수 있으며 사람이 생각할 수 있는 것은 반드시 발명할 수 있는 것이다. 인간이 마음을 먹으면 못할 일이 없다고 나는 생각한다.

'테트라스' 항암제를 주사약으로 만들어서 임상 시험할 환자를 찾던 중에 한 골수암 환자를 알게 되어 임상해보니 암세포가 바로 줄어드는 것을 알 수 있었다. 주사약은 위험 부담이 있어서 개발을 그만두고 미세한 분말을 만들어서 간암 환자에게 복용하게 하였더니 놀라운 치료 효과가 나타났다.

이렇게 만든 약을 폐암, 간암, 위암, 유방암, 후두암, 장암, 뇌암 등 250여 가지의 모든 암에 다 사용하지는 못하였으나 여러 환자에게 검증해보니 효과는 기대 이상으로 놀라운 것이었다. 약을 만든 나 자신도, 암 환자도 깜짝 놀랄 만큼 '테트라스' 항암제의 효과는 강력했다.

이렇게 효과가 뛰어난 약을 하루빨리 많은 사람들에게 알려 도움이 되어야 한다는 생각에서 나는 이 약을 들고 서울대학병원을 비롯하여 유명하다는 대학병원을 찾아다니며 이름 있는 의사들을 거의 다 만났다. 그들에게 '천지산'에 대해 얘기하면 대개 재료가 뭐냐고 물었다. 생약재료라고 대답하면 고개를 설레설레 흔들면서 허가를 받았느냐고 묻는 것이었다. 허가를 받았다면 내가 왜 그 사람들을 찾아다니겠는가? '천지산'에 대해서 자세하게 설명을 하고 '천지산'으로 암을 완치한 자료를 보여도 소용이 없었다. 수많은 의사 중에서 단 한 사람도 '천지산'의 효과를 인정하려 들지 않았고 관심을 두지도 않았다. 의사들을 설득하기가 어렵다고 생각한 나는 다음에는 정부의 당국자들을 찾아다녔다.

보건사회부의 약무약정과를 찾아가서 실무자를 만나 상세한 얘기를 하고 정부 차원에서 '천지산'을 암치료약으로 개발해 줄 것을 건의했으나 대꾸도 하지 않고 내쫓다시피 나가라고 했다. 국립보건원의 안전연구원과 식품의약품안전청을 찾아가서 '천지산'에 대한 얘기를 했더니 보건사회부와 똑같은 얘기를 하면서, 식약청 직원이 잘 알고 있는 제약회사를 소개하여, 미팅하였는데 지금까지 연구한 자료를 제약회사에 모두 넘기고 공개해서 임상시험을 해 봐서 암 치료에 효과가 있는 것으로 인정된다면 오천만 원을 지불하고 승용차 한 대를 사준다고 해서 나는 그 제의를 그 자리에서 거절했다. 그랬더니 "직접 약을 개발하라면서 잘 해보라"고 비아냥거리는 말을 듣고 문을 나설 수밖에 없었다.

그런 일이 있고 얼마 지나지 않아서 집 앞 도로에서 경찰청특수부에 체포되어 경찰청 지하조사실에서 사흘 동안 행방불명 된 채 조사를 받고 구속되는 고초를 겪은 적이 있는데, 그 후 식약청 직원이 알려준 제약회사 부사장이 전화를 걸어와 만나자는 제안이 왔으나 몸이 아파 만날 수 없다고 했는데 그 제약회사를 소개 한 식약청 간부는 몇 년 전에 간암으로 세상을 떠서 부고를 받고 차마 문상을 갈 수 없었다. '천지산'을 세상에 널리 알리는 일이 장벽에 부딪히자 그만 포기하고 산속에 들어가 공부나 할 작정으로 준비하고 있던 어느 날, 난데없이 양복을 입은 신사 한 사람이 찾아와서 어느 기업의 중역이라고 자신을 소개했다. 그는 병원에서 위암 진단을 받고 현대 의술로 할 수 있는 조치는 다해 보았으나 소용이 없어 마지막으로 나를 찾아왔으니 약을 한번 써 보자고 졸랐다. 정성을 다해 치료했으나 이 환자는 치료 시기가 너무 늦었던 탓에 완치되지는 않았으나 생명은 오랫동안 연장할 수 있었다.

이런 식으로 한 사람을 치료하면 소문을 듣고 다른 사람이 찾아오고 해서 환자가 점점 늘어났다. 아직 식약청의 정식허가를 받은 제품도 아닌데 소문을 듣고 찾아오는 환자 보호자 때문에 더 이상 암치료제 '천지산'을 연구할 시간이 없어 이사를 몇 번 해도 소용이 없었다. 병원에 가서 치료하라고 돌려보내려 해도 약을 주지 않으면 가지 않겠다고 떼를 쓰니 어쩔 수 없이 치료를 시작할 수밖에 없었다. 이렇게 해서 몇 명의 환자를 고칠 수가 있었다. '천지산'으로 불리던 시절에 치료를 해서 완치된 사람보다는 사망한 사람이 더 많다. 대략 10명 중 2명이 완치되고 5명 정도는 생명이 연장되거나 증상이 완화되었으며 1~2명은 전혀 효험을 보지 못하는 것으로 나타났다. 이는 하루 이틀을 다투는 말기 암 환자들만을 상대로 치료한 결과이다. 내일 죽을 사람한테 오늘 약을 쓴들 무슨 소용이 있겠는가. 최소한 1~2개월은 버틸 체력이 남아 있어야 약을 써 볼 수 있다. 인체의 면역 기능을 되살릴 만한 체력이 있을 때 치료를 해야 효과를 기대할 수 있는 것이다. 모든 공인된 기관에서 '천지산'을 암약으로 개발하자는 제의를 거절당하자 나는 미국으로 건너가 암 연구기관에서 임상시험과 연구를 해볼 결심을 했다. 미국으로 가려고 비용을 만들고 자료 준비를 서두르고 있을 때였다.

1994년경 원무부장님의 소개로 강북삼성병원(전 고려병원)의 내과 과장인 Y 박사를 나한테 소개했다. Y 박사는 미국암연구소에서 공부를 마치고 돌아와서 암 환자만을 전문으로 치료하는 암 전문의였다.

강북삼성병원(전 고려병원) 원무부장님은 몇 년 전에 친구의 부인이 자궁암 4기 말의 상태에 있던 것을 '천지산'으로 암이 없어진 것을 기억하고 있다가 나를 Y 박사에게 소개한 것이다. Y 박사와 오랜 시간 동안 대화를 나누고 헤어지면서 다음 약속 때에 암이 없어진 컴퓨터단층촬영 필름, 병원의 소견서 등을 보여주기로 했다.

두 번째 만났을 때 Y 박사에게 암을 고쳐준 몇 사람들의 자료를 보여 주었더니 고개를 갸우뚱하면서 미국암연구소에서도 이런 예는 본 적이 없다며 놀라움을 표시했다. 그 뒤로 Y 박사는 병원 내에 '천지산'을 연구, 임상시험 하는 팀을 조직하고 몇 가지 시험을 했는데 그 효과는 상상을 초월한 것이었다. 언젠가 한번은 엑스레이 필름을 맡겨 놓은 병원에 '천지산'으로 암이 없어진 사람과 함께 간 적이 있는데, 그때 Y 박사를 비롯하여 몇 명의 의사들도 같이 있었다. 내 얼굴을 모르는 의사 한 사람이 나를 같이 간 환자로 잘 못 알았던지 "당신은 용케 허준 선생 같은 분을 만나서 병을 고쳤다."라면서 서비스로 필요한 검사 몇 가지를 더 해주었다.

지금 생각하면 Y 박사를 만나지 않았다면 '천지산'에서 개발한 '테트라스' 항암제는 온 세상의 암 환자들이 사용하는 항암제로 개발되어 말기 암 환자들이 사용하고 있을 것으로 예상한다. Y 박사는 경북대 의대를 졸업하고 강북삼성병원(전 고려병원)에서 전문의 수련을 받고 강북삼성병원(전 고려병원)에서 근무하면서 미국의 휴스턴 엠디엠더슨병원에서 암 관련 연수를 하고 돌아온 그 당시 몇 되지 않는 암 전문의였으나 지방대 출신이라 우리 사회에서는 지방대 출신이 중앙무대에서 인정을 받고 주류에 들어가는 것은 그 당시 상당히 어려움도 있었으나, '천지산'을 개발한 배일주가 구속되고 나서 의학 기자들이 찾아와서 인터뷰를 요청하자 월간조선 인터뷰 기사에 "개똥이요."라고 했던 것이 일파만파로 커지면서 젊은 청년의사들과 마찰로 병원을 그만두고 미국에 들어가서 연구를 하고 한국에 돌아와서 개업한 것으로 알고 있다.

Y 박사님과 '천지산'의 관련은 나중에 자서전을 쓸 때 자세히 쓸 예

정이며 지금은 '테트라스' 항암제와 이해관계가 전혀 없으며 혹시 이 책을 보는 환자들이 찾아가는 일이 없기를 바랍니다.

Y 박사님께서 미국 들어갈 때 '천지산' 관련 자료와 치료한 환자들의 자료를 김포공항에서 전해 드렸더니 보라는 듯이 성공해서 돌아올 때까지 기다리고 있으라고 했으며 같이 마중 나갔던 우리 일행들과는 아쉬운 작별을 하였다. 미국에 들어가서 얼마 지나지 않아 메일과 전화통화 그리고 우편으로 나와의 결별을 선언하는 편지를 받게 되었으며, 편지를 증거자료로 아직도 보관하고 있다. Y 박사님은 그 후 다른 회사와 손을 잡고 일정의 회사 지분을 받고 난 후 '비소' 관련 특허를 출원했으나 '천지산' 개발자인 내가 알게 되어 특허청에 이의를 제기하여 특허를 받지 못하였다. 특허청에 자료가 남아 있으며 Y 박사님과의 만남과 헤어짐은 자서전을 쓸 때 자세히 쓰기로 하자.

## 천재과학자를 만나다

**남들이 알아주든 말든** 나는 천재과학자를 만나게 된 것을 평생 영광으로 생각하고 있으며 연구에 열정을 가지고 있으며 우리나라 S 의대를 차석으로 입학하고 졸업한 후 미국의 유명한 암 관련 병원에서 연수하고 논문을 내고 한국에 돌아와 얼마 지나지 않아 나를 찾는다는 연락이 와서 K 대학교 연구실에서 K 박사와 같이 만나게 된 것이 첫 인연이다.

나를 찾아준 K 박사님은 미국의 스텐퍼드대학교에 공부를 하였으며 지도교수님이 노벨상을 수상한 교수님을 은사로 모시고 있으며 우리나라에서 왕성한 연구를 진행하고 있는 교수님이며 이 책을 빌어 이름을 밝힐 수는 없지만 늘 고맙게 생각하고 있습니다.

어느 박사님을 만나게 되어 우리는 정말 열심히 연구계획과 시험에 관해서 밤새는 줄 모르고 토의하고 시험을 하면서 많은 교수들을 만나서 설득하고 그동안 시험했던 결과를 설명하고 했다. '천지산'을 부정적으로 보던 교수님들을 설득하면서 임상시험에 관해서 자문을 받고 효능시험과 독성 시험 등 전 임상시험을 의뢰하게 되었으며 전 임상시험비용 마련을 위해서 정말 많은 사람들과 제약사들 투자기관들을 만났으나 투자받는데 실패를 하고 개인적으로 '테트라스' 항암제로 도움을 받았던 지인들을 통해서 전 임상시험 비용을 만들 수 있었다.

연구결과를 정리하여 미국암학회(AACR Symposium)에 2002년에 발표를 하게 되어 미국의 암 권위자인 하버드의대 쥬다 포크만 박사(Judah Folkman, M.D)를 만나게 되는 행운을 얻게 되었으며 포크만박사의 제자를 소개받게 되었다.

미국의 Cancer Research or Journal of the national Cancer Institute or Journal of Clinical Oncology 등 암 관련 학회지에 논문 리뷰자를 자기로 지정해서 논문을 내라는 메일과 편지를 받게 되었으나 한국에 돌아와서 같이 일하지 못하였다.

이유는 간단하다. 연구하고 있는 '테트라스' 항암제를 혹시 미국에 빼앗기는 것이 아닌가 해서 같이 연구하시던 박사님들의 만류가 있었고 우리는 그 당시 시험이 부족해서 좀 더 많은 연구를 하고 진행을 해야 한다는 의견이 있어서 보류했는데 지금 생각하면 아쉬움이 많이 남는다.

천재과학자를 만나고 천재과학자보다 더 훌륭한 S 교수님도 만나게 되었으며. 천재 교수님의 연구실과 S 교수님 연구실에서 활발하게 연구가 진행되었는데, 우리는 그때 너무나 보람되게 연구를 하였다. 어려운 시험이 성공하면 삼겹살에 소주를 먹으며 깊은 밤까지 토의가 계속되었으며 가계가 문 닫을 때까지 우리는 셋이서 의형제를 맺고 연구를 하였는데 내가 중간이라 형님과 동생 두 명의 박사님을 두게 되었다. 그 두분의 박사님은 전공 분야에서 타의 추종을 허락하지 않는 연구 업적을 내고 있으며, 환자들 열심히 치료하고 학생들 잘 가르치는 우리나라에서 보기 드문 천재과학자를 만났는데 S 교수는 뛰어난 연구 업적으로 S 대학에서 다른 교수들과 학생들에게 모범이 되는 교수로 ○○학과 학장으로 재직 중이며 동생인 S 교수님을 존경한다. 형님 교수님은 한국과 중국의 암학회를 만들어 암 관련 학술교류를 하고 있으며 머지않아 유명한 암병원 원장님이 유력할 것으로 나는 보고 있다. 회사는 여러 대학의 산학협력단과 계약을 맺고 연구를 해 왔으며 몇 곳의 대학병원에서 교수님들이 계속 연구를 진행하고 있는 중이며 '테트라스' 항암제 시약을 제공하고 있습니다. 같이 연구하는 대학이나 교수님을 밝히면 교수님들이 연구할 수 없을 정도로 환자들이 찾아가는 경우가 있어 한국 문화상 상당히 어렵다.

한국에서 연구기관과 소속을 내놓고 연구하는 것은 쉬운 일이 아닙니다. '테트라스' 항암제는 첫 단추가 잘 못 끼워졌던 약이고 아직도 사회적으로 부정적으로 바라보는 시각과 좋게 바라보는 시각이 교차하고 있는 실정이고 한국에서 임상시험과 시판허가를 받으려면 조용히 진행하는 것이 좋다.

# 임상시험

**신약개발회사 주식회사 천지산을 설립**하고 신약을 간절히 바라는 교수님들이 회사에 이사로 구성되면서 연구에 박차를 가할 수 있었다. 전 임상시험을 무사히 끝내고 효험시험자료를 정리하고 임상시험 대행 기관을 선임하였으며, 1상 임상허가서를 식품의약품안전청에 제출하여 2년 동안 중앙약심위원회를 여러 번 소집하여 심의하였으며 추가 시험을 요청하여 추가 시험을 거치게 되었다. 그리고 드디어 1상 임상시험 허가를 받게 되었다.

㈜천지산에서 1상 임상시험을 진행하려고 하던 시기에는 우리나라에 1상 임상시험을 할 수 있는 병원이 몇 곳 없었으며 우리나라 암 환자 수와 의료진 임상시험 암 환자 수의 급증을 고려하여 서울 아산병원에서 임상시험을 하게 되었다. 1상 임상시험에서 현대의학적인 수술

요법과 항암요법, 방사선요법 및 면역요법이나 기타 어떠한 치료도 통하지 않은 말기 암 환자들을 대상으로 임상을 하였고, 15명의 말기 암 환자 중에 10명의 암 환자가 암의 진행이 줄어들거나 정지되었으며 암수치가 줄어드는 결과를 얻게 되었다. 1상 임상시험에서는 효능보다는 부작용과 적정용량을 결정하는 것이 임상의 목적이나 말기 암 환자에서 66.7%라는 놀라운 결과를 식품의약품안전청에 보고하였다.

2상 임상시험 허가는 자궁경부암을 대상으로 기존치료 방법이 없는 진행성 말기 암 환자들을 대상으로 식품의약품안전청으로부터 허가를 받아 두 곳의 대학병원에서 진행하는 중에 계열사인 스카이뉴팜과 합병을 추진하였다. 그러나 국제적인 금융위기로 합병이 무산되고 자금유치의 어려움에 처하게 되었고 연구하면서 차용한 차입금과 비용, 스카이뉴팜 회사를 인수하면서 차입한 사채 등으로 어려움을 겪고 있는 중 기업사냥꾼에게 사기를 당하게 되었다. 스카이뉴팜 회사를 날리게 되었으며, 그런 와중에 시중에서 잘못된 정보로 인해서 회사와 '테트라스' 항암제가 악의적으로 소문이 퍼져 나갔다. 주식회사 천지산은 임상시험비용을 유치하지 못하고 있으며, 한국에서 진행하던 2상 임상시험도 중단되었다. 유럽에서 임상시험을 해도 좋다는 허가를 받아놓고 자금유치를 하지 못해 임상시험을 더 이상 진행하지 못하고 있다.

돈이 많으신 재벌 회장님이나 투자를 하시는 회사의 대표님께서 암에 걸려 현대의학적인 치료를 받았으나 더 이상 암이 진행되어 치료를 포기한 말기 암 환자라면 저를 찾아오십시오, '테트라스' 항암제로 치료해 드릴 수 있습니다. 단, 조건은 임상시험 비용을 기부하거나 투자하는 조건이라면 됩니다. 한국에서는 법적으로 치료하거나 약을 드릴 수 없지만 지구 상에 법이 허용되는 나라에서 치료해 드릴 용의가 있습니다.

30년 동안 '테트라스' 항암제를 연구하고 개발한 당사자로서 마지막 시험단계인 임상시험을 끝내고 환자들에게 사용되기를 바라는 마음이 간절하다.

天地散
테트라스
항암제

Part 03

# 암 환자들의 투병기와 치료 일지
(천지산 항암제로 알려지던 때)

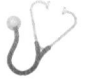

# 신장암

이○하 (41세/남/부산광역시 북구 학장동)

저는 언제부터인가 몸이 몹시 피로하고 소변에 피가 섞여 나오는 증상이 있어 부산의 메리놀병원에서 좌측 신장암이라는 진단을 받았습니다. 처음에는 그다지 심각한 병으로 생각하지 않고 약국에서 약을 지어 먹으면 조금 낫는 듯해서 몇 달 동안 약을 먹었지요. 그러나 피오줌이 멈추지 않고 몸의 피로도 더 심해져 동아대학교 부속병원에 갔더니 왼쪽 신장에 큰 혹이 있고 오른쪽 신장도 좋지 않으니 빨리 수술을 하자고 그러더군요.

깜짝 놀랐으나 진단이 잘 못 되었을 수도 있으니 며칠 뒤에 메리놀병원에서 다시 컴퓨터 단층촬영(CT)으로 검사하였습니다. 결과는 역시 좌측 신장암이었습니다. 며칠 뒤 입원을 해서 수술을 받기로 하고 날짜를 정했지요. 그때까지 저는 그것이 암이 아니라 단순히 큰 혹인 줄 알고 있었습니다. 그러나 주위에서 나를 보는 사람들의 눈빛이 심상찮은 것을 보고 내 병이 심각한 상태라는 것을 느꼈습니다.

저는 경상북도 안동시 시골에서 태어나 고향에서 농사를 짓고 살다가 결혼하고 나서 도시에 나와 공장에서 열심히 일해서 가족을 부양해 왔습니다. 아내의 결혼 목걸이를 팔아서 여인숙에 방을 구하여 아내와 같이 살면서 고생도 많이 했지만 즐거운 일도 많았습니다. 1990년에 민영아파트를 분양받아 입주 날짜만 기다리며 희망찬 나날을 보내고 있는 중에 그만 내가 덜컥 심각한 병에 걸려 버린 겁니다.

  수술 날짜를 기다리던 중에 아내에게 내 병명이 뭐냐고 물었더니 아내는 울면서 방을 나가더군요. 나중에 아내가 들어왔을 때 나는 마음의 준비가 다 되어 있으니 수술을 하면 몇 %나 살 수 있다고 하는지 물었더니 20~30%라고 대답했습니다.

  나는 아내한테 절대로 수술을 받지 않겠다고 했습니다. 수술하고 나면 항암제를 맞을 것이고 항암제를 맞고 나면 체력이 떨어지고 여러 가지 부작용이 생길 것이며 그런다고 해서 반드시 살아난다는 보장이 없으니 부모님이 주신 몸을 깨끗하게 지키다가 죽겠다고 했습니다. 그 이튿날 아침에 담당의사가 수술하자고 하기에 않겠다고 했더니 수술을 하지 않으면 당신은 다음 달에 죽는다면서 화를 냈습니다. 수술을 하지 않기로 마음을 정했다고 하니 당장 퇴원을 하라고 했습니다. 그날로 당장 퇴원을 했지요. 집에 돌아와서 왜관에 있는 한약방에 좋은 약이 있다는 소문을 듣고 약을 구해 와서 한 달 동안을 먹었습니다. 그러던 어느 날 처숙모님의 동생이 암을 완치하는 분이 있으니 대구로 빨리 오라는 연락이 왔습니다. 급히 대구로 올라가서 그를 만났는데 젊고 점잖은 신사분으로 바로 배일주 선생이었습니다.

  배일주 선생은 저의 맥박과 눈동자를 살피는 것 같았습니다. 병원에서 촬영한 필름을 보고 나서는 왼쪽 신장에 종양이 아주 큰 것이 붙어 있고 오른쪽 신장은 많이 부어 있다면서 "내가 모든 암 환자를 고칠 수는 없지만, 옛말에 개똥도 인연이 있으면 특효약이라 하였으니 명을 하늘에 맡기고 치료해 볼 생각이 있으면 연락을 주십시오."라며 명함을 한 장 주었습니다. 집으로 돌아와 아내와 상의하였더니 아내도 완치될지 안 될지를 한 달만 써보면 알 수 있다고 하니 한번 써 보자고 했습니다.

이튿날 아침에 배일주 선생한테 전화해서 그 약을 복용 하겠다고 했습니다. 배 선생은 보름치 약을 만드는 데 사흘이 걸리니 4일 뒤에 약을 갖고 직접 오겠다고 하더군요. 기다리는 4일이 저한테는 무척이나 길게 느껴졌습니다. 배일주 선생이 준 약을 하루에 두 번 아침저녁으로 복용하였습니다. 치료하는 동안 오징어, 꼴뚜기, 문어, 게 등을 절대로 먹지 말고 기름기 있는 음식도 먹지 말라고 해서 그대로 잘 지켰습니다.

배일주 선생은 날마다 아침 8시 무렵에 전화해서 상태를 묻곤 했는데 저는 그 음성만 들어도 기분이 좋아졌습니다. 제가 보기에 배일주 선생은 환자를 고치는 데에 보람으로 삼고 환자를 지극한 정성으로 대하며 물질적인 것에 별로 관심을 두지 않는 사람이라는 것을 느낄 수 있었습니다. 약을 보름 동안 먹고 나자 몸이 매우 좋아진 듯 하였고 기분이 너무 좋아져서 혹시 죽으려고 이런 기분이 드는 것이 아닌가 하는 생각도 들었습니다. 한 달이 지나니까 몸이 더 가벼워지고 반드시 완치될 것이라는 자신이 생겼습니다.

2개월을 복용한 뒤에 배일주 선생이 IVP 촬영을 한번 해보자고 해서 가기 싫은 병원이지만 억지로 가서 촬영을 했습니다. 촬영이 끝난 뒤에 간호사가 박사님이 보자고 한다기에 원장님을 만났더니 "종양이 많이 작아졌습니다. 무슨 약을 복용 하셨습니까?" 하시면서 신기해했습니다. 배일주 선생의 약을 먹고 있다고 했더니 "열심히 복용하십시오. 놀랄 만큼 많이 좋아졌습니다."라고 하더군요.

그 뒤로 어디 어디에 다른 어떤 사람한테 좋은 약이 있으니 한번 써 보라는 소리를 들어도 모두 무시하고 오로지 배일주 선생의 약만을 정성껏 복용했습니다. 다시 한 달 뒤에 백병원에서 CT 촬영을 해 보니 처음에 28㎝나 되던 종양이 4㎝로 줄었다면서 의사는 빨리 수술을 받는 것이 좋겠다고 했습니다. 수술을 받지 않겠다고 했더니 "빨리 건강을 회복하십시오."라면서 위로를 해 주기에 마음에 감동했습니다.

집에서 늘 몸을 따뜻하게 유지하도록 힘썼고 일주일에 두 번씩 목욕탕에 가서 뜨거운 물에 몸을 푹 담그는 물리 치료도 겸하였습니다. 소염통을 사다 놓고 먹으며 영양 보충도 했습니다. 주위의 모든 것을 잊어버리고 오직 약을 복용하고 몸을 회복하는 데만 몰두했습니다.

얼마 뒤에 다시 백병원에서 CT 촬영을 하니 종양이 또 절반으로 줄어들었다고 했습니다. 또 수술을 하자고 했지만 거절했습니다. 왠지 수술하면 꼭 죽을 것 같은 기분이 들었습니다.

그러던 중에 배일주 선생한테서 서울 고려병원의 Y 박사가 한번 보자고 하니 서울로 오라는 연락이 왔습니다. Y 박사도 CT 필름을 보고는 진작 수술을 해야 할 것을 하지 않았다면서 꾸중을 하더군요. 고려병원에 입원하여 상태를 보고 수술을 하자고 했으나 나는 수술하고 싶은 마음이 조금도 없었습니다. 배일주 선생의 이 좋은 약이 있는데 구태여 수술할 필요가 없다고 생각했기 때문입니다. 신장암으로 판정을 받은 지 20년이 지난 지금 저는 매우 건강합니다. 어느 부위에도 아픈 곳이 없고 열심히 살아가고 있습니다. 어려운 형편에서도 끝까지 저를 치료한 배일주 선생에게 깊이 감사드립니다. 그는 진실로 내 생명의 은인이고 그 덕분에 나는 죽음의 병에서 살아날 수 있었습니다.

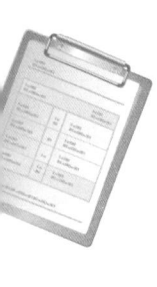

### 치료인의 소견 및 치료일지

상기환자는 1992년 12월 26일 부산 메리놀병원에서 좌측 신장암 판정을 받았다. 1993년 1월 7일 신장 절제 수술을 하려고 준비를 했으나 임파관과 동맥에 전이되어 수술을 미루고 있는 사이에 수술을 거부하고 1월 11일에 퇴원했다. 수술이 잘되어도 살아날 확률이 20% 정도라는 얘기를 듣고 어차피 죽을 바에야 집에 가서 먹고 싶은 것이나 먹다가 죽겠다고 퇴원했다는 것이다.

이 환자를 처음 만난 것은 대구에서 한의원을 하고 있는 최필윤 선생의 간곡한 부탁으로 대구에 갔다가 만났다. 나를 만나기 위해 부산에서 대구까지 올라왔다고 한다. 부인이 직장에 나가기 때문에 처제와 같이 왔는데 병원의 컴퓨터촬영 필름을 갖고 와서 쉽게 환자의 상태를 파악할 수 있었다. 필름을 자세히 판독해 보니 암이 왼쪽 신장에서 발병해서 신장 벽을 뚫고 임파선과 주위에 전이되었으며, 임파관을 쌓고 있는 신장 주위의 조직 때문에 의사들이 수술을 미룬 것으로 짐작할 수 있었다.

환자의 상태를 관찰해보니 좌측 옆구리 신장이 있는 쪽은 손도 대지 못할 만큼 아파했고 잘 걷지도 못하고 소변에서 피오줌이 나오며 잘 걸을 수 없었다. 같이 온 처제가 제발 좀 고쳐 달라고 부탁을 하는 것이 몹시 마음이 아팠다.

이 사람이 앞으로 얼마나 살 수 있을까? 젊은 나이에 목숨을 잃으면 남은 어린 자식과 부인은 어떻게 살아갈 수 있을 것인가를 생각하니 남의 일 같지 않아 할 수 있는 데까지는 최선을 다해 치료를 한번 해 보자고 하였다. 이 사람은 지은이가 만든 '테트라스' 항암제에 대해 큰 신뢰를 하고 있어서 10명 중에 2~3명 정도만이 완치될 수 있다는 말을 해도 자기는 꼭 완치될 것으로 믿는다고 했다.

광주에 있는 어느 한의원에서 가져온 약과 의성에 있는 어느 분한테 가져온 약을 먹고 있으나 별 차도는 없다고 하기에, 몸에 해는 안 되는 것 같으니 남은 약을 다 먹으라고 하였다.

- **1993년 2월 9일**    15일분 약을 가지고 부산으로 내려갔다. 부산의 지리를 잘 몰라 택시를 타고 이○하 씨의 집을 찾아갔다. 단칸방에 네 식구가 살고 있었는데 촛불을 켜놓고 약이 오기를 기다리고 있었다. 거동이 불편해서 이부자리를 깔고 누워 있었다. 어떤 스님이 오늘 정도 약을 갖고 올 것이라고 예언을 해주었다고 했다. 이○하 씨의 부인과 동생한테 약을 먹는 방법과 주의사항, 금기하는 음식 등을 알려주고 서울로 돌아왔다.
- **2월 11일**    약을 하루 먹고 나니 기분이 좋아서 날아갈 것 같다고 한다. 대소변도 잘 보고 있으며 다른 증상은 없다고 한다.
- **2월 14일**    어제는 양쪽 옆구리가 몹시 결리고 아프며 오른쪽 콩팥 부위와 왼쪽 횡격막 부분이 몹시 아파 고생을 했으나 오늘은 좀 덜 아프다고 한다.
- **2월 16일**    오른쪽 옆구리와 방광 쪽이 몹시 아프다고 한다. 음식은 여전히 잘 먹는다고 한다.
- **2월 18일**    물건을 들거나 하면 등이나 허리가 아프다고 한다. 몸을 많이 움직이지 않도록 주의를 주고 내일 부산에 가면 집에 들르겠다고 하였다.
- **2월 19일**    이○하 씨 집에 가서 상태를 살펴보았다. 좌·우측 옆구리 콩팥 부분이 몹시 아프다고 하며 오래 앉아 있기가 어렵다고 한다. 더운물로 찜질하도록 일러 주었다.

- **2월 21일**    뜨거운 방에서 찜질해도 양쪽 등이 몹시 아프고, 식사하기 위해 일어나 앉으면 등이 몹시 아프다고 한다. 아직 약효가 나타나지 않기 때문에 그런 것 같다.

- **2월 24일**    통증이 좀 가시는 것 같아서 더운 방에서 찜질을 자주 하고 있다고 한다. 소변이 뿌옇고 탁하게 나온다고 하였다. 통증은 더하다가 말다가 종잡을 수 없다고 하였다.

- **3월 1일**    약을 보내려고 전화를 했더니 소변으로 암세포가 많이 나오고 방광이 몹시 아프다고 한다. 시간이 지나면 괜찮아질 것이라고 했다.

- **3월 2일**    우편으로 천지산(테트라스) 항암제 15일분 약을 보내주었다.

- **3월 3일**    속달 소포로 약을 보냈는데 아직 받지를 못했다고 전화가 왔다. 약을 먹다가 중단할 수가 없어 내일 새벽에 약을 가지고 부산으로 가겠다고 했다.

- **3월 4일**    천지산(테트라스) 항암제 5일분의 약을 갖고 부산으로 가서 전해 주고 우체국에 가서 항의했다. 서울에서 2일 오전 9시 30분에 보낸 약이 행방불명이다.

- **3월 5일**    약이 부산 북구 우체국에 있다고 연락이 왔다. 다른 곳으로 잘못 배달되었던 것이다.

- **3월 6일**    어제부터 하루 3번씩 약을 복용하니 소변이 더 뿌옇게 나오고 등이 더 아프다고 한다.

- **3월 9일**    하루 3번씩 약을 먹으려니 혀끝이 화끈거리고 힘이 든다고 한다. 하루에 두 번만 먹으라고 했다.

- **3월 11일**    옆구리가 몹시 아프던 것이 약을 하루 두 번 먹는 것으로 줄이고 난 뒤부터 조금 덜해졌다고 한다.

- **3월 13일**    상태가 좋아져서 밖에 돌아다니기도 한다고 해서 너무 무리하게 걷지

는 말라고 했다. 약을 쓰기 시작한 지 1개월이 지났다. 이 사람은 완치하는 데 무리가 없을 것 같다.

- 3월 15일   약은 하루에 2번이나 3번씩 스스로 조절해서 먹는다고 한다. 방광 부분이 침으로 찌르는 것처럼 따끔따끔하게 아프다고 한다.
- 3월 20일   상태가 매우 좋다고 전화가 왔다. 음식도 잘 먹는다고 한다. 다음 주중에 한번 병원에 가서 검사를 해보자고 했다.
- 3월 22일   부산 방사선과 병원에서 엑스레이를 찍어 보라고 했다. 컴퓨터촬영을 하려면 비용이 많이 드므로 신장 특수촬영 IVP를 하라고 일러주었다.
- 3월 24일   천지산(테트라스) 항암제 15일분 약을 보내주었다.
- 3월 25일   신장 조영 촬영을 했다고 한다. 지난번 필름과 비교해 보니 기적처럼 좋아졌다고 의사가 말하더라고 했다. 부인이 어렵게 벌어서 살림을 꾸러 가고 있는데 친척들이 얼마씩 보태 주는 것으로 치료비를 대고 있다고 한다. 이 사람은 암세포를 빨리 없앨 수는 있으나, 그렇게 하면 복막염이 생길 우려가 있다. 앞으로 1년 정도의 시일을 갖고 천천히 치료를 해 나갈 작정이다.
- 3월 31일   약을 하루 3번 복용하니 효과가 너무 강하다고 해서 2번이나 3번씩 스스로 조절하라고 했다. 소변이 빽빽하게 나오며 암세포가 많이 녹아 나온다고 한다. 통증이 많이 줄어들어 아침에 뒷산으로 산책하러 나가기도 한다고 하였다.
- 4월 2일   방광에서 통증이 오지만 몸은 하루가 다르게 좋아진다고 한다. 4월 6일 정도에 부산으로 가겠다고 했다.
- 4월 4일   소변의 빛깔이 맑아졌으며 등이 묵직하게 아프다고 한다.
- 4월 6일   부산으로 가서 환자의 상태를 살펴보았다. 외관상으로는 많이 나은 듯하였다. 엑스레이 필름에도 신장 부위의 암 덩어리가 많이 줄어든 것으

로 나타났다. 여비 하라면서 돈 30만 원을 주머니에 넣어 주기에 앞으로 약값을 일절 받지 않고 치료를 해줄 테니 약이나 열심히 먹으라고 하였다.

- 4월 9일  오른쪽 옆구리가 조금 아프고 방광 양쪽이 뻐근하다고 한다.
- 4월 12일  약을 하루에 1번만 먹으라고 하였다. 체력이 약해서 사흘 동안 약을 줄여 볼 작정이다. 귀에서 소리가 나고 소변으로 암세포가 작게 나왔다가 많이 나왔다가 반복된다고 한다. 한방에서는 신장이 허하면 귀에서 소리가 나고 중이염이 생긴다고 본다. 신장이 좋아지면 귓병도 저절로 없어질 것이라고 알려주었다.
- 4월 15일  약을 하루 2번 먹으라고 했다. 기력이 떨어져서 민물 장어를 고아서 먹고 있다고 한다. 잘 먹어서 체력을 키우라고 했다.
- 4월 16일  천지산(테트라스) 항암제 15일분 약을 보내 주었다.
- 4월 19일  소변으로 암세포가 많이 녹아 나온다고 한다. 암세포가 녹으면서 신장에 구멍이 생기지 않을까 걱정이 앞선다. 절대 안정을 취하라고 일러 주었다.
- 4월 21일  소변이 탁하게 나오면 등이 뻐근하고 아프다고 한다.
- 4월 23일  부산에 가서 환자의 상태를 점검했다. 예상외로 호전되고 있는 듯하였다. 환자의 얘기로는 약도 잘 먹고 음식도 잘 먹으며 통증이 많이 줄어들어 아픈 사람 같은 기분이 들지 않는다고 한다.
- 4월 27일  이제 거의 안심해도 좋을 것이라고 일러주고 몸 관리를 잘하도록 당부했다.
- 5월 3일  소변으로 암세포가 조금씩 나오며 통증이 거의 사라졌다고 한다.
- 5월 6일  집 주위를 걸어 다니며 산책을 할 수 있을 만큼 좋아졌다고 한다.
- 5월 10일  천지산(테트라스) 항암제 15일분 약을 보내 주었다. 우측 방광이 뻐근

하지만 2시간 정도 앉아 있어도 견딜 만하고 1시간 정도 걸을 수 있다고 한다.

- **5월 18일**  부산의 환자 집에 가서 용태를 관찰했다. 등 부위의 통증이 거의 사라졌다고 한다. 중병을 앓는 사람 같아 보이지가 않았다.
- **5월 27일**  천지산(테트라스) 항암제 15일분 약을 보내 주었다. 2시간 정도 걸어 다녀도 괜찮은 것 같다고 한다.
- **5월 30일**  다시 검사해서 암세포가 얼마나 줄어들었는지 보자고 했다.
- **6월 3일**  부산 방사선과에서 IVP 촬영(정맥내신우조영술)을 통해 신장을 특수촬영했다고 한다.
- **6월 4일**  환자의 집에 가서 어제 찍은 필름과 지난번에 찍은 사진을 비교해 보았다. 신장 주변의 암세포는 모두 없어졌고 원발 암은 아직 남아있었다. 신장과 방광 사이에 있는 요관에 구멍이 생길지도 모르기 때문에 약을 강하게 쓸 수가 없다. 환자의 부인이 차비하라면서 5만 원을 주머니에 넣어 주었다. 거절하다가 마지못해 받았다. 신장의 요관에 구멍이 생길 수 있는 위험에 대해 자세하게 설명하고 만약에 구멍이 생기면 응급 수술을 할 준비를 하고 있으라고 하였다.
- **6월 7일**  서울의 Y병원 내과 과장 Y 박사와 이ㅇ하 씨의 상태에 대해 상의했다. 컴퓨터 단층촬영을 해야 하는데 이 사람이 돈이 없다고 했더니 부산백병원 방사선과 과장에게 잘 부탁을 해 보겠다고 한다.
- **6월 9일**  부산 메리놀병원에 소견서와 진단서를 받으러 갔더니, 아직까지 살아 있는 것이 이상하다면서 괜찮냐고 자꾸 물어서 조약으로 치료하고 있다고 대답을 해주었다고 한다.
- **6월 16일**  15일분 약을 가져다주었다. 환자와 함께 부산 백병원으로 가서 방사선과 과장을 만나 상의했다. 무료로 검사해달라고 부탁했더니 노력은 해

보겠으나 자신도 어쩔 수 없다고 하였다. 부산 방사선과에서 찍은 IVP 필름을 보고는 정말 이상한 일이라고 고개를 갸우뚱한다.

- **7월 2일**    천지산(테트라스) 항암제 15일분 약을 보냈다.
- **7월 14일**   부산 백병원을 가서 CT 촬영을 예약했다. 검사비용을 몇만 원 싸게 해주었다.
- **7월 20일**   컴퓨터촬영을 백병원에서 했다고 한다. 결과가 궁금해서 병원에 전화를 해서 물어보았더니 콩팥 속의 원 발암은 큰 변화가 없다 고한다
- **7월 21일**   약을 하루 3번 복용하게 했다.
- **7월 26일**   약을 하루 3번 복용하니 소변이 쌀뜨물처럼 뿌옇게 나온다고 해서 2번씩만 복용하게 했다. 암세포가 너무 많이 녹아 나오면 약을 줄이라고 했다.
- **7월 29일**   부산에 가서 CT 필름을 판독했다. 기적처럼 회복되고 있다. 환자의 상태가 하루하루 눈에 띄게 좋아진다.
- **7월 31일**   약을 많이 먹으면 소변이 뿌옇게 많이 나오고 적게 먹으면 적게 나온다고 한다.
- **8월 10일**   활동하는 데 전혀 지장이 없다고 한다. 언제 정도 직장에 나갈 수 있겠느냐 묻기에 내년부터 다시 일을 시작할 수 있을 것이라고 대답했다.
- **8월 24일**   15일분 약을 보냈다.
- **9월 2일**   약을 하루 3번씩 먹으면 귀에서 소리가 나던 것도 멈추고 기분이 좋다고 한다.
- **9월 9일**   천지산(테트라스) 항암제 15일분 약을 보냈다.
- **9월 16일**   IVP 검사를 했다고 한다. 아직 암세포가 조금 남아있다고 한다.
- **9월 23일**   천지산(테트라스) 항암제 15일분 약을 갖고 부산으로 가서 지난번 필름과 비교했다. 암세포가 절반 크기로 줄어들었다.

- **10월 12일**  천지산(테트라스) 항암제 15일분 약을 보냈다.
- **10월 27일**  천지산(테트라스) 항암제 15일분 약을 보냈다. 거의 정상인과 다름이 없다고 한다. 이제 연락을 자주 할 필요가 없어서인지 연락이 뜸하다.
- **11월 9일**  Y 박사를 만나 이○하 씨에 대해 진지하게 상의했다. 11월 17일에 CT 검사를 예약했다고 한다.
- **11월 18일**  CT 검사 결과 원 발암이 거의 없어지고 2㎝ 남아 있다고 한다. 암세포가 쉽게 없어지지 않는 것이 이상하다. 지금부터는 약을 좀 더 강하게 쓸 생각이다. 여러 의사들과 상의를 하니 조금 남아 있는 암세포를 수술로 떼어내는 것이 좋겠다고 한다. 환자에게 수술을 하자고 했더니 나만 믿겠다며 수술은 안 하겠다고 거절한다.
- **11월 25일**  이○하 씨가 서울로 왔다. Y 의사를 만났는데 Y 의사는 환자에게 수술할 것을 권했다. 이○하 씨는 내가 은평구 진관외동 허름한 시골집 단칸 셋방에 세 들어 살고 있는 집에 왔다가 부산으로 내려갔다.
- **11월 29일**  이○하 씨의 처남 되는 사람이 꼭 수술을 해야 하는지 물어왔다. 저녁에 수술을 받겠다고 연락이 왔다.
- **12월 3일**  K 병원 비뇨기과 J 박사를 주치의로 해서 환자를 입원시켰다.
- **12월 10일**  병원에서 퇴원했다. 환자의 마음이 변해서 수술을 안 받겠다면서 퇴원해 버렸다. 어쩔 수 없는 일이다. 그동안 입원하고 수술 준비를 해준 의사들에게 몹시 미안하다. 환자는 병원에서 검사를 받는 중에도 약을 계속 복용했으며 겉으로 봐서 멀쩡한 사람과 다름이 없다. 퇴원할 때 천지산(테트라스) 항암제 15일분 약을 주었다.
- **12월 12일**  소변에서 암세포가 아직도 많이 녹아서 나 온다고 한다.
- **12월 21일**  부산에 갔다가 환자한테 들렀다. 이제 정상인과 다름없어 보인다.
- **12월 27일**  천지산(테트라스) 항암제 30일분 약을 보냈다.

- **1994년 1월 3일**  아무런 증상이 없이 건강하다고 한다.
- **1월 14일**  소변으로 암세포가 조금씩 나오고 있으며 약도 약간 강하게 복용하고 있다.
- **1월 18일**  부산에 가서 환자를 만났다. 건강이 매우 좋다.
- **1월 26일**  천지산(테트라스) 항암제 30일분 약을 보냈다. 2월 초에 CT 검사를 해 보자고 하였다. 겉으로 보기에는 멀쩡하더라도 몸속에 작은 암세포라도 남아 있으면 뒤에 재발할 수도 있으므로 마지막 남은 암세포까지 완전히 없애는 것이 중요하다.
- **2월 2일**  등이 가끔 아플 때가 있다고 한다.
- **2월 5일**  이○하 씨를 치료하기 시작한 지 1년이 되었다. 암세포를 빨리 없앨 수도 있으나 부작용이 나타날 수도 있어서 약하게 오래 투여하는 방법을 택했다. 1년 동안 장기적으로 약을 써 보기는 처음이다. 아직 아무 부작용은 없는 것 같다.
- **2월 23일**  CT 촬영을 지난 21일 했다고 연락이 왔다. 지난해 11월에 찍은 필름과 비교를 해 보니 원 발암이 서서히 죽어 없어지는 것을 뚜렷하게 볼 수 있었다. 방사선을 전공한 의사가 이런 경우는 처음 보았다며 놀란다. 1년 동안 계속 약을 먹어야 원뿌리가 없어지기 시작하는 것을 보니 암은 정말 끈질기고 치료가 어려운 병인가 보다. 다른 환자들한테도 1년 정도 투약을 해야 재발이 없을 것으로 생각된다.
- **2월 26일**  천지산(테트라스) 항암제 30일분 약을 보냈다. 약을 약간 강하게 만들었다. 직장에 나가겠다고 하기에 날씨가 따뜻해지면 나가는 게 좋겠다고 했다. 어린 딸아이가 아버지는 아프지도 않은데 왜 집에서 놀고 있느냐면서 과외 공부를 시켜 달라고 졸라 가슴이 아프다고 했다.
- **3월 1일**  전라도에 있는 장안사라는 절의 주지 스님이 오라고 해서 가서 며칠 쉬

|  |  |
|---|---|
| | 고 왔다고 한다. 공기 좋고 물 좋은 곳에서 며칠 쉬는 동안 몸이 더 좋아졌다고 했다. |
| • 3월 25일 | 천지산(테트라스) 항암제 30일분 약을 보냈다. 실험용으로 만들어 둔 약이 있어 다행히 그것을 보냈는데 돈이 떨어져 다음 약을 만들 수 있을지 걱정이다. |
| • 4월 25일 | 천지산(테트라스) 항암제 30일분 약을 보냈다. 산에 공부하러 들어가야 하기 때문에 얼마 동안은 연락이 어려울 것이라며 이제는 마땅한 일자리를 찾아보라고 했다. 예전에 주물공장에서 일했었다고 하여 그보다 힘이 적게 드는 일자리를 찾아보라고 했다. |
| • 5월 26일 | 부산에 가서 환자의 CT 필름을 보았다·모든 상태가 정상이다. 아파트 경비직으로 일하고 있는데 살맛이 난다고 한다. 1년을 신장암과 싸워 이긴 사람으로 기억될 수 있을 것이다. 보잘것없는 돌팔이 의사인 나를 끝까지 믿고 따라준 환자에게 고마운 마음을 전한다. |

현재 이○하 씨는 완치되어 부산에서 야채 장사를 부인과 같이 시작해서 살고 있으며 임상시험을 위해서 백병원에 들렀다. 이○하 씨와 가족을 만나면 반가워하면서 부산에 왔으니 식사를 하고 가라고 하면서 집 근처 횟집에서 전어회에 소주를 같이 나누어 먹곤 하는데 앞에 앉아 있는 이○하 씨를 보면 감회가 새롭다.

20년이 넘도록 살아 있는 것이 기적이고 초등학교에 다니던 아들과 딸 결혼시키고 지금은 부인과 같이 행복하게 생활하고 있으며 일주일에 한 번은 안부 전화를 나에게 한다.

1993년 2월 6일 환자를 처음 만났을 때를 생각하며 깊은 생각에 잠긴다. 지은이를 만나지 못하였다면 이○하 씨는 지금까지 살아 있을 수 없었을지 모른다. 어린 아들과 딸 부인을 놓아두고 이미 저세상 사람이 되었을 것이다.

　이○하 씨는 천성이 어질고 착한 사람으로 앞으로 천명을 누리고 행복하게 살 것을 빌면서 이○하 씨는 지은이를 잘 만난 것도 있지만, 자신이 완치된다는 확신을 가지고 나를 믿고 따라준 환자와 부인 가족에게 감사하다.

## 치료 전·후 X-ray, CT

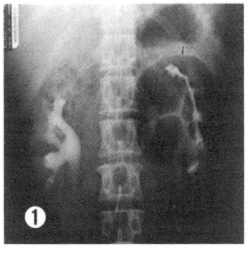 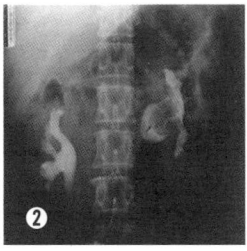 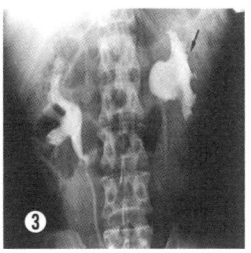

❶ 1992년 12월 신장 특수촬영 검은 부분에 조영제가 들어가지 못하는 부분이 둥글게 암으로 덮혀 있음.
❷ 천지산(테트라스) 항암제를 3개월 투여하고 난 후 1993년 5월 신장 특수촬영 검은 화살표 방향 부분이 많이 줄어들어 있음.
❸ 천지산(테트라스) 항암제를 6개월 투여하고 난 후 촬영하였으며 암이 없어진 신장에 조영제가 신장에서 방광으로 흘러가고 있음.

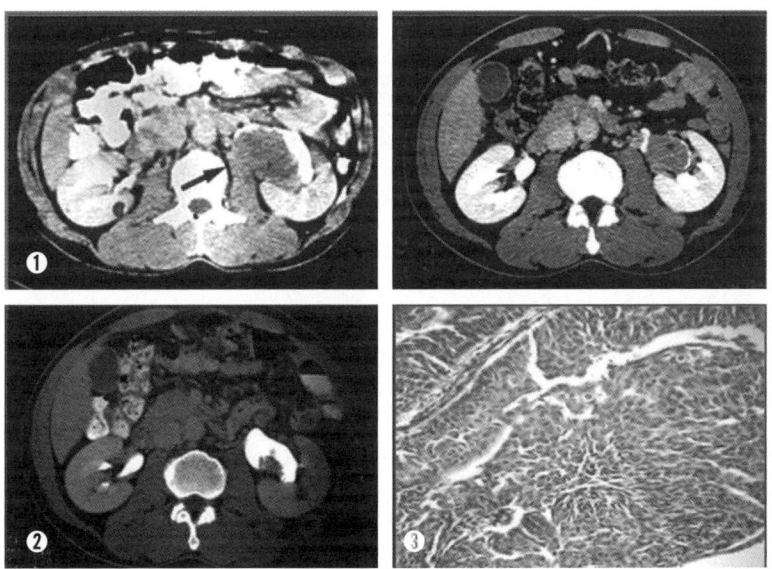

❶ 1992년 12월 30일 CT 촬영 사진이며 화살표 있는 검은 부분이 암으로 큰 덩어리를 형성해서 척추와 임파선에 전이된 것을 알 수 있음.
❷ 천지산(테트라스) 항암제를 5개월 투여한 후 암이 거의 없어진 영상사진.
❸ 조직검사 사진이며 신장과 방광에 생기는 악성 암으로 TCC(Transitional Cell Carcinoma)암종.

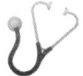

# 상악동암

김○곤 (46세/남/서울특별시 동대문구 신설동)

저는 1981년 11월에 전주 예수병원에서 우측 상악동 악성종양이라는 진단을 받았습니다. 암이란 진단을 받고 며칠 뒤에 0.1%의 가능성이라도 있으면 수술을 받기로 하고 우측 잇몸을 열고 상악동에 구멍을 뚫어서 뼛속의 세포를 조직 검사로 확인했습니다. 그러나 손을 댈 수 없는 상태로 악화되어 있었고, 저는 "이 환자가 두 달을 넘기기 어려운 것"이라고 의사들이 자기네들끼리 하는 소리를 어렴풋이 들었습니다. 그 순간 마흔여섯의 나이에 내 인생이 끝나는구나 하는 생각과 함께 하늘이 무너져 내리면서 가슴을 짓눌러 숨이 멈추어지는 듯한 공포가 엄습해 왔습니다.

저는 수술용 침대에 실려 입원실로 향하면서 간절하게 하나님께 기도를 드렸습니다. 저의 지난 잘못을 용서하시고 질병을 고쳐 주옵소서. 만약 제 생명이 연장된다면 남은 삶을 하나님께서 인도하는 대로 따르겠습니다. 하고 간절히 간구하였지요. 입원실에 도착하여 눈을 뜨니 죽음에 대한 두려움은 말끔히 사라지고 마음이 편안했습니다. 아내와 형제들은 울어서 눈이 부어 있었지만 저는 오히려 절대로 죽지 않을 것이라며 가족들을 위로 하였습니다.

아내는 혹시 병원에서 진단을 잘못한 것인지 모르니 다른 병원에서 검사를 받아보자고 하여 서울대병원과 연세의료원에서 검사를 받았으나 똑같은 진단이 나왔습니다. 연세의료원에서는 방사선 치료를 8주 동안 받아보라고 하여 3주 동안 치료를 받고는 쓰러져서 일어나지를 못했습니다. 이러다간 전주 예수병원의 의사 말대로 2개월 만에 죽을 것이라는 생각이 들어 방사선 치료를 그 만두고 경기도 청평에 있는 기도원으로 들어갔습니다.

기도원에서 기도에 몰두하며 세상을 등진 생활을 한 지 3개월 정도 되던 어느 날이었습니다. 새벽 4시 정도 예배실에서 기도하던 중에 갑자기 눈물이 쏟아지며 내 과거의 잘못된 생활을 낱낱이 하나님께 고하기를 여섯 시 반까지 하였습니다. 기도를 마치고 일어나니 몸이 가벼워지고 모든 통증이 깨끗하게 사라졌습니다. 마음도 기쁨으로 가득 차고 날아갈 듯한 기운이 가득하였습니다. 기도원을 나와서 몇 달 뒤인 1982년 8월에 서울대병원에서 CT 촬영을 하였더니 담당 의사는 이런 기적이 있느냐면서 깜짝 놀랐습니다. 코 옆에 5㎜ 정도의 작은 덩어리가 있는데 그것만 제거하면 완전히 나을 것이라고 하더군요. 전주 예수병원에 갔더니 즉시 수술하자고 했으나 수술을 할 돈이 없어 그만두었습니다.

그 뒤로 믿음이 해이해질 때에 병이 재발했으나 다시 낫곤 하기를 세 번을 반복했습니다. 1989년 3월까지 건강하지는 않았으나 가벼운 활동을 할 수는 있었습니다. 1989년 3월 20일 몸에 큰 이상이 있는 것 같아 서울대병원으로 가 검사를 받기로 했습니다. 처음 내과로 갔더니 곧 이비인후과로 넘겨졌습니다. CT 촬영과 조직 검사를 다시 하고는 방사선과로 넘겨졌는데 방사선과 담당 의사는 CT 촬영 필름과 검사 결과를 보고는 내가 보는 앞에서 '불가능'이라고 환자 일지에 기록하여 내과로 넘기더군요.

  내과에서 아직 항암제 치료를 받아본 적이 없으니 한번 항암제 주사를 맞아보기로 하고 입원을 했습니다. 5월 26일까지 두 달 동안 항암제 주사를 맞았으나 종양은 더 커졌다면서 병원에서는 퇴원할 것을 권고했습니다. 담당 의사는 아내한테 앞으로 3개월밖에 살지 못할 것이라고 했습니다.

  이제는 끝이구나 하는 생각뿐이었습니다. 몸무게는 52킬로그램으로 줄었고 완전히 힘이 빠져 자리에서 일어나기도 힘들고 음식도 미음만 간신히 한 공기 먹을 수 있을 뿐이었습니다.

  눈은 퉁퉁 부어오르고 콧속이 암세포로 막혀서 입으로 숨을 쉬어야 했으며 후두 부분도 막힐 만큼 부어올랐습니다. 끔찍한 통증도 하루에 24시간 내내 계속되었습니다. 살을 갈가리 찢어 내는 듯도 하였고 수십만 개의 바늘이 한꺼번에 몸에 꽂히는 듯한 아픔이었습니다. 병원에서 주는 진통제 하루분을 한꺼번에 먹어도 아픔이 멎지 않았습니다.

  이렇게 끔찍한 투병 생활을 하던 1990년 11월 중순 무렵이었습니다. 몇 년 전부터 알고 지내는 지인의 소개로 배일주 선생이 내가 암으로 사경을 헤매는 것을 알고 찾아왔습니다. 그는 한약재로 만들었다는 약을 주면서 한 달 정도 복용하면 코 부분의 암 덩어리부터 녹아서 흐를 것이라고 했습니다. 미심쩍었지만 일주일분 약을 달라고 해서 복용하기 시작했습니다. 그런데 첫 알을 먹고 나서부터 극심하던 통증이 사라지기 시작하는 것이었습니다. 통증이 사라지니 이제 살 것 같았습니다. 일주일 동안 약을 먹고 나서 약값을 마련치 못하여 일주일 동안 약을 쉬었습니다. 배일주 선생은 약을 먹다가 중단하면 종양에 면역력이 생기므로 계속 복용해야 한다고 하더군요. 일주일을 쉬고 난 뒤부터 한 달 동안 계속 약을 복용하였습니다.

배일주 선생은 한 달 치약을 그냥 주었을 뿐만 아니라, 영양을 많이 섭취해야 빨리 회복될 수 있다면서 영양제도 사 주고 쇠고기를 사 주는 등 세심한 배려를 해 주었습니다.

1991년 1월 30일이었습니다. 오전 10시 정도에 코가 근질거려 세면장에 가서 잇몸에 있는 구멍을 확인했습니다. 이는 1981년 서울대병원 이비인후과에서 조직 검사를 하고 나서 봉합 수술을 하지 않았기 때문에 직경 3㎜ 정도의 구멍이 있었습니다. 이곳에 물을 넣어 보았더니 갑자기 코가 멍멍해지면서 무언가 썩은 물질이 쏟아져 나왔습니다. 손으로 여덟 번이나 받아낼 만큼 많은 양이었습니다. 배일주 선생한테 전화로 상태를 말하고 서울대병원으로 갔더니 담당 의사가 혼자 걷기도 힘든 환자를 왜 병원으로 데려왔느냐면서 빨리 집으로 가라고 했습니다.

한 달이 더 지난 3월 초에 서울대병원에 가서 CT 촬영을 했습니다. 놀랍게도 암세포가 거의 녹아서 없어졌다는 진단이 나왔습니다. 한 달 전에는 살아날 가망이 없으니 빨리 집으로 데리고 가라고 하던 것과는 정반대로 진단이 나온 것입니다. 앞으로 3개월마다 정기 검진을 받고 조심하기만 한다면 30년은 더 살 수 있을 것이라는 매우 고무적인 결과가 나왔습니다. 몸무게는 78kg으로 늘어났고 5~6층 건물의 계단을 걸어 올라가도 숨이 가쁘지 않을 만큼 건강해졌습니다. 20년 전부터 치질과 치루로 심한 고통을 받았으나 배일주 선생의 약을 복용한 뒤부터 나도 모르게 깨끗이 나았습니다. 또 1970년 무렵부터 심한 두피증으로 머리 전체에 딱지가 생겨 베개도 베지 못하고, 가려움이 극심하여 하루에 네다섯 번씩 머리를 감아야 했으나, 그것도 어느 틈엔가 완전히 나았습니다. 암세포가 녹아 흐르면서 몸에 있는 모든 질병이 모두 깨끗하게 뿌리 뽑힌 것입니다.

### 치료인의 소견 및 치료일지

상기환자는 1981년 오른쪽 코에 암이 생겨 전주 예수병원에서 조직검사 및 특수검사 결과 오른쪽 상악동암이라는 진단을 받았다. 병원에서 수술을 시도했으나 상악동 뼈에 암이 전이되어 한쪽 얼굴 전체를 드러내는 수술이 불가능하다고 판단하고 수술을 포기했다. 방사선치료와 약물치료로 암세포가 더 자라지 못하도록 억제하고 있던 상태에서 환자는 신앙으로 8년을 버텨 왔다고 한다.

1989년 3월 20일 무렵에 통증이 느껴져 서울대병원 이비인후과 방사선과에서 정밀 진단을 받았으나 모두 회생이 불가능하다는 판정을 받았다. 서울대병원 내과에서 통사정하여 항암제 주사를 맞긴 했으나 컴퓨터촬영 결과 이미 항암제로 치료할 시기가 지났다는 판정이 나왔다. 이 환자의 자료를 검토해 보면 처음에는 암세포가 천천히 자라다가 어느 기간이 지나면서 급속도로 빨리 자라면서 다른 곳으로 전이하는 양상을 보였다. 이 환자는 사업하는 어떤 분이 소개를 한 것으로 1990년 11월에 환자를 처음 만났다. 처음 만났을 때의 상태는 몹시 심각했다. 오른쪽 비암 및 상악동 악성 종양이 왼쪽 코 및 오른쪽 눈 뒤의 뇌세포에까지 전이되어 있었다. 오른쪽 눈이 실명한 상태였고 후두와 식도에까지 암이 전이되었으며, 성대 뒤쪽에도 달걀만 한 종양이 있었다. 입천장이 부어올라 음식물을 먹는 것은 말할 것도 없고 숨쉬기조차 어려운 지경이었다. 오른쪽 상악과 오른쪽 코로 구멍이 뚫려 있었고 환자는 거동이 거의 불가능 했다. 서울대병원 이비인후과 과장 M 박사와 내과의 H 박사, 그리고 방사선과에서 3개월 이상 살 수는 없다는 사형 선고를 받고 죽을 날만을 기다리고 있는 중이었다. 머리에 통증이 심하게 와서 마약 진통제를 하루에 20개를 먹어도 통증이 멈추지 않는 상태로, 환자는 어차피 병원에서는 치료를 포기하였으니 치료를 받다가 죽어도 좋으니 약을 달라고 애원하였다. 나를 믿고 약을 쓰려면 1차로 적어도 두 달 동안은 약을 써야 한다고 알려주고는 약을 주었다.

- **1990년 11월 19일** 일주일분 약을 처음으로 투여하였다.
- **11월 20일** 지난밤에 진통제를 먹지 않고 편히 잠을 잘 수 있었다고 한다.
- **11월 22일** 얼굴의 부기가 좀 빠지고 주먹만 한 코의 종양 덩어리가 조금 부드러워졌으며 양쪽 코에서 나오는 진물이 줄어들었다고 한다.
- **11월 23일** 후두의 종양이 조금 가라앉은 듯하고 콧등의 통증이 약해졌으며 머리의 통증도 많이 가라앉았다고 한다. 숨쉬기도 훨씬 편해졌다고 그런다.
- **11월 24일** 얼굴의 부기가 많이 빠지고 코로 흐르던 농이 많이 줄었으며 눈을 감고 뜨기가 쉬워졌다고 한다. 약을 계속 복용하면 살아날 수 있을 것 같다면서 약을 외상으로 달라고 했다.
- **11월 26일** 약을 아침까지 먹고 중단했다. 약을 만들 비용이 없어 재료 값을 만들어 오라고 했으나, 사업에 실패한 데다 좋다는 약 이것저것 구해 먹다 보니 형편이 말이 아니라고 한다. 부인이 벌어 간신히 살림을 꾸려가고 있으나 자기 약값 대줄 형편이 못 되니 조금만 더 기다려보자고 한다.
- **11월 28일** 약을 이틀 동안 중단하니 코, 눈, 머리에서 다시 통증이 오고 콧등이

- **11월 29일** 부어오르고 눈이 뻐근해진다는 연락이 왔다. 통증이 심하여 견딜 수가 없다면서 진통제를 다시 복용하고 있다고 한다. 머리가 몹시 아프다고 했다. 재료 값을 만들어 오겠다더니 형편이 어려워 안 되겠다고 한다. 이미 병원에서 돈을 많이 없앴는데 더 이상 돈을 쓸 수 없다는 생각을 하고 있는 것 같다.
- **11월 30일** 다른 환자한테 주고 남은 약을 주었다. 너무 측은하여 재료 값을 갖고 오지 않아도 약이 있으면 그냥 주기로 했다.
- **12월 3일** 왼쪽 코가 뻥 뚫리면서 눈 부위에 통증이 없어지고 눈을 감고 뜨기가 쉬워졌으며 얼굴에 부종이 많이 빠졌다. 약의 효과가 이렇게 빨리 나타날 수가 있을까?
- **12월 5일** 입천장의 부기가 없어졌고 목구멍에 있는 종양의 크기가 줄어들었으며 입으로 숨쉬기가 한결 편해졌다고 한다. 상당히 좋아진 상태.
- **12월 6일** 약을 또 중단해야 한다. 약을 만들 수 없는 형편인 줄 잘 알면서 약재료 값을 갖고 오지 않으니 어쩔 수가 없다. 효험이 나타나고 있을 때 지속적으로 약을 써야 하는데 안타깝기 이를 데 없다. 가족들이 있는데도 한 사람도 찾아오지 않는다.
- **12월 10일** 환자의 상태는 많이 좋아졌으나 약을 줄 수 없으니 애석하다. 통증이 다시 심해졌고 입천장도 다시 부어오르고 콧등도 많이 부어올랐다. 편도선이 있는 부위의 목구멍도 부어오르고 충혈되어 있다고 한다.
- **12월 18일** 거동이 불편해도 오라고 하였다. 사는 것이 너무 불쌍하다고 하였더니 눈물을 흘린다. 다른 돈 많은 암 환자에게 불쌍한 사람 하나 구제하자고 했더니 승낙을 하여 김○곤 씨한테 약을 줄 수 있게 되었다. 5일분 약을 주었다.
- **12월 20일** 통증이 많이 줄어들고 부기가 많이 내렸으며 마음이 한결 편해졌다고

한다.

- **12월 23일**  4일분 약을 주었다. 상태가 상당히 호전되었다. 점심으로 죽을 사주었더니 잘 먹는다. 코와 입에서 악취가 나서 옆에 있던 사람들이 피한다.
- **12월 26일**  콧등과 얼굴에 약간 통증이 있으며 코에서 흐르는 농이 많이 줄어들었다고 한다.
- **12월 27일**  5일분 약을 주었다. 목구멍 속에 있던 암 덩어리가 많이 줄어들었으며 음식을 삼키기가 매우 쉬워졌다고 한다.
- **12월 31일**  5일분 약을 주었다. 모든 상태가 좋아지고 있다고 한다. 몸을 잘 관리하고 음식을 잘 섭취 할 것을 권고했다.

- **1991년 1월 3일**  왼쪽 콧구멍 속에 막혔던 것이 뚫려 정상인처럼 되었고 오른쪽 콧구멍에서는 피고름이 줄줄 흘러 솜으로 코를 막고 있다고 한다. 입천장의 부기가 많이 가라앉아 입을 다물기가 편해졌으며 목구멍 속의 암 덩어리는 거의 다 가라앉은 상태라고 하였다.
- **1월 7일**  6일분 약을 주었다. 부인과 다투고 집을 나왔다면서 나를 찾아왔다. 포천에 있는 할렐루야 기도원에 들어가겠다고 해서 절대로 금식을 해서는 안 된다고 주의를 주면서 기도를 열심히 하고 오라고 했다. 입에서 심하게 냄새가 난다. 기도원에서 받아줄지 모르겠다며 돌아갔다.
- **1월 22일**  4일분 약을 주었다. 기도원에서 기도하는 동안 옆에 있는 환자들이 가라고 해서 그냥 돌아와 집에서 쉬었다고 한다. 병들고 몸에서 냄새가 심하게 나도 받아주는 곳은 집밖에 없다고 하였다. 악취가 심하여 같이 말을 할 수가 없을 정도이다. 집에서도 냄새 때문에 늘 문을 열어놓고 있다면서 식사를 제대로 못 하여 몸무게가 더 줄어들어 걸어 다니기가

몹시 불편하다고 한다.

- **1월 26일**  5일분 약을 주었다. 얼굴과 코 부위가 많이 물렁물렁해지는 등 상태는 좋아지고 있으나 체력이 떨어져 걱정이다.

- **1월 30일**  그동안의 치료 결과가 궁금하여 서울대병원 내과에 검진을 예약했다. 지금까지 죽어가는 환자를 애써 치료해 주었는데 가족이나 보호자는 한 번도 나타나지 않았다.

- **1월 31일**  서울대학병원 내과 이기형 의사한테 진찰을 받고 ㅎ 박사에게 진료를 의뢰했다. 상태는 계속 좋아져서 오른쪽 콧구멍 속의 암세포가 빠져나오고 목구멍에도 육안상으로는 암세포가 보이지 않는다. 얼굴이 많이 좋아진 것으로 보인다.

- **2월 1일**  5일분 약을 주었다. 제대로 먹지 못해서 체력이 떨어지고 거동이 불편하다며 딸이 와서 약을 가져갔다. 가족을 만난 것은 이번이 처음이다.

- **2월 6일**  상태가 많이 좋아졌다고 한다. 서울대학병원 내과 H 박사에게 2월 8일 오전 10시에 진찰을 예약했다.

- **2월 8일**  서울대학병원 내과에서 만나기로 약속을 하고 병원으로 갔다. 혼자는 걸음을 걷기가 힘들어서 아들이 부축하여 왔다고 하는데 간신히 의자에 앉아 있었다. H 박사가 환자를 보고 나서 나를 보고 보호자냐고 묻기에 그렇다고 했더니 암세포가 온몸에 번져서 이제 올 때까지 왔으니 마음의 준비를 해 두라고 한다. 나는 환자가 많이 좋아지고 있으므로 조직 검사와 컴퓨터 단층 촬영을 해 보자고 했더니 검사를 하나마나라며 거절했다. 한참 설득을 해서 컴퓨터 단층 촬영을 예약했다. 예약이 밀려 있어서 김진근 선생의 도움으로 2월 27일로 예약했다. 그런데 CT 촬영 할 돈이 없어서 걱정이다.

- **2월 11일**  양쪽 콧속에 있던 암세포가 모두 죽어서 없어졌으나 코에서 계속 분비

물이 흐르며, 상악동에서 잇몸 쪽으로 구멍이 뚫려 거기로도 분비물이 많이 나오고 있다고 한다.

- **2월 22일** 이제 양쪽 코는 정상인과 다름없을 만큼 나았다고 한다. 오른쪽 상악동에서 약간 통증이 느껴지긴 하지만 정상적인 생활과 식사를 할 수 있게 되었다고 한다.

- **2월 27일** 서울대학병원에서 컴퓨터 단층 촬영을 했다. 결과는 3월 5일에 보기로 예약을 해두었다. CT 비용이 없어 모두 내가 부담하였다. 약도 주고 영양제도 주고 검사까지도 시켜주고 있으니 나도 내가 왜 이러는지 모르겠다. 집에 들어가면 냉방에서 연탄도 못 피우고 갓 태어난 아들과 같이 있는 아내를 보기가 몹시 미안하다.

- **3월 5일** 서울대학병원 H 박사에게 진찰을 받았다. 지난해 5월에 찍은 PNSCT 필름과 비교해 보고 코와 상악동 뒤쪽에 퍼져 있던 암세포가 모두 빠져나갔으며 눈과 귀 사이에만 약간 남아 있는 것 같다면서 암세포가 저절로 녹아 없어진 것이라고 하였다. 지난 2월 28일 진찰받을 때에는 전혀 가망이 없으니 집으로 모시고 가라고 하더니 지금은 암 세 포가 저절로 녹아서 없어졌다고 하니 말이 앞뒤가 맞지 않는다. 현대 서양 의술을 공부한 사람이 어찌 천지산(테트라스)의 신비한 효과를 알겠는가. 약을 중단한 뒤로 28일 동안에 몸무게가 15킬로그램이나 늘어났다. 건강 상태도 무척 좋아져서 웬만큼 활동도 하고 음식도 잘 먹는다고 한다.

- **3월 23일** 재발을 막으려고 10일분 약을 더 주었다. 이제 정상인과 다름없는 생활을 할 정도로 건강해졌다고 한다. 이제 죽을병에서 살아났으니 남은 생애 동안 남을 위해서 살 것을 권고했다.

- **10월 10일** 치료를 마친 지 6개월이 지난 상태에서 만났다. 그동안 사업이 바빠서

연락을 못 했다면서 설계업을 하고 있다고 한다. 오랜만에 김○곤 씨를 만나보니 참으로 사람의 인연이란 묘한 것이라는 생각이 든다. 처음 이 사람을 소개해준 사람이 나한테 사기를 쳐서 나와 의형제를 맺은 형님의 돈을 떼어먹은 사람인데 인연치고는 좀 묘한 인연이 아닌가. 교회나 기도원에 가서 하나님께 기도했더니 하나님이 병을 고쳐주었다고 간증을 하고 다닌다고 하기에 따끔하게 혼을 내주었다. 내가 준 천지산(테트라스) 먹고 고친 것을 하나님이 고쳐 주었다고 떠들고 다니는 것은 도리가 아니다.

- **1993년 9월 9일**  새벽 4시 정도에 김○곤 씨가 사망하였다는 연락이 왔다. 지난 8월 20일에 나를 찾아왔기에 점심을 사주고 여비까지 주었는데 사망했다니 믿어지지가 않는다. 점심을 같이 먹고 나와서 당구를 세 게임이나 치고 "잘 다녀오시오."라고 인사를 할 때 주위에 있던 사람들이 언제 암 환자였느냐고 묻던 기억이 선명한데 죽었다니. 동부시립병원 영안실에 확인을 해보니 사망한 것이 틀림없다고 한다. 사망 원인은 기도원에서 금식 기도를 하고 나와서 기력이 쇠약해진 상태에서 새벽에 화장실에 가다가 넘어져 병원으로 옮겼으나 병원에 도착했을 때는 이미 숨졌다 고한다. 나는 시체를 보지 못했으므로 정확한 것은 알 수 없으나 가족들이 이야기해 주어서 알게 되었다. 나는 이 환자 덕분에 당구를 처음 배웠는데 당구는 환자들의 체력을 키우는 데 좋은 운동이라고 생각한다. 김○곤 씨는 잠시 스쳐 지나간 인연의 사람이었다. 온 정성을 다해 암을 완치하고 인생무상을 다시 느낀다.

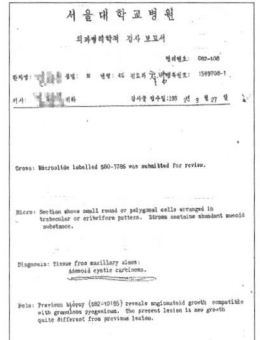
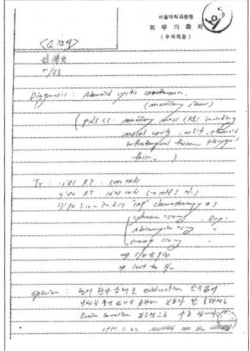
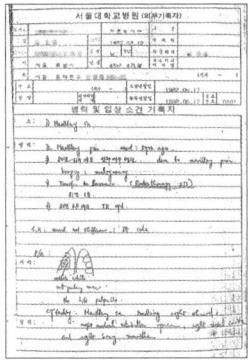

## 치료 전·후 CT

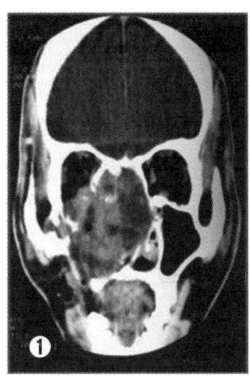
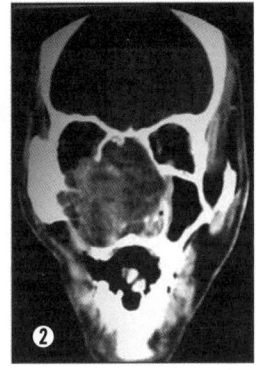
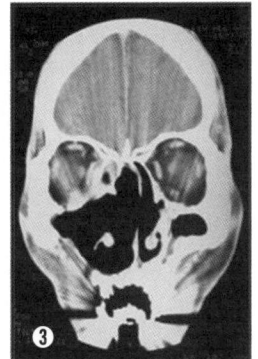

❶ 1990년 3월 5일 항암요법을 하고 방사선치료를 받기 전에 서울대학교병원에서 촬영함, 가운데 화살표 부분 구름처럼 크게 종양이 자라있음.
❷ 2개월 동안 항암요법과 방사선치료를 받은 후 1990년 5월 9일 촬영함.
❸ 천지산(테트라스) 항암제를 3개월 투여하고 난 후 얼굴 가운데 검은 부분이 종양이 완전히 없어졌음, 1991년 2월 27일 서울대학교병원 촬영.

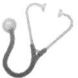

# 간암

김○진 (55세/남/경상북도 의성군 사곡면 산감리)

제 아버님은 시골에서 농사를 지으며 평생을 지내신 분입니다. 타고난 성격이 매우 부지런하셔서 늘 몸을 돌보지 않고 무리하게 일을 하곤 하셨지요. 지난 해인 94년 6월에는 거의 한 달 동안이나 밥을 들지 못하고 약주로 몸을 지탱하며 힘든 일을 하시기에 심상치 않은 듯하여 고향인 의성에서 대구로 모시고 와서 현대병원에서 종합 검사를 받았습니다.

검사 결과는 간암 말기로 나타났습니다. 종양의 크기가 13㎝나 되어 손쓸 방법이 없으니 집으로 모시고 가서 편안하게 돌아가시도록 해 드리는 것이 좋겠다고 병원에서 그러더군요. 혹시 진단이 잘못 나온 게 아닌가 하여 영남대학부속병원에서 특진으로 검사를 받았으나 결과는 마찬가지였습니다. 하는 수 없이 집으로 모시고 가서 민간요법에 기대를 걸어 보기로 했습니다. 여기저기 수소문한 끝에 의성 탑리에 있는 어느 한약방에서 약을 용하게 짓는다기에 찾아가서 그 약을 지어 와서 드셨지만, 통증이 사라지지 않았습니다. 오소리 기름, 굼벵이, 산토끼 등 간에 좋다는 약은 이것저것 다 구해 드렸지만, 시간만 보냈을 뿐 별다른 차도가 없었습니다. 그럭저럭 한 달이 지났을 무렵 시댁 집안 어른의 소개로 배일주 선생한테 연락을 드리게 되었습니다. 그때가 94년 7월 중순경이었지요. 배 선생님께서는 바쁜 일정 중에도 시간을 내어 대구로 와서 아버님을 만나 보셨습니다.

　아버님의 상태를 살펴보고 나서 배 선생님은 약을 쓰려면 먼저 환자와 환자가족, 그리고 치료하는 사람이 모두 한마음이 되어야 한다고 강조하면서 특히 음식 섭취에도 매우 조심해야 한다고 하셨습니다. 짜고 매운 음식, 개고기, 낙지, 문어 등은 절대로 먹어서는 안 되고 신선한 채소와 과일을 조금씩 자주 먹을 것이며 환자가 자신감을 갖고 병과 싸워야 한다고 하셨습니다. 또 화를 내거나 마음을 상하는 일이 있어서도 안 되고 늘 마음을 편하게 가지고 휴식을 자주 취할 것이며 천지산과 함께 느릅나무 뿌리껍질과 화살나무, 꾸지뽕나무 삶은 물을 물 대신 마시면 치료에 도움이 될 것이라고 하시더군요.

　아버님은 배 선생님이 말씀하신 것 외에는 아무것도 하지 않고 다만 녹즙만을 함께 복용하셨습니다. 한 달치 약을 복용하는 동안 배 선생님은 몇 번 대구에 와서 아버님의 상태를 봐 주셨고, 서울에 있을 때에는 전화로 아버님을 격려하여 주곤 하셨습니다. 열흘 정도 약을 복용하니까 통증이 덜해진다고 하시기에 우리는 안심하고 오로지 배일주 선생님의 지시대로만 약을 복용했습니다. 아버님은 한 달이 지나자 통증이 거의 사라졌고 몸이 훨씬 가벼워진 것 같다고 하시더군요. 두 달 뒤에 배 선생님이 대구에 와서 아버님을 보고는 깜짝 놀라는 눈치였습니다. 불룩하던 배가 쑥 들어간 것을 누가 봐도 첫눈에 알 수 있었을 정도였으니까요. 배 선생님은 몸이 아주 빨리 좋아진 것 같다면서 병원에 가서 CT 촬영을 해 볼 것을 권하였습니다. 1994년 10월 초순에 병원에 가서 검사를 받아보니 믿기 어려울 만큼 암 덩어리가 줄어들어 있었습니다. 의사 선생님은 암 덩어리가 3분의 2 정도로 작아졌다고 하더군요. 그 뒤로 약이 떨어지기 전에 전화하면 약을 우편으로 보내주는 방법으로 치료를 계속했습니다. 약을 드시는 동안 아버님은 혈색이 차츰 좋아지셨고 반드시 완치될 것을 확신하고 계시는 것 같았습니다. 걸어 다니기도 힘들 정도였던 것이 이제는 아무런 불편함이 없다면서 마음 같아서는 다 나은 것 같다고 하셨습니다.

11월 말에 다시 병원에 가서 CT 촬영을 했더니 종양 덩어리가 먼젓번 3분의 1 정도 남았던 것이 다시 반 정도로 줄어들었다는 결과가 나왔습니다. 배 선생님에게 전화를 드렸더니 우리보다 더 기뻐하셨습니다. 아홉 달 동안 치료를 하고 1995년 2월 10일 무렵에 다시 CT 촬영을 하니 암세포가 모두 없어졌다는 진단이 나왔습니다. 저는 그때 너무 기뻐서 한참을 울어야 했습니다.

배일주 선생님의 약을 쓰는 분들께 전해 드리고 싶은 말이 있습니다. 배 선생님을 믿고 그 처방대로 따르면 반드시 좋은 결과가 올 것이라고 확신합니다. 병은 한 가지이지만 약은 천 가지, 만 가지라면서 주위에서 이런저런 약이 좋다는 말을 할 때에는 마음이 솔깃해질 때가 많았습니다. 그 유혹과의 싸움도 상당한 괴로움이었습니다. 제 아버님께 새로운 삶을 살 수 있게 해준 배일주 선생님과 그분이 만든 암치료약 천지산에 깊이 감사를 드립니다. 아버님은 시골에서 지금 매우 건강하게 살고 계십니다.

### 치료인의 소견 및 치료일지

김○진 씨는 천지산(테트라스)으로 불리던 시절에 치료했는데 1994년 6월 초순에 몸이 몹시 쇠약하여 식사를 제대로 못 하고 음식을 잘 먹지 못하여 대구 현대병원에서 정밀 검사를 받은 끝에 간암 말기로 판정을 받은 환자다. 영남대학교 부속병원에서 다시 검사를 받았으나 똑같은 판정을 받았다.

내가 그를 처음 만난 것은 1994년 7월 27일 대구에 있는 그의 큰딸 집에서였다. 간의 통증이 시작되었다면서 몹시 고통스러워하고 있었고 복부에 큰 종양 덩어리가 만져졌고 우측 명치 밑이 불룩하게 밖으로도 튀어나와 있었다. 식사는 어렵지 않으나 소화가 잘 안 되어서 조금씩 먹고 있으며 뱃속이 늘 더부룩하다고 한다.

그는 국가에서 주는 효행상까지 받은 효자이다. 병원에서 퇴원하고 나서 좋다는 약은 다 써 보았으나 통증이 더 심해지는 것 같다면서 초조감과 불안감을 감추지 못했다. 환자뿐 아니라 부인과 딸까지도 그냥 이대로 죽어서는 안 된다며 울었다. 이처럼 나의 마음을 울리는 사람을 만나지 않았으면 좋았을 걸 하는 생각이 들었다.

이 환자는 남은 삶이 5~6개월도 안 되는 사람이다. 내가 할 수 있는 것은 천지산(테트라스)을 써 보는 것밖에 없는데 만약 천지산(테트라스)을 써도 효험이 없으면 결국 목숨을 잃고 말 것이다. 천지산(테트라스)을 쓰면 두 달 안에 환자가 나을 것인지 낫지 않을 것인지 판가름날 것이니, 약을 쓸 것인지 말 것인지는 환자나 환자 가족이 판단하는 것이 좋겠다고 하곤 대구를 떠났다.

그의 간 상태는 암세포가 90% 넘게 차지하고 있고 정상 세포는 10% 미만이어서 천지산(테트라스)으로도 완치를 확신하기 어려운 상태였다. 그런데 그다음 날 바로 천지산(테트라스) 항암제를 한번 써 보겠다는 연락이 왔다.

- **1994년 7월 28일**    새벽잠에서 깨어나기도 전에 김○진 씨의 딸한테서 전화가 왔다. 한 달치 약을 보내주었다.
- **7월 30일**    어제저녁부터 약을 복용하기 시작했다고 한다. 밥 먹고 나서 약을 먹으라고 일러주었다.
- **8월 2일**    의성 시골집에 있는 환자와 직접 통화를 했다.
- **8월 5일**    환자의 딸과 통화를 했다. 이틀 전에 무리하게 걸으니 통증이 오더라고 했다. 딸이 간호사 출신이어서 일주일에 두 번씩 영양제 주사를 놓아주고 있다고 했다.
- **8월 9일**    환자의 상태를 알아보고자 의성에 있는 환자의 집으로 갔다. 더 나빠지지도 좋아지지도 않은 상태. 약을 잘 복용하고 있으며 내가 지시한 대로 모든 것을 잘 따르고 있으나 나 자신도 이 환자가 나을 것인지 낫지 않을 것인지 알 수 없어 몹시 괴롭다.
- **8월 21일**    다시 의성에 있는 환자의 집으로 내려갔다. 더 나빠지지는 않았으나 어제부터 약간 구역질이 나며 통증이 온다고 한다. 나쁜 징후는 아니니 며칠 더 두고 보자며 환자를 안심시키고 서울로 올라왔다.
- **8월 26일**    지방에 갈 일이 있어서 가는 길에 환자를 만나보았다. 별로 더 나아진 것이 없다고 해서 15일만 더 약을 써 보자고 하고 15일분 약을 주었다.
- **9월 1일**    콧물이 나고 감기 증상이 있으며 신경통 증세가 있다는 전화 연락이 왔다.
- **9월 5일**    환자의 상태가 좋아져서 논에 바람 씌러 나갔다면서 부인이 전화를 받는다. 몸이 조금 좋아지니 집에 있으려 않고 밖으로 나다니 길 좋아한다고 부인이 말한다.
- **9월 9일**    의성에 가서 환자의 상태를 살펴보니 종양 덩어리가 상당히 물렁물렁해졌고 얼굴 새도 좋아진 것 같다. 약을 쓴 지 40일 만에 좋은 결과를

대하니 마음이 뿌듯하다.

- **9월 10일**    한 달분 약을 보내주었다.
- **9월 16일**    부인과 전화 통화를 했다. 너무 무리하게 돌아다니는 것은 좋지 않다고 말해 주었다.
- **9월 28일**    의성에 가서 환자를 만났다. 간 부위에 딱딱한 덩어리가 거의 만져지지 않을 만큼 좋아졌다. 다음 주에 병원에 가서 CT 촬영을 해서 확인해 보기를 권했다.
- **10월 6일**    현대병원에서 CT 촬영을 했는데 종양의 크기가 3분의 2 정도 줄어들었다면서 딸이 좋아서 어쩔 줄 몰라 한다. 효성이 지극하여 하늘이 감동하여 좋은 결과가 나왔다고 추켜 주니 몹시 겸손해한다.
- **10월 7일**    한 달분 약을 보내주었다.
- **10월 10일**    환자와 통화했다. 몸이 매우 좋아졌다며 기뻐하기에 지금부터 음식을 더 주의하고 밖으로 나 돌아다니지 말 것이며 약을 제시간에 정확히 먹으라고 따끔하게 충고해 주었다. 이때 방심하면 치료가 더 어려워지기 때문이다.
- **10월 26일**    의성에 가서 환자도 보고 CT 필름도 보았다. 암세포는 4분의 1 크기로 줄어들었다. 이제 안심이 된다.
- **11월 8일**    한 달분 약을 보냈다. 완치되는 것이 문제가 아니라 재발을 막으려면 약을 장기간 써야 하는데 약값을 댈 여력이 없다고 한다. 지금까지는 자식들이 몇 푼씩 모아서 약값을 대어 왔지만, 이제는 그게 어렵다는 것이다. 약값은 나중에 저승에 가서 갚으라면서 앞으로는 완치될 때까지 약을 그냥 주겠다고 했더니 고마워서 인사를 몇 번이나 한다.
- **11월 13일**    오랫동안 약을 써서 속이 쓰리다고 하기에 약국에서 위장 보호 약을 사다 먹으라고 일러 주었다. 죽을 사람을 살려내려면 위험한 고비를 몇

번 넘겨야 하기 일쑤인데 이 환자도 치료가 순탄하지만은 않은 것 같다. 2~3일간 약을 먹지 말고, 그 뒤에는 하루 두 번으로 횟수를 줄이라고 했다.

- **11월 19일**  딸 집에서 환자를 만났다. 한결 좋아진 것 같아 마음이 몹시 기쁘다.
- **12월 14일**  보름분 약을 보냈다.
- **12월 18일**  CT 촬영 결과 종양 크기가 먼저보다 반으로 줄어들었는데 이것은 흉터에 지나지 않는 것이다. 6개월마다 한 번씩 검사를 받으면서 건강상태를 점검할 것을 일러주면서 재발을 막기 위해 앞으로 1년 동안 약을 보내 주기로 했다. 죽음의 터널 입구에 있던 사람을 살려낸 기분이 묘하다.

김○진 씨는 여름에 처음 만나서 자리에 누워 거동하기 불편한 상태였으나 천지산으로 불리던 시절에 천지산(테트라스) 항암제를 복용하고 가을에 논에 나가서 벼를 낫으로 베고 추수를 하였으며 새로운 삶에 의욕이 넘치는 생활을 하였으며 이듬해 봄 경운기를 새로 장만하여 무리하게 농사일을 준비하던 중 갑자기 복수가 고여 대구 영남대학교병원에 입원하였다는 소식을 듣고 병실에서 환자를 만났으나 복수에서 붉은 피가 나오는 것으로 보여 며칠 넘기지 못한다고 일러 주었으며 얼마 지나지 않아서 사망하였다고 딸과 사위로부터 연락을 받았다 '테트라스(천지산)' 항암제를 연구하고 아산병원에서 임상시험을 하면서 많은 것을 알게 되었는데 김○진 씨 같은 경우는 암이 많이 줄어들었을 때 종양 제거수술을 하고 '테트라스' 항암제를 3개월 사용해서 재발을 막아 주었다면 지금까지 생존하고 있을 텐데 아쉬움이 정말 많이 남는 환자다.

김ㅇ진 씨 시골집 경북 의성 신감 에서 사모님이 손으로 직접 만든 국수를 김ㅇ진 씨와 같이 먹던 것이 벌써 18년이 지난 지금에 와서 옛날 환자들의 병상 일지를 정리하다 보니 김ㅇ진 씨와 사모님 큰딸과 사위는 잘 지내고 있는지 모두 보고 싶다.

### 치료 전·후 CT

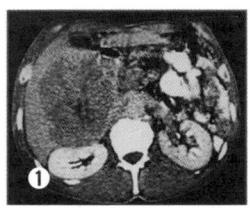 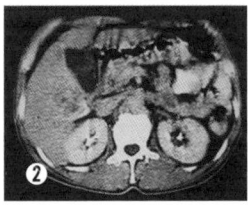 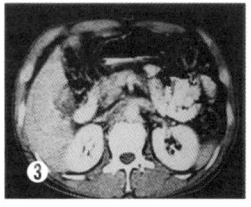

❶ 1994년 7월 1일 간암 말기 진단을 받았으며 화살표 부분 검음 부분이 암 80%가 암으로 자라있음.
❷ 천지산(테트라스) 항암제를 2달 투여한 후 1994년 10월 6일 CT 촬영 좌측사진과 비교하면 종양이 거의 90% 없어졌음을 알 수 있음.
❸ 천지산(테트라스) 항암제를 6개월 투여한 후 1995년 2월 10일 CT 촬영 종양이 처음 발견된 곳에 흉터만 남아 있는 것으로 보임.

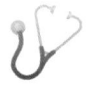

# 자궁경부암 1

장 ○ 광 (45세/여/서울특별시 은평구 역촌동)

❖ 이 환자는 투병기는 생략하고 치료인의 치료 소견과 치료일지만을 싣습니다.

### 치료인의 소견 및 치료 일지

1990년 12월 15일 고려병원 산부인과에서 자궁경부암 4기라는 진단을 받았다. 다시 원자력병원 산부인과1과에서 자궁경부암 3기 말이라는 판정을 받고 방사선 치료를 받던 중에 천지산(테트라스) 항암제를 한번 써 보겠다고 남편이 나를 찾아왔다.

나를 만나기 전에 불치병을 잘 고친다는 한의원과 민간요법 의사를 찾았다고 하며 고려병원에서 암이 진행되어 수술이 어렵다는 의사의 진단을 받고 원자력병원에서 방사선치료를 받고 있는 중에 자궁 출혈이 멈추지 않아 수혈로 지탱하고 있다고 한다. 지혈을 위해 질에 거즈로 패킹하고 있으나 출혈이 멈추지 않는다고 남편이 나를 찾아온 이유를 설명하였다.

남편은 동아그룹 비서실에 근무하고 있다고 하며 중년의 신사가 처음 나를 만나서 배일주 씨가 맞느냐고 해서 주민등록증을 보여 주었더니 고개를 갸우뚱하며 믿을 수 없다는 눈치다. 암을 고치는 사람이 나이가 많이 든 노인 정도로 알고 나를 찾아왔으나 그때 내 나이 20대 후반으로 젊은 사람이 암을 고친다고 하니 믿을 수 없었을 것이다.

남편은 부인이 완치되고 난 후 우리 집에 부인과 자주 찾아왔으며 내가 결혼할 때 주례를 서주신 분이다.

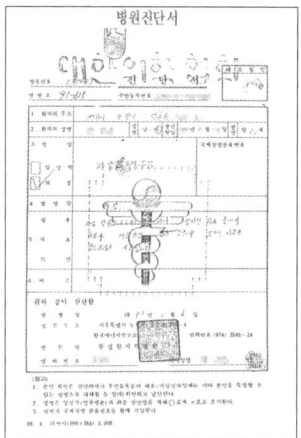

- **1991년 1월 28일**   9일분 약을 주었다. 남편이 약을 달라고 해서 가지고 있던 약을 주면서 약을 먹는 중에 출혈이 멈추고 좋아지면 찾아오고 나빠지면 찾아오지 말라고 일러주고 약을 그냥 주었다.
- **1월 30일**   환자와 통화했다. 피가 약간 비치고 냉이 조금씩 흐르는 것 말고는 별다른 증상이 없다 한다. 음식도 잘 먹고 있다고 한다.
- **2월 1일**   냉이 많이 나오고 아랫배가 조금씩 아프며 설사가 난다고 한다.
- **2월 4일**   남편이 와서 약을 가져갔다. 약을 먹고 좋아져서 병원치료를 포기하고 집으로 왔으며 집에서 천지산(테트라스)만 먹는다고 하며 남편이 그동안 나의 신상을 알아보고 부인을 고쳐 달라고 하며 연구비를 내어 놓고 돌아갔다.
- **02월 6일**   냉이 조금 줄었다고 한다. 설사도 멈추었다면서 다른 약을 먹어도 되는지 묻기에 괜찮다고 하였다.
- **2월 8일**   냉과 함께 누런 농이 많이 나오며 냄새도 심하게 난다고 한다. 허리 통증이 덜해졌고 아랫배가 아픈 것이 사라졌으며 설사도 그쳤다고 했다.
- **2월 11일**   냉이 조금 줄어들었으나 냄새는 여전히 심하게 난다고 한다.
- **2월 22일**   분비물이 많이 줄어들었다고 한다. 목욕을 해도 되는지 묻기에 해도 좋

- **2월 26일**: 다고 대답했다. 탕에 들어가지 말고 샤워만 하라고 했다.
- **2월 26일**: 남편이 와서 10일분 약을 가져갔다.
- **2월 27일**: 5일 전에 원자력 병원에서 진찰을 받았더니 많이 좋아진 것 같다면서 엑스레이를 찍어보자고 했으나 병원을 믿을 수가 없어서 그냥 돌아왔다고 한다.
- **3월 2일**: 몸의 상태가 매우 좋아져서 음식도 잘 먹고 건강인과 다름없다고 한다.
- **3월 5일**: 냉이 약간 나오고 냄새가 심하며 자궁이 약간씩 당기고 아프다고 한다. 남편을 만나 환자의 상태에 대해 상의했다.
- **3월 6일**: 원자력병원 산부인과에 가서 진단서를 받고 고려병원에 맡긴 컴퓨터촬영 필름도 찾았다. 병원의 차트도 몰래 복사했다.
- **3월 11일**: 남편이 와서 약을 가지고 갔다.
- **3월 15일**: 흑염소와 영양제를 먹어도 되는지 묻기에 무엇이든지 입맛이 당기는 대로 많이 먹으라고 대답했다.
- **3월 18일**: 고려병원 산부인과 안재형 의사한테 진찰을 받았는데, 너무 많이 좋아져서 의사가 깜짝 놀라더라고 한다. 분비물을 받아 조직 검사를 의뢰하고 CT 촬영을 3월 21일에 예약을 했다고 한다.
- **3월 21일**: 고려병원에서 CT 촬영을 했다.
- **3월 25일**: 안재형 박사가 CT 촬영 필름을 보고는 암세포가 없어졌다고 한다. 필름을 복사해서 서울 중구 저동에 있는 백병원 방사선과 과장 한창열 박사한테 보여주었다. 역시 암세포가 없어졌다는 진단이다.
- **3월 28일**: 환자는 거의 완치 단계로 들어간 것 같다.
- **3월 30일**: 환자는 다 나은 것 같다고 한다. 남편이 인사차 다녀갔다.
- **4월 2일**: 몸에 아무런 이상이 느껴지지 않는다고 한다.
- **4월 3일**: 재발을 막으려고 10일분 약을 주었다.

- **4월 12일**  재발을 막으려고 5일분 약을 주었다. 하루 3번씩 3일, 하루 2번씩 3일, 하루 1번씩 5일 동안 약을 먹고 더 이상 안 먹어도 된다고 일러 주고 치료를 마쳤다.
- **5월 17일**  환자를 만났는데 모든 상태가 정상이라고 한다. 등산도 하고 절에도 가고 모임에도 나간다고 한다.
- **6월 25일**  고려병원 산부인과 안재형 박사한테 진찰을 받았다. 조직 검사, 피검사에서 아무런 탈이 없는 것으로 나왔다.
- **10월 9일**  고려병원에서 다시 검사했다. 모든 것이 정상이다.

## 치료 전·후 CT

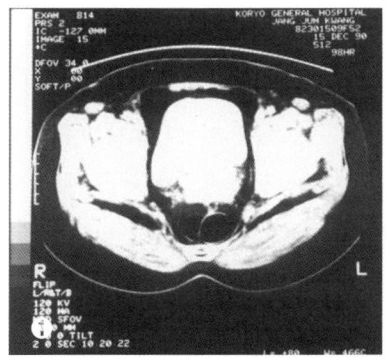 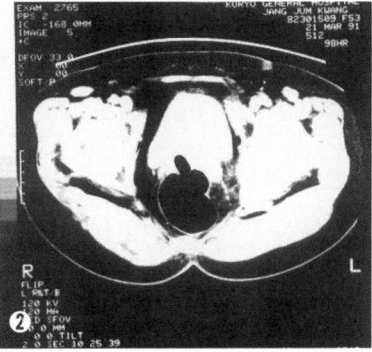

❶ 1990년 12월 15일 강북삼성병원에서 자궁경부암 4기 판정 CT 촬영 사진.
❷ 1991년 3월 21일 천지산(테트라스)항암제를 50일 투여하고 CT 촬영함 종양이 완전히 없어진 사진.

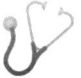

# 위암1

백○순 (60세/여/서울특별시 서초구 서초동)

　저는 친정어머니가 위암과 싸워 이긴 이야기를 적습니다. 저의 부모님은 시골에서 농사를 지으면서 4남매를 키우셨는데 저는 그중에서 맏딸입니다. 제 어머니는 성격이 원만하고 남한테 싫은 행동을 하지 않으며 늘 가족들을 위해 헌신하는 훌륭한 분이었습니다. 막내딸을 시집보낸 지 사흘 만에 아버지가 쓰러졌다는 연락이 왔습니다. 과로로 그런 것인 줄 알고 병원으로 달려갔더니 아버지의 상태는 생각보다 심각했습니다. 고혈압으로 뇌혈관이 터져 반신이 마비되고 말을 제대로 못 하며 대소변을 받아내야 하는 처지였습니다.

　어머니는 그런 아버지의 병간호를 하느라고 자신의 몸을 돌볼 겨를이 없었습니다. 그전에도 아버지는 간경화로 세 번이나 병원에 입원한 적이 있었습니다. 아버지의 병간호를 하던 중에 어머니는 얼굴이 자주 붓고 가슴이 답답한 증상이 있다고 했습니다. 시골 읍내에 있는 병원으로 달려갔더니 큰 병원으로 가 보라고 해서 대전에 있는 을지병원에 가서 검사를 받았습니다. 검사 결과는 놀랍게도 위암이었습니다. 그것은 청천벽력과도 같았습니다. 병원에서 곧 위의 80%를 잘라내는 수술을 했습니다. 수술 결과가 좋아 20일 만에 퇴원하여 집으로 돌아왔습니다. 수술 후에 음식 조절을 잘해야 한다고 했지만, 따로 특별히 신경을 써 주는 사람이 없으니 쉽지가 않았습니다. 어머니는 평소에도 고기 종류는 먹지 않았습니다.

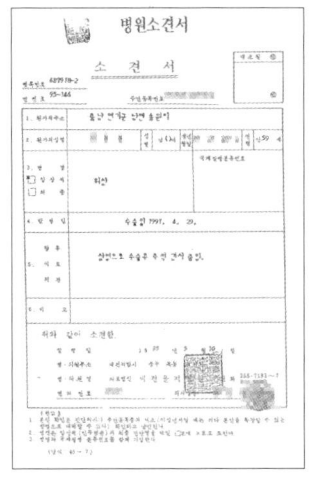

그러던 중에 남편의 친구분한테 배일주 선생의 약을 먹으면 암이 재발하지 않고, 남아 있는 암세포를 모두 없앨 수 있다는 말을 들었습니다. 배일주 선생에게 약을 받아와서 어머니께 갖다 드렸습니다. 과연 그 약을 먹고 좋은 효과가 날지 의심스러웠지만, 어머니는 열심히 먹겠다고 했습니다.

배일주 선생의 약은 먹기도 좋고 먹고 나니 몸이 거뜬해지는 것 같다고 했습니다. 한 달 동안 복용하고 사양했지만 3번을 더 복용하게 했습니다. 약을 복용하고 나서 6개월에 한 번씩 정기 검사를 했는데 전혀 이상이 없는 것으로 나왔습니다. 음식도 잘 드시고 중풍으로 쓰러진 아버지 병수발을 손수 잘하고 계십니다. 어머니가 배일주 선생의 약을 복용하고 나서 20년이 지났습니다. 제일 어려운 병이라는 암을 고칠 수 있다면 이보다 더 훌륭한 약이 어디 있겠습니까? 이렇게 좋은 약이 널리 알려져서 아픈 사람들을 더 많이 구해 주기를 바라면서 배일주 선생한테 감사드립니다.

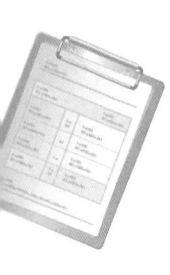

### 치료인의 소견

백○순 씨는 1990년 무렵에 대전 을지병원에서 위암으로 판정을 받고 위의 80%를 잘라내는 수술을 받았다. 병원에서는 수술로는 암세포를 모두 없앨 수 없다면서 수술 후 1년 이상 살 수 없다는 선고를 했다.

위를 제거한 탓에 음식을 잘 못 먹는 상태였다. 백○순 씨의 큰 사위한테 위암은 쉽게 고칠 수 있는 병이니 재발을 막기 위해 2개월 동안만 약을 써볼 것을 권했다. 그 당시 한 달분 약을 만드는 비용이 삼백만 원 들어간다고 하였더니 값이 비싼 약이어서 선뜻 대답을 하지 않고 있다가 나중에 약을 써 보겠다고 했다. 백○순 씨의 큰 사위 강선규 사장님은 과천에서 일식당을 운영하고 있는데 '테트라스' 항암제를 연구하시는 교수님들과 연구원들이 같이 가면 50% DC를 해주고 나를 여러모로 도와주고 있다. 강 사장님 친구 이선원 선배님을 만나서 장모님의 암 치료를 하였고 약값을 큰사위 강 사장님이 모두 부담했다.

백○순 씨의 경우처럼 수술로 암 덩어리를 제거하고 나서 천지산(테트라스) 항암제를 투여하면 남아 있을지도 모르는 암세포를 완전히 없애고 재발을 막을 수가 있다. 병원 치료를 하면서도 천지산(테트라스)' 항암제를 투여하면 완치율이 훨씬 높아진다.

6개월마다 한 번씩 정기 검진을 받고 있는데 23년이 지난 지금까지 백○순 씨는 건강하게 살고 있다.

치료 전·후 X-ray

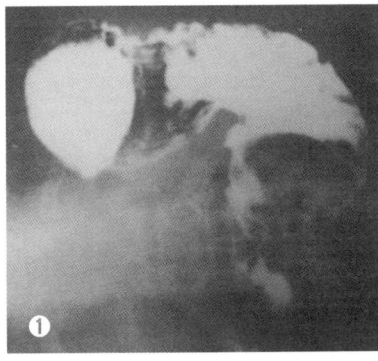 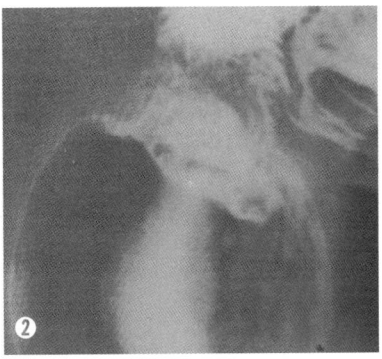

❶ 검은 부분이 위암으로 번져 있으며 암이 위벽을 뚫고 임파선으로 전이된 것으로 보임.
❷ 위암을 수술하고 1년 후에 위 특수촬영 UGI 하였으며 위 80% 절제하였으나 위가 많이 늘어나면서 식사를 할 수 있게 위가 형성되어있음.

치료 전 위내시경

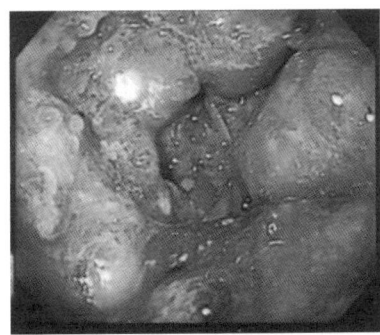 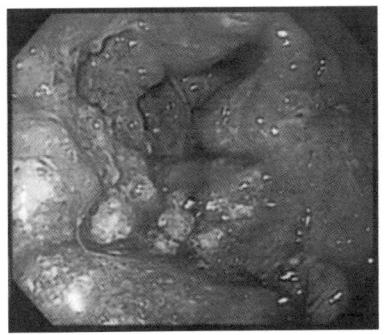

▲ 위내시경 사진이며 종양이 전반적으로 위 전체에 널리 퍼져 있음.

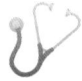

# 위암 2

이○호 (48세/남/서울특별시 동대문구 용두2동)

    1991년 3월 28일은 내 인생에서 가장 큰 교차점이었습니다. 오후부터 으슬으슬 추워지더니 체온이 41℃까지 올랐습니다. 꼼짝 못하고 누워 있는 것을 우연히 나를 찾아온 한 여인이 병원 응급실로 옮겼습니다. 급성폐렴이라는 진단이 나왔고 입원하여 치료를 받았습니다. 3일 동안 약을 먹고 치료를 받으니 회복이 되는 듯하였습니다.

    오랫동안 배앓이를 해 왔던 터여서 병원에 온 김에 진찰이나 한번 해 보자 하고 위 투영검사를 받았습니다. 늘 속이 답답하고 음식을 먹으면 잘 체하고 다른 사람보다 식곤증이 심했기 때문에 병원을 여러 군데 다녔으나 신경성 위염이니 늘 마음을 편히 가지라는 지극히 간단한 처방뿐이었습니다. 좀 더 확실한 진찰을 받아보고 싶기도 했지만 솔직한 심정으로는 혹시 죽을병이라도 걸리지 않았나 하는 두려움 때문이었습니다. 아무튼, 입원한 김에 한번 검사나 받아보자고 한 것이 몇 번 정밀 검사를 하게 되었고 결과는 위암으로 확정되었습니다. 그 무렵 나는 첫 번째 결혼에 실패한 후 재혼을 앞두고 새로운 인생을 설계하고 있었는데 모든 것이 한꺼번에 무너져 내리는 듯한 기분이었고 저쪽 어딘가에 내 인생의 종말이 보이는 듯하였습니다. 이게 아니야! 지금의 나는 내가 아닐 거라며 자기 부정의 절규를 토하며 도리질을 해 보았지만 엄연한 현실 앞에 그대로 온 몸이 굳어져 버리는 느낌이 들곤 했습니다.

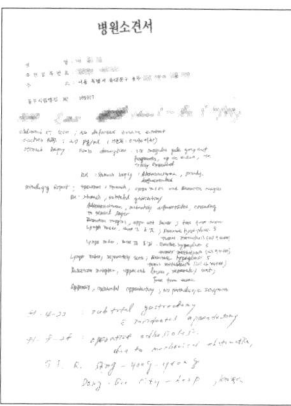

　하얀 목련이 피어 있는 창밖을 내다보며 차라리 꽃이 부럽다는 생각을 했습니다. 오직 한 번뿐인 인생인데 왜 나한테 하필 이런 일이 생길까 하고 원망을 해보기도 했습니다. 모든 병은 마음에서 오고 마음으로 치료할 수 있다는 굳은 신념으로 용기를 갖고 싸우기로 마음을 먹고 주치의와 면담을 했습니다. 그때 나는 혼자뿐이었습니다. 가족도 없고 보호자도 없었습니다. 그러나 굳게 마음먹고 수술대에 올랐습니다. 오히려 담당 의사에게 "이왕이면 재발하지 않도록 부위를 좀 넉넉하게 절제해 주세요."라며 농담까지 하는 여유를 보였지요. 세상의 어떤 사람한테라도 물어보면 암에 걸리면 곧 죽을 것이라고 대답할 것입니다. 결국, 나도 그 죽을병에 걸린 것이었습니다.

　그러나 나는 정신적으로 그 병을 이기고 있었습니다. 그까짓 작은 종양이 나를 어쩌지 못할 것이라는 의지를 불태웠고 수술로 그것을 송두리째 잘라내는 마음을 망설이지 않았습니다.

　위의 80%를 잘라내는 큰 수술이었습니다. 몹시 아파왔지만, 회복도 빠르고 퇴원도 빨리할 수 있었습니다.

　그 후 나는 직장이나 사회생활을 뒤로 미루고 성격을 가능하면 낙천적으로 바꾸어 보려고 많은 노력을 했습니다. 하루하루를 마지막이라고 생각하니 모든 것이 의미가 있고, 살아 있다는 것이 그렇게 고마울 수가 없더군요. 산다는 것이 무엇인지를 진정으로 깨닫게 되었습니다. 수술받고 난 뒤의 요양 생활 동안 휴식이나 여유를 가질 수가 없었습니다. 먹고 살기 바쁜 세상에서 공기 좋고 물 좋은 곳에 묻혀 지내기가 쉬운 일이 아니었고 이는 요즘 사람이라면 누구에겐 나 마찬가지일 것입니다.

나는 수술 후의 생활에 더 열심히 임하자고 결의했습니다. 힘든 일을 찾아서 하고 밥 세 끼를 맛있게 먹으며, 피곤하여 깊이 잠들 수 있는 일을 찾아서 했습니다. 이웃에서는 몸을 너무 무리하는 것이 아니냐고 만류하는 이도 있었지만, 그때마다 나는 내식대로 그들을 설득했습니다.

"나한테 남은 시간이 많지 않기 때문에 남들보다 더 열심히 일해야 합니다. 특히 내가 왕성하게 신체적 활동을 해야 내 속에 없어진 부위에 새살이 쑥쑥 자라서 원래대로 회복될 것 아닙니까? 머지않아 나는 정상인으로 거듭날 것이니 걱정하지 마십시오."

정말로 힘든 날들이었습니다. 그렇게 살다 보니 내가 환자라는 사실을 잊는 때가 많았습니다. 그런 면에서 생각을 해 보니 백일 동안 요양을 하는 것보다는 하루 동안 열심히 일하는 것이 건강을 회복하는 지름길이 아닐까 생각되었습니다.

처음 6개월 동안은 기력을 되찾도록 노력을 하고 그 뒤로는 오직 저 자신의 의지로 살아왔습니다. 그런데 수술한 후 우연히 배일주 선생을 만나 인연을 맺고 그분이 만든 약 천지산(테트라스) 항암제를 복용했습니다. 그 약의 효능이나 유래는 잘 모르지만, 분명히 내 건강을 회복하는 데 큰 보탬이 되었습니다. 강한 의지로 버텨 오기는 했지만, 자신이 꺼져가는 촛불 같다는 막연한 불안감은 떨쳐내지 못하고 있었습니다.

배일주 선생의 따뜻한 배려를 받고 마지막 남은 불안감의 찌꺼기를 완전히 버릴 수가 있었습니다. 이제 나는 완전히 정상적인 삶을 살고 있습니다. 직장을 다시 얻었고 성격도 낙천적이 되었으며 날마다 삶이 한없이 즐겁고 소중한 시간으로 가득합니다.

사람들은 병 앞에 너무 쉽게 자신을 잃곤 합니다. 강한 의지와 신념으로 병을 이기겠다는 용기를 갖고 훌륭한 치료를 병행하면 반드시 어떤 병이든지 이겨낼 수 있을 것입니다.

오늘도 하얀 목련은 다시 피었습니다. 내년에도 다시 보게 될 테지요. 밖의 햇살이 따뜻합니다. 남은 내 인생도 화창한 봄이어라.

### 치료인의 소견과 치료일지

이〇호 씨는 1991년 4월 초순에 동부시립병원에서 위암으로 진단을 받았다. 위의 80%를 잘라내고 모든 기능이 정상으로 회복되었으나 언제 재발할지 모르는 불안감에 마음에 안정을 찾지 못하고 있었다. 1~2개월에 한 번씩 병원에 입원해서 정기적인 검사와 치료를 받아오고 있었는데 이처럼 정상적이 아닌 삶을 살아야 하는 것에 회의를 느끼고 있다고 했다. 천지산(테트라스) 항암제를 2개월 정도 복용하면 위암의 재발을 막을 수 있다고 설명했더니 곧 약을 복용하겠다고 하였다. 처음 만났을 때 이〇호 씨는 얼굴이 깡마르고 몸이 쇠약하여 걸어 다니기조차 어려운 사람 같았다. 어지럽고 현기증이 자주 난다고 하며 술과 담배를 조금씩 하고 있었다. 모든 것을 잊고 편하게 살려고 노력하는 낙천주의자였다. 목숨은 하늘에 맡기고 최선을 다해 보자는 약속을 하고 약을 복용하기로 했다.

건강이 회복되고 난 후 나도 당구를 많이 치게 되었는데 이○호 씨가 당구 고수로 우리나라 당구 명인 양귀문 씨를 은사로 모시고 당구를 치던 시절에 우리나라 당구 고수들을 두루 만나서 같이 치던 시절이 있었습니다. 몇 년 후에 전화가 왔는데 사랑하는 사람을 데리고 캐나다에서 미국으로 밀입국해서 미국에 정착하고 있다고 연락이 왔으며, 현재는 연락이 오지 않습니다. 만나면 밤새워 당구 치고 싶습니다.

**치료 전·후 X-ray**

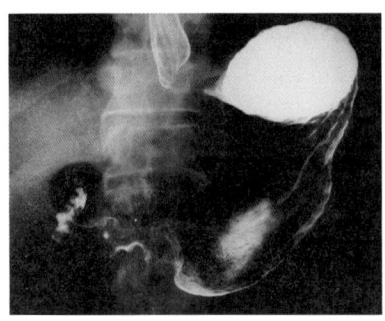 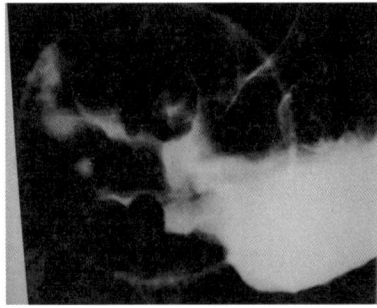

▲ 좌측과 우측 모두 위암 말기의 사진이며 우측 원안에 종양이 위벽을 뚫고 임파선에 전이된 것으로 의심되는 위 특수촬영 사진.

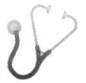

# 방광암

김○중 (71세/남/강원도 정선군 임계면)

*치료인의 소견과 치료일지*

상기 환자는 71세의 나이답지 않게 건강을 유지하며 사회생활을 하던 중 1995년 6월경부터 소변을 보기 힘들어 졌으며, 노인 질환으로 생각하고 강릉 동인병원에서 검사를 받았으나 전립선 비대증으로 진단을 받고 병원 약을 먹어도 별 차도를 보이지 않자 한의원에서 한약을 지어먹어도 별 차도를 못 보고 있었다고 한다. 우리 고향의 유지이며 면장님을 역임하여서 고향에 가면서 안부 인사를 드리러 집에 잠시 들러서 인사를 드리고 건강이 어떠신지 안부를 물어보던 중 소변이 시원하게 안 나온다는 말씀을 듣고 증상을 자세히 물었더니 방광암이 의심되어 지방에서 치료받지 말고 서울에 아들이 있으니 서울의 큰 병원에서 정밀검사를 받아 보라고 권유하였다고 한다. 큰아들 김○곤 씨가 아버지를 모시고 1996년 2월 12일에서 1996년 2월 21일까지 서울 강북삼성병원 비뇨기과에서 방광경 검사와 조직검사를 하였으며 CT 촬영 등 최종 진단결과 방광암 3기 판정을 받았다.

방광에 5개의 종양과 4cm 크기의 종양이 발견되었다. 의사들이 수술로서 방광을 완전히 들어내고 인공 방광을 만들어 주자는 권유를 받게 되지만 갑자기 찾아온 암 진단에 환자와 가족 모두 당황하여 가족의 상의 하에 다른 병원에서 다시 검사를 받아볼 요량으로 서울 아산병원에 입원해서 정밀검사와 방광경 검사를 다시 하였으나 삼성병원과 똑같이 방광암 진단을 받게 되었으며 의사들이 조직검사를 하자고 하여서 조직검사 결과 편평세포암으로 확정 판결받았다.

방광을 완전히 들어내고 인공 방광을 만들어 주어도 1년 생존율이 20% 내외라는 의사들의 진단을 받고 수술을 포기하고 다른 방법을 찾던 중에 천지산(테트라스) 항암제를 큰아들과 막내아들이 나를 찾아와서 약을 달라고 하는데 약을 줄 수 없으니 병원에서 수술하고 항암치료를 받으라고 하였더니 가족회의를 해서 병원 치료를 포기하고 천지산(테트라스) 항암제를 써보겠다고 하여 어쩔 수 없이 천지산(테트라스) 항암제를 사용하게 된 경우다.

- **1996년 2월 15일**  테트라스 항암제를 15일분 처음 드림. 환자는 아산병원에 입원 중이며 가족들이 모여서 의논을 계속하고 있는데 합의가 안 되어 나를 보자고 했다고 하며 내 의견을 물어서 병원치료를 받으라고 했더니 배 선생님 부모라면 어떻게 하겠느냐고 물어서 내가 대답하기를 나는 내가 연구한 약을 잘 알고 있으니 천지산(테트라스) 항암제를 써 보겠다고 했더니 곧장 퇴원하였다고 한다. 병원에서 방광경 검사를 하는 관계로 소변에서 혈뇨가 나오고 소변보기가 불편하다고 한다. 아산병원에서 환자를 직접 만나보고 천지산(테트라스) 항암제를 먹으면서 주의할 점과 암 환자가 먹어서는 안 되는 음식과 암

환자에게 좋은 음식 등을 자세히 알려 드렸다. 고향의 어르신인데 꼭 좋아지기를 바란다.

- 3월 19일	환자가 천지산(테트라스) 항암제를 먹어도 아무 부작용이 없다면서 약을 잘 먹고 있으며 식욕이 좋아지고 병원에서 퇴원했는데 강원도의 시골 공기 좋고 물 좋은 곳에서 생활한다고 한다.
- 3월 30일	시골에 계시니 마음도 편하고 기분에는 병이 다 나은 것 같다면서 식사도 잘하고 생활하는데 아무 불편하지 않으나 가끔 아랫배가 아프다고 한다.
- 4월 12일	테트라스 항암제를 30일 분량을 드림. 천지산을 잘 드시고 있으며 소변에서 피가 나오던 증상이 없어지고 생활하는 데 불편함이 없다고 한다. 가끔 소변이 자주 마려운 증상이 있다고 한다.
- 5월 15일	테트라스 항암제를 30일분을 다시 드림. 환자 본인은 아주 많이 좋아졌으며 기분으로는 다 나은 것 같다고 하면서 아침에 일어나서 운동도 하고 식욕도 좋아졌다고 한다.
- 6월 30일	천지산(테트라스) 항암제를 투여한 지도 4개월이 되었으니 CT 촬영을 하자고 하였으나 환자분이 병원에서 검사받기를 망설인다고 한다. 병원에서 검사를 해보고 나빠졌다고 할까 봐 불안해서 병원을 못 간다고 해서 환자를 설득해서 7월 중순경에 CT 촬영을 해서 확인을 하고 치료 여부를 결정하자고 하였다.
- 7월 17일	강릉 동인병원에서 CT 촬영을 하였는데 방광에 아무것도 보이지 않는다면서 서울 삼성병원과 아산병원에서 오진하지 않았는지 두 병원자료를 보고 싶다고 해서 자료를 보여 주었더니 비뇨기과 의사분이 믿어지지 않는다면서 이상하다고 한다. 병원 치료를 포기하고 천지산(테트라스) 항암제를 쓰겠다고 가족들이 매달릴 때는 완치된다는 보장도 없이

치료될 수 있는 확률이 30%의 확률을 가지고 치료를 했는데 이렇게 좋은 결과를 대하고 보니 정말 기분이 좋다.

- **7월 22일**  방광암은 없어졌으나 재발 방지를 위해서 천지산(테트라스) 항암제를 2개월 분량을 드리고 몸 관리를 잘하라고 일러 주었으며 재발방지를 위해서 돼지고기 닭고기 문어 오징어 낙지 등 연 체류 중에서 발이 8~10개 달린 것은 먹지 말라고 자세히 일러 드렸습니다.
- **1997년 3월 18일**  강릉 현대병원에서 CT 촬영을 하였는데 암 종양은 전혀 보이지 않는다. 환자와 보호자가 좋아서 고맙다고 인사차 큰아들님이 찾아왔다. 재발방지를 위해서 암 환자에게 나쁜 음식은 절대로 먹지 말라고 다시 일러주었다. 환자분은 정상인과 똑같이 생활하고 있다고 한다.

### 천지산(테트라스) 항암제 투여기간
- **1996년 02월 15일에서 1997년 09월 30일까지**

천지산(테트라스) 항암제를 투여하는 기간 동안 특별한 부작용은 전혀 발견되지 않았으며 오심 구토 탈모증상은 전혀 발견되지 않았다. 기존 항암제에서 발견되는 부작용은 발견되지 않았으나 천지산(테트라스) 항암제를 강하게 투여하였더니 식욕이 떨어지는 증상이 있어서 다른 사람과 같이 정상으로 투여하였더니 그런 증상이 전혀 발견되지 않았다.

방광암이 완치되고 정상적인 생활을 하다 심한 독감에 걸려서 입원하였다고 연락이 왔다. 상계동 을지병원에 입원하고 있는 병실에서 환자를 보았는데 증상이 이상하여 한참을 관찰하다 혹시 겔리움발레가 의심이 되니 주치의를 신경외과와 내과에서 같이 보아 달라고 부탁을 하였으며, 환자를 언제든지 중환자실로 옮길 각오를 하라고 보호자에게 설명해주니 큰아들이 그런 병도 있느냐며 물어서 요즘은 치료되지만 몇 년 전에는 원인도 모르고 죽는 병이었다고 설명을 해주었다. 그때까지 병원에서는 독감 치료를 하고 있었는데, 그날 밤 환자의 호흡곤란으로 중환자실로 옮겨져 병명이 겔리움발레라는 병명으로 진단을 받고 기도 절개술을 하자고 하였으나 내가 기다려 보자고 의사를 설득하고 10일 후에 다행히 마비가 풀리게 되어 기도 절개는 하지 않고 회복되어 퇴원하였으며 몇 년 후에 방광암이 재발하게 되어 천지산(테트라스)과 현대의학으로 치료를 하고 건강하게 잘 생활하던 중 만 8년 후에 연락이 왔다.

강릉 아산병원에 입원 중이며 폐에서 암이 발견되었다고 해서 모든 일정을 취소하고 강릉 아산병원으로 내려가서 환자를 보았는데 미리 와있는 막내아들과 큰아들이 있었으며 토요일 오후 간호사실에서 컴퓨터로 CT 필름을 보았다. 우측 폐하엽에 새로운 암이 발견되었으며 자료를 복사해서 가지고 올라와서 원자력병원에 의뢰를 하고 기다리고 있는 도중에 강릉 아산병원 담당주치의가 고단위 항암제를 월요일에 사용하였다고 한다. 체력이 없어서 항암제를 쓰면 회복하지 못하고 사망할 수 있으니 원자력병원에 상의하고 항암제를 사용할지를 결정하기로 가족들과 상의를 하였으나 시골의 의사라서 항암제만 쓰면 암이 없어지는 줄 알고 항암제를 쓰고 일주일 만에 환자는 소변을 보지 못하고 신장이 망가져서 항암제 부작용으로 사망하였으며 담당주치의가 영안실에서 과오를 인정해도 이미 사망하고 난 후에 누구를 원망하겠는가? 남양주 정도전 선생이 도를 닦던 명당자리 근처 가족 묘지에 안장되었으며 천지산 직원들 모두 장례식에 참석하였다. 돌아가시기 일주일 전 우리 딸들에게 만원씩 용돈을 주시며 그렇게 정정하시던 분이 너무나 아쉬움을 남긴다.

두 번의 죽을 고비를 고쳐 드렸는데 세 번째는 내 손으로 막지 못해서 가족들 보기에 미안한 마음이 든다.

### 치료 전·후 X-Ray

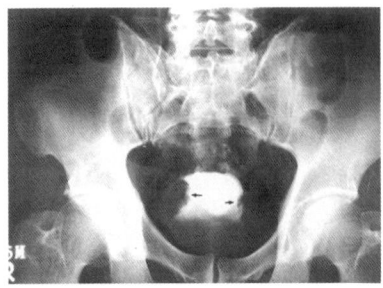 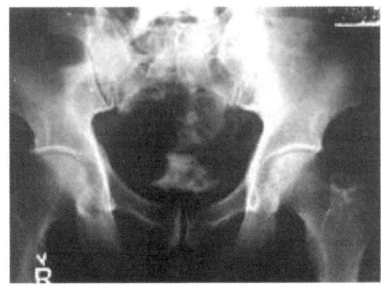

▲ 1996년 2월 17일 강북삼성병원 방광 특수촬영결과 화살표 방향 검은 부분이 종양이 있으며 방광에 널리 퍼져 있음을 알 수 있음.

### 치료 전·후 CT

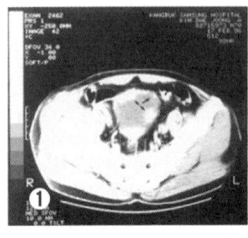 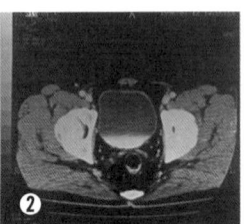 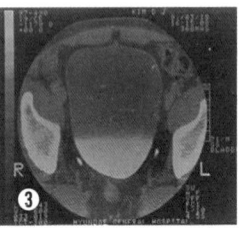

❶ 1996년 2월 17일 방광암 말기 진단을 처음 받음 화살표 방향으로 흰 부분이 방광 벽 안쪽에 널리 퍼져 있음을 알 수 있음.
❷ 1996년 7월 12일 천지산(테트라스) 항암제를 4개월 투여하고 난 후 강릉 동인병원 CT 촬영함. 암이 방광에서 보이지 않음.
❸ 1997년 3월 방광암 진단을 받고 1년이 지나서 정밀 검사를 받으면서 방광 CT 촬영을 하였으나 방광벽이 깨끗하게 정상 판정을 받음.

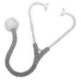

# 악성 임파선암

유○숙 (43세/여/인천시 남동구 연수동)

*치료인의 소견과 일지*

상기 환자는 1996년 2월 1일 강북 삼성병원에 입원해서 정밀검사와 위내시경검사 및 1996년 2월 5일 컴퓨터 단층촬영(CT)을 하였으며 조직검사에서 악성 임파선종양으로 확진된 환자다.

암종이 위·아래쪽 하복부 전체에 걸쳐 퍼져 있으며, 병원치료를 할 수 없다면서 유○숙 씨 주치의로부터 직접 환자를 소개받았으며 주치의 말에 의하면 2달 동안 식사를 못하고 다른 병원에서 검사를 받다 강북삼성병원으로 내원해서 검사를 받았으나 구토증상과 복부 팽창만으로 식사도 못 하며 항암제를 한번 써 보았으나 항암제가 듣지 않고 종양이 더 악화 되었다고 하며, 항암제를 쓸 수 없다고 하는 말기 암환자로서 생명을 예측할 수 없다고 한다.

유○숙 환자의 병원차트와 조직검사 결과지 CT 판독 결과지 등을 뒷면에 첨부하였으며 이해를 돕기 위하여 참고하기 바란다.

- **1996년 3월 20일**  천지산(테트라스) 항암제의 효과를 지켜보시던 Y 박사로부터 이 환자를 처음 알게 되었으며 천지산(테트라스) 항암제 개발자인 배일주는 직접 환자를 보지 못하였으며, Y 박사 친구 유인기 씨 친동생이라면서 병원치료를 할 수 없으며 무슨 약이든 최선을 다해보자는 제안을 받고 Y 박사는 친구 소원이라도 들어주자면서 천지산(테트라스) 항암제를 15일분을 처음으로 주게 되었다. 천지산(테트라스) 항암제의 경구투여 등에 관해서 자세히 설명을 해주고 환자상태는 주치의 Y 박사가 관찰하고 검사하기로 하였다.

- **4월 6일**  유○숙 씨 주치의를 만나서 환자상태에 관해서 물어보았더니 물만 먹어도 구토를 하던 환자가 죽도 먹고, 토하는 것도 많이 좋아지고 호전된다면서 천지산(테트라스) 항암제를 계속 써 달라는 제안을 받고 계속 쓰기로 하였다. 2개월 동안 식사를 못하던 환자가 식사도 하면서 소변과 대변을 제대로 본다고 하며 주치의가 좋아하면서 좋은 연구 자료라고 한다.

- **4월 12일**  천지산(테트라스) 항암제를 15일분 또 주었다. 환자는 많이 좋아져서 정상인이 먹는 식사를 한다고 하며 환자가 좀 더 좋아지고 난 후에 항암제를 한번 써 보는 것이 천지산(테트라스) 항암제를 연구하는 데 도움이 될 수도 있고 환자를 위해서도 최선을 다하는 것이니 기존 암 환자들이 쓰는 항암제를 한번 써보라고 담당주치의와 상의하였다. 환자 오빠는 좋은 생각이라고 좋아한다.

- **5월 11일**  유○숙 씨 주치의를 만나서 유○숙 환자의 상태를 물어보았더니 항암제를 한번 투여하였는데 천지산(테트라스) 항암제와 기존항암제를 같이 사용해도 부작용이 없다면서 천지산(테트라스) 항암제에 관해서 많

은 의견을 나누었다. 환자는 많이 좋아져서 퇴원했다면서 기적이 일어났다고 좋아하시며 환자 오빠는 고맙다고 하면서 천지산(테트라스) 항암제 연구에 보태라면서 거액을 주고 가면서 '천지산(테트 라스)' 항암제를 계속 먹을 수 있도록 해달라고 해서 1개월 분량을 또 주었다.

- **6월 19일**     천지산(테트라스) 항암제를 1개월 분량을 또 주었다. 환자상태는 정상이며 정상인과 같이 생활하고 있으며 식사도 잘하고 소 대변도 정상으로 보고 있으며 완치되어 가는 중이라고 환자에게 알려주었다. 천지산(테트라스) 항암제를 1개월만 쓰고 그만 쓰자고 했더니 환자오빠는 몹시 불안해하며 약을 더 써 달라고 하였다.

- **7월 01일**     천지산(테트라스) 항암제를 강북삼성병원 종양내과에서 자문해주시던 Y 박사님이 천지산 연구를 위해서 가족을 데리고 미국으로 들어가면서 다른 환자의 자료들과 같이 유ㅇ숙 환자의 자료들을 주면서 현대의학으로는 도저히 믿어지지 않은 기적이 일어났다고 하신다. 천지산(테트라스) 항암제로 치료하면서 현대의학으로 검사를 하고 환자의 건강을 체크하였으나 전혀 부작용 없이 잘 치료 되었으며 계속 관찰을 해 보라고 하신다.

- **1998년 3월 23일**     죽음의 문턱에서 살아난 환자가 어떻게 살고 있는지 궁금해서 유ㅇ숙 씨와 오빠에게 전화통화를 하였더니 아주 건강하게 잘살고 있다면서 너무 좋아하신다. 유ㅇ숙 씨는 다른 약은 일체 쓰지 않고 오직 천지산(테트라스) 항암제로 완치되어 건강하게 살고 있으며 천지산(테트라스) 항암제 연구를 위해서 좋은 자료를 남겨준 사례이다.

- **1999년 3월**  그동안 근황이 궁금하여 전화하였더니 오빠와 통화를 하였는데 아주 건강하게 살고 있으며 암 환자였던 것을 생각하고 싶지 않은 듯 치료해준 나에게 연락이 안 와서 전화하였는데 몸 관리를 잘해서 재발하지 않도록 하라고 일러주었다.

## 천지산(테트라스) 항암제 투여기간
- **1996년 3월 20일에서 1996년 8월 30일까지**

유○숙 씨는 위에서 발견된 악성 임파선암 환자인 관계로 식사를 전혀 할 수 없었으며 물만 먹어도 구토 증상 때문에 약을 쓰기 힘든 환자였다. 천지산(테트라스) 항암제를 억지로라도 삼켜서 참을 수 있는 데까지 참다 못 참으면 토하라고 일러주었는데 처음 3일까지는 그렇게 하였으며, 차츰 천지산(테트라스)을 투여하면서 구토증상과 메스꺼움이 서서히 없어진 케이스이다. 천지산(테트라스) 항암제를 투여하면서 다른 부작용이 전혀 발견되지 않았으며, 오심 구토 증상도 서서히 사라지고 약을 투여한 지 15일 만에 정상으로 식사를 하였다.

유○숙 환자는 1996년 1월 초부터 식사도 못 하는 악성 임파선암에 걸려서 위·아래쪽 하복부에 종양이 아이들 머리만 하게 자라고 있었으며 죽음의 문턱에서 저승사자가 물어가다 놓아두었다는 표현밖에는 할 말이 없는 환자다.

천지산(테트라스) 항암제를 1996년 3월부터 1996년 8월까지 약 4개월 쓰고 항암제를 한번 맞은 환자로서 16년이 지난 현재까지 건강하게 살아있다는 것은 기적이라고 암 전문의들은 이야기한다.

천지산을 투여하기 전에는 물도 토하고 죽도 못 먹던 환자가 천지산

(테트라스) 항암제를 투여한 후로는 구토증상이 서서히 가라 앉으면서 식사도 하고 뱃속에 있던 암 종양이 줄어들면서 상태가 호전되어가고 있을 때 항암제 주사를 투여함으로써 천지산 항암효과를 극도로 올려주는 역할을 하여서 유○숙 환자는 완치되어 살고 있다고 생각하며, 천지산(테트라스) 항암제와 기존항암제와의 병용요법으로 사용할 수 있는 좋은 연구 자료로 활용되었으며 기존에 사용하고 있는 항암제와 시너지 효과를 찾는 연구에 많은 도움이 되는 귀한 자료다. 앞으로도 천명을 누리시기 바랍니다.

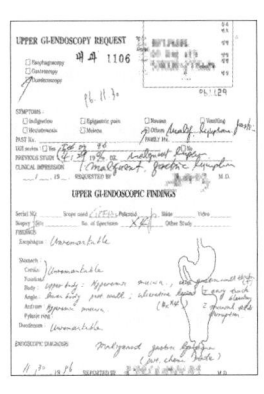
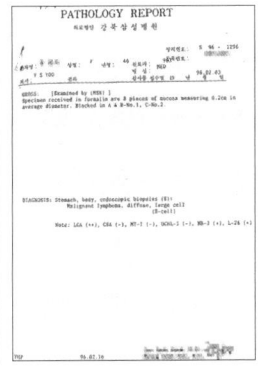
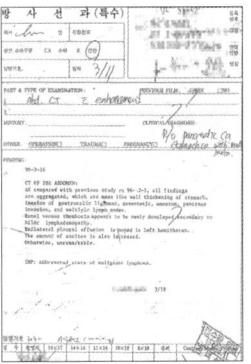
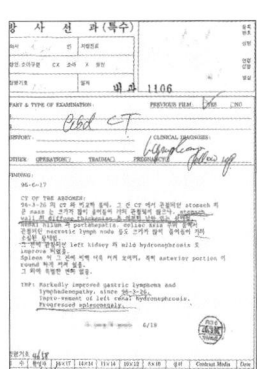
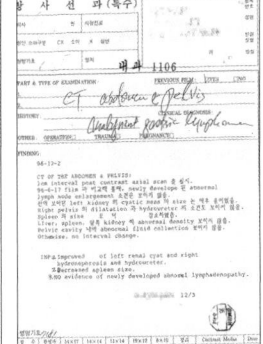

## 치료 전·후 CT

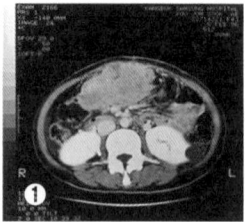 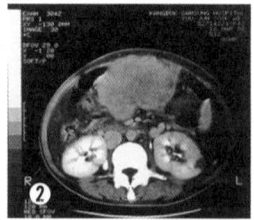 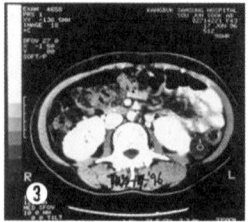

❶ 1996년 2월 5일 위암 임파선암 말기 진단을 받았으며 사진 가운데 큰 종양이 작은 공처럼 보임.

❷ 항암제를 투여하고 1996년 3월 16일 CT 촬영을 하였으나 항암제가 효험이 없고 종양이 더 자란 것이 가운데 사진에 선명하게 보임.

❸ '테트라스' 항암제를 4개월 투여하고 1996년 7월 17일 CT 촬영을 하였으며 종양이 완전히 사라지고 정상 판정 완치되어 2012년 현재까지 정상.

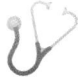

# 자궁경부암2

박 ○ 숙 (45세/여/서울시 종로구 평창동)

*치료인의 소견과 치료일지*

1993년 8월 자궁경부암 진단을 받고 서울대학교 병원 종양내과에서 항암치료를 8회에 걸쳐 받았으나 효험을 보지 못하고 암세포는 방광과 직장, 임파선에 전이되어 병원에서는 암 치료 불가 판정받고 소변이 나오지 않는 관계로 우측신장에 직접 튜브를 삽입해서 소변 주머니로 소변을 받아내고 있는 말기 암 환자이며, 거동을 하지 못하고 소파에 누워 미음을 먹는 환자였다.

골반에서는 암세포가 뼈에 전이되어 통증이 심하게 온다고 하며 진통제에 의존하며 생명을 연명하고 있으나, 생존기간은 예측할 수 없으며, 한두 달 남은 상태였다. 남편이 청와대 대통령 경호실 간부로서 현대의학의 치료가 안 된다고 하자 나를 찾아와서 부인을 살려 달라고 하며 나를 차에 태워 환자를 보러 갔는데 평창동 경호원 아파트 소파에 누워 있는 환자를 처음 보았는데 환자는 일어나지 못하고 소변 줄과 링거를 꼽고 힘없이 애처롭게 바라본다. 1995년 7월 13일 환자를 보는 순간 환자에게 위로의 말밖에는 할 말이 없었다.

환자는 천지산(테트라스) 항암제를 써달라고 하면서 애원을 하고 남편은 원이라도 없게 천지산(테트라스) 항암제를 쓰자고 하는데 환자 앞에서 거절할 수 없어서 만일 명이 두 달만 남아 있다면 두 달 동안 쓰는 도중에 효험을 보고 두 달을 써도 효험을 보지 못하면 약을 쓰는 중에도 종양이 계속 자라면 사망할 수도 있다고 하였으며, 나도 그때 가서는 포기할 수밖에 없다고 일러주었다.

만일 효험을 본다면 항문과 직장, 자궁과 질에 암세포가 하나로 엉켜져 번져 있기 때문에 암세포가 없어지면서 암이 있던 곳에 천공이 생기면서 직장에서 자궁으로 변이 유입되어 질로 변이 흘러나올 수 있다고 환자와 남편에게 자세히 설명을 해주고 만일 그렇게 된다면 인공항문을 만들어서 변을 보게 하고 나중에 암이 완전히 없어지면 다시 연결하면 된다고 일러주었다.

- **1995년 7월 14일**  천지산(테트라스) 항암제를 30일분 처음으로 주었다. 천지산(테트라스) 항암제 복용방법을 자세히 일러주고 암 환자에게 해로운 음식과 좋은 음식 등을 자세히 일러주었다. 천지산(테트라스) 항암제는 암세포만 공격하고 정상세포에는 전혀 해를 미치지 않기 때문에 환자는 각별히 관찰해야 하며 만일 효험이 나타나면 의사 들과 상의해서 병원 치료를 겸해야 한다고 다시 일러주었다.

- **8월 23일**  천지산(테트라스) 항암제를 30일분 다시 주었다. 약을 먹어도 통증이 오고 대변이 잘 안 나와서 고생이며 식사하는 것이 조금 좋아졌으며 천지산(테트라스) 항암제를 먹기 전과 비교하면 환자 본인이 스스로 조금 좋아졌다면서 계속 천지산(테트라스)을 먹어 본다고 한다. 환자는

체력이 많이 떨어져 있으며 체중이 40kg도 못 나가는 관계로 천지산(테트라스) 항암제를 하루 3회씩 투약하지 못하는 날이 많아서 제대로 효험을 볼 수 있을지 걱정이다.

- **10월 14일** 골반 통증은 계속 아프다고 하며 식사량이 좋아졌으며, 질에서 분비물이 많이 흐르고 냄새가 심하게 나온다고. 남편은 더 악화된 것 같다고 하는데 직접 환자를 관찰하니 분명 좋아지고 있는 증상이며 환자는 3개월 전에 환자를 보았을 때와 비교하면 정말로 많이 좋아졌다.

- **10월 18일** 평창동 경호아파트 환자 집에 들러서 직접 환자를 관찰하고 환자와 많은 대화를 나누었으며 몇 달 만에 일어나 된장찌개를 끓여서 선생님께 밥을 차렸다고 해서 고맙게 환자와 일하는 아주머니 남편이 보는 앞에서 같이 식사를 하였다. 통증이 조금 덜 오고 식사도 잘하고 미음 먹던 환자가 죽도 먹고 밥도 조금 먹는다고 한다.

- **10월 27일** 천지산(테트라스) 항암제 효험을 보고 있으며 암세포가 너무 빨리 없어지는 것 같아서 천지산(테트라스) 항암제를 하루에 2회씩 줄려 먹으라고 일러 주었다. 통증이 줄어들었다고 환자가 몹시 좋아한다.

- **11월 10일** 천지산(테트라스) 항암제를 1개월분 또 주었다. 환자 집에 들러서 환자를 자세히 체크하였는데 항문을 막고 있던 암 종양은 줄어들었는지 대변보기가 수월해지고 질에서는 분비물과 암세포 죽은 고름이 많이 흘러서 계속 패드를 차고 있으며 냄새가 온 집안에 진동하고 있으나, 환자 상태는 많이 호전되어 식사는 밥을 먹는다고 하며 환자 스스로 일어나서 화장실도 가고 있으며 식사를 잘해서 얼굴 혈색도 좋아보였다. 박○숙 씨는 곧 머지않아 천공이 생기면서 질로 변이 나올 텐데 그것 또한 걱정이 되어 질에서 변이 나오면 병원에 입원하라고 일러주었다.

- **11월 28일** 천지산(테트라스) 항암제는 하루에 2회씩 잘 드시고 있으며, 대변보기

수월해졌고 암세포가 줄어들면서 방광과 요도를 막고 있던 암세포가 없어지면서 요도를 통해서 소변이 나온다고 한다. 질에서는 분비물이 계속 나오고 있으며, 냄새가 더 심하게 나온다고 한다.

- **12월 4일** 환자 집을 방문해서 환자 상태를 체크하였다. 많이 좋아지기는 했으나 혈색이 없어 보이고 암세포가 괴사되면서 체력이 떨어지고 얼굴색이 창백하다. 피가 부족한 것 같아서 병원에 입원해서 영양제도 맞고 피가 부족하면 피를 맞으라고 일러주었다.

- **12월 6일** 오늘 컴퓨터 단층촬영(CT)을 하였다가 서울대학병원에서 촬영한 옛날 필름과 비교하면 암세포가 거의 없어지고 자궁 속에 있던 암 종양이 많이 없어졌음을 알 수 있다.

- **12월 8일** 서울 강북삼성병원 종양내과 Y 박사와 CT 필름을 보면서 여러 가지 방향으로 상의를 하였으나 암세포가 없어지면서 천공이 생기는 것에 관해서 깊이 상의하였다. 천공이 생겨서 직장에서 자궁과 질로 대변이 유입되면서 질로 변이 흘러나온다면 응급 수술해서 하복부에 인공 항문을 만들어 주기로 하였다. 천지산(테트라스) 항암제는 하루에 1회씩만 먹으라고 일러주었다.

- **12월 15일** 환자는 많이 호전되고 있으나 생각했던 일이 드디어 일어나고 말았다. 암세포가 죽으면서 직장에서 질 쪽으로 천공이 생기면서 변이 질로 나오기 시작했으며, 암세포가 항문과 질 자궁은 임파선에 전이되어 골반에서 통증이 많이 오던 것이 암세포가 없어지면서 통증이 사라졌다고 환자가 좋아한다. 질에서는 변과 누런 농이 많이 나오고 냄새가 심하게 나서, 옆에 입원해 있는 환자들이 냄새 때문에 고통스러워한다.

- **12월 22일** 누런 냉이 질과 항문에서 많이 나오고 통증은 많이 없어졌으며 질에서 대변이 나오는 관계로 2차 감염이 걱정되어 암 전문의 Y 박사와 상의

하였다. 환자를 강북삼성병원에 입원시켜서 정밀 검사를 받아보고 인공 항문을 만들어 주자고 의견 일치를 보았다.

- **12월 27일** 서울 강북삼성병원에 입원시켜 드림. 질에서는 냄새가 심하게 나고 농이 많이 나오는 관계로 독방을 쓰기로 하였으며 환자상태를 지켜보면서 종합검사를 해서 수술하기로 하였다.

- **1996년 1월 5일** MRI 촬영을 하였다. 암세포가 없어지면서 대변이 자궁과 질로 유입된 것이 사진으로 자세히 나타나며 의사들과 이 환자를 어떻게 치료할 것인지 의논했으나 의사들은 처음으로 보는 케이스라며 천지산(테트라스) 항암제를 연구하는 Y 박사에게 질문을 하더라고 한다. 천지산(테트라스) 항암제는 정상 세포에는 전혀 해를 주지 않으면서 암세포만 공격하는 특징을 가지고 있는 관계로 환자의 건강상태가 양호하면 빠른 시일 내에 인공항문을 만들어 주는 수술을 하자고 하였다.

- **1월 9일** 강북 삼성병원에서 인공 항문 만들어 주는 수술을 하였다. 인공항문으로 변을 보게 하면서 직장과 자궁 질 주위 조직에 암세포가 퍼져 있는 것이 완전히 없어질 때까지 천지산(테트라스) 항암제를 계속 투여해서 암세포가 완전히 없어지면 다시 대장을 연결해서 정상적으로 항문을 통해 변을 볼 수 있도록 해주기로 환자와 약속을 해주었다.

- **2월 1일** 천지산(테트라스) 항암제는 한국에서는 더 이상 환자에게 줄 수 없는 약이 되고 말았다. 천지산(테트라스) 항암제를 개발한 배일주는 임상허가를 받지 않았다는 관계로 구속되면서 환자에게 약을 줄 수 없었으며, 환자는 약을 중단하고 난 후 3개월이 지나면서 다시 암세포가 자라기 시작하였다고 박○숙 씨 주치의가 얘기를 해주며 천지산(테트라스)

항암제를 쓸 수 없어서 안타깝다고 한다.

### 천지산(테트라스) 항암제 투여기간
• 1995년 7월 14일에서 1996년 1월 30일까지

천지산(테트라스) 항암제를 경구 투여하면서 다른 부작용이 전혀 발견되지 않았으며 오심, 구토, 탈모 및 신경질환이나 다른 부작용은 전혀 발견할 수 없었다. 암세포가 너무 빨리 죽으면서 천공이 서서히 생기도록 천지산(테트라스)을 약하게 사용할 수밖에 없었다.

천지산은 암세포와 정상세포를 구별할 수 있으며, 정상세포에는 전혀 해를 주지 않으면서 암세포만 골라서 죽이는 특징을 가지고 있는데 암세포만 골라서 죽이는 새로운 암 치료의 기원을 밝히는 일이 시급하다.

자궁경부암은 천지산(테트라스) 항암제가 잘 치료되며, 자궁경부암 중에서도 squamous cell carcinoma는 천지산(테트라스) 항암제가 아주 잘 치료되며 자궁경부암 환자를 상대로 임상시험을 하였는데 10명이면 8명이 효험을 보았다. 기존 항암제와 방사선 치료를 하여도 암세포가 확산되었으나 천지산(테트라스) 항암제를 사용하면서 2개월 전후해서 암세포 괴사가 오고 암세포만 선택적으로 죽는 현상을 볼 수 있었다.

박○숙 환자는 대한민국 최고인 서울대학교 병원에서 1993년 8월 16일 자궁경부암 2기 말 진단을 받고 항암치료와 방사선 치료를 하였으나 암세포가 계속 자라며 악화되어서 1995년 6월 말에 병원 치료

불가 판정과 생존기간 2~3개월 시한부 판정을 받았던 환자로서 현대 의학에서 포기하였으나 새로운 항암제인 천지산(테트라스) 항암제를 쓰면서 삶의 질과 살 수 있다는 확신을 가지고 치료를 하였으나 천지산(테트라스) 항암제 발명자인이 임상 허가를 받지 않았다는 이유만으로 약을 쓸 수 없어서 1996년 가을에 박ㅇ숙 환자는 세상을 떠나고 말았다.

천지산(테트라스) 항암제를 중단하고 난 후 3개월이 지나면서 암세포는 다시 자라기 시작하였으며, 병원 차트에 자세히 기록되어 있다. 치료가 잘 되고 있을 무렵 사건이 터지지 않았다면 완치되어 새로운 삶을 살고 있을 것이다

자궁경부암 말기 환자를 만날 때마다 아쉬움이 너무 많이 남는다. 이 약이 빨리 임상시험을 끝내고 시판허가를 받아 초기에 자궁경부암 환자에게 쓸 수 있다면 많은 환자들이 조기 치료하듯이 완치될 것이며 암을 치료하는 새로운 전기가 마련될 것이다.

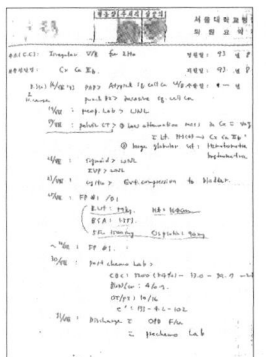 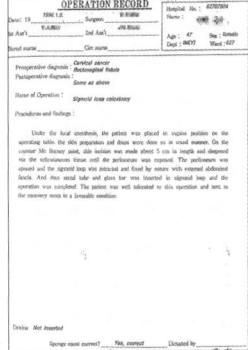 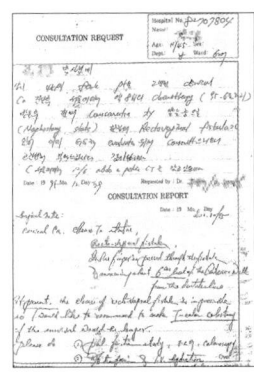

### 치료 전·후 CT

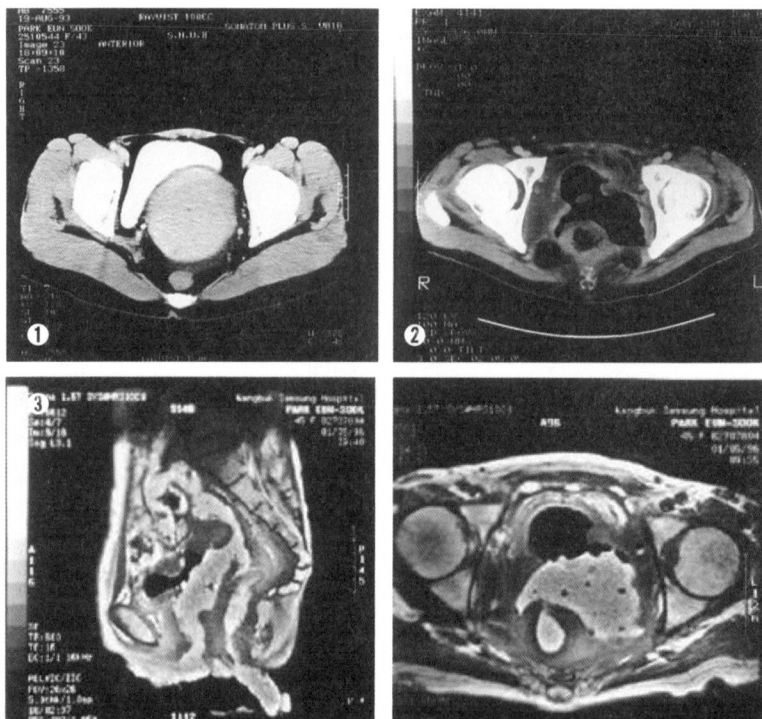

❶ 자궁에 종양이 크게 공 크기로 심하게 자라있음.
❷ 종양이 완전히 사라진 모습 가운데 검은 부분.
❸ 테트라스 항암제를 4개월 투여하고 종양이 완전히 없어지고 종양이 없어진 자리에 직장에서 질로 대변이 들어가 있음이 확인됨.

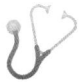

# 폐암 1

이 ○ 주 (30세/남/경기도 부천시 원미구 소사동)

*치료인의 소견과 치료일지*

30세의 젊은 청년으로서 직장에 잘 다니던 중 1996년 3월 19일, 고열과 오한으로 집에서 가까운 의원에서 3일 동안 치료를 받았지만 폐렴 진단을 받았다.

폐렴치료를 하였으나 별 차도를 보이지 않아 부천 성가병원에서 1996년 3월 21일에서 3월 29일까지 입원해서 병원 치료를 받았다. 하지만 늑막(가슴막)에 물이 고인 것이 없어지지 않고, 차도를 보일 기미가 없게 되자 담당 주치의가 조직검사를 하라고 하였으나 처음에는 거절하다 1996년 3월 28일 조직검사를 하였다고 한다.

- **1996년 4월 2일**  조직검사결과 불행하게도 암세포가 발견되었으며, 컴퓨터 단층촬영과 Bone-Scan 찍었는데 결과는 100% 미분화 선암이며, 4기 말이라고 최종진단을 내리고 5~6개월밖에 못 산다는 판정과 우측 늑골 뼈 7·9·10·11에 전이되었다고 한다.
- **4월 21일**  일원동 삼성병원 혈액종양내과 박근칠 박사에게 검사를 의뢰하였다.

CT 필름과 조직검사 슬라이드 등을 삼성병원에서 다시 판독하였으나 가톨릭의대 성가병원과 똑같은 결과가 나왔다. 삼성병원에서도 방사선치료와 항암제 치료를 집중적으로 해도 완치율이 10% 이내라는 암 전문의들의 최종진단에 고통스러운 방사선치료와 항암제 치료를 포기하고 민간요법을 찾던 중 부작용이 전혀 없는 새로운 천지산(테트라스) 항암제에 생명을 맡기고 최선을 다해서 치료를 하겠다는 환자 아버지의 간곡한 부탁에 약을 쓰게 되었다.

- **5월 4일** 이○주 씨의 부친께서 병원에서 검사한 각종 자료와 CT 필름을 가지고, 천지산(테트라스) 항암제 개발자를 찾아와서 자료를 검토해 달라고 졸라대신다. 자료를 검토한 결과 병원 암 전문의들이 본 소견과 일치하며 오래 살아도 1년은 살 수 없는 불행한 환자로서 30세의 젊은 나이에 생을 마감해야 한다. 환자 아버지를 설득하여 병원치료를 받으라고 돌려보냈다.

- **5월 10일** 환자 아버지가 다시 찾아와서 천지산(테트라스) 항암제를 달라고 계속 애원을 하신다. 이○주 씨 아버지가 암에 관한 지식이 보통 사람보다 많이 알고 있어서 천지산(테트라스) 항암제를 써보기로 하였다. 15일 분량을 주고 최선을 다해서 치료하자고 하였다.

- **5월 27일** 천지산(테트라스) 항암제를 먹고 식사도 잘하고 전혀 부작용이 없으며 많이 호전된다고 환자 아버지가 얘기하며 항암제를 더 달라고 하신다. 15일분 또 주었다.

- **6월 15일** 정상인과 같이 생활하며 직장에도 나갈 정도로 건강이 회복되어 생활하는 데는 아무 이상이 없다고 한다. 항암제를 15일분 또 주었다.

- **6월 30일** 환자는 날로 건강을 회복하였으며 천지산(테트라스) 항암제를 30일분 또 주었다.

- **7월 20일**  별다른 증상 없이 정상적인 생활을 하는 중에 빈혈이 있어 넘어지면서 턱뼈가 부러지는 사고를 당해서 부천 세종병원에 입원해서 턱뼈 치료를 받던 중 정형외과 의사에게 1996년 3월에 폐암 말기 진단을 받은 환자라고 알려 주었더니, 흉부외과 홍○록 박사님이 폐 CT 촬영을 해보자고 하여 CT를 찍어보니 암세포가 보이지 않자 옛날 필름을 가지고 오라고 해서 비교해서 판독을 해보고는 암세포가 거의 없어진 것 같다는 판정을 받게 된다.

- **7월 23일**  턱뼈 치료도 잘 받고 폐암도 많이 좋아져서 이제는 아들을 살렸다고 이○주 아버지가 아주 좋아하시면서 천지산(테트라스) 항암제를 달라고 해서 30일분 또 주었다.

- **9월 19일**  부천 현대방사선과에서 Chest C-T 촬영을 하였다. 판독결과 암세포가 거의 보이지 않으며 암 환자가 아니라면 정상인과 같다는 방사선과 전문의 소견이다.

- **12월 12일**  부천 세종병원에서 정밀검사 및 CT 촬영을 하였으나 폐암세포는 보이지 않고 정상 판정을 받았다. 흉부외과 홍○록 박사님이 완치되어서 축하한다며 악수를 하였다고 한다.

- **1997년 3월 17일**  부천 세종병원에서 CT 촬영을 하였는데 정상 판정을 받았다며 환자와 환자 아버지가 좋아하시며 필름을 들고 나를 찾아와서 그동안 치료를 잘 해주어서 고맙다고 한다. 이제부터는 재발이 되지 않도록 음식과 절제된 생활을 하고 재발 방지를 위해서 천지산(테트라스) 항암제를 30일분 또 주고 이제는 오지 않아도 된다고 하였다.

### 천지산 항암제 투여기간
• 1996년 5월 10일에서 1997년 4월 20일까지

천지산(테트라스) 항암제를 쓰는 기간 동안 다른 부작용은 전혀 발견되지 않았으며 오심, 구토 및 신경 질환 장애나 탈모증상 등 전혀 다른 부작용이 발견되지 않았다.

천지산(테트라스) 항암제는 정상인 세포에는 부작용이 전혀 없으면서 암세포에만 공격하는 특징을 가지고 있으며, 암세포와 정상세포를 구별할 수 있는 세계 최초의 항암제인 것으로 그 당시는 알고 있었으며 연구를 계속할 수 있었다.

이O주 환자는 부모님의 지긋한 정성과 보살핌으로 완치되어 2012년 현재 건강하게 생활하고 있으며 암으로부터의 공포에서 해방될 수 있었으며 몸 관리만 잘한다면 평생 동안 재발하지 않고 살 것을 확신한다.

이O주 씨는 1998년 2월 22일 결혼을 해서 건강하게 생활하고 있으며 전혀 다른 증상은 발견되지 않는다. 환자 부친이 같이 연구하시는 교수님들 앞에서 캠코더로 촬영을 하면서 암은 이 세상에 없어져야 한다면서 우리 자식놈 자료를 세상에 알려 달라고 부탁하셨다. 부친께서 살아 계신다면 테트라스가 시판허가를 받는 날 다시 연락이 올 것이다.

❖ 폐암을 완치하기까지의 병원 의사들의 진단과 소견서 조직검사결과지 X-ray 필름들을 참고하기 바란다.

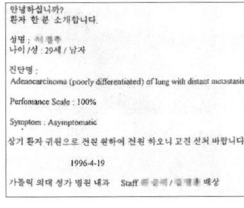

## 치료 전·후 CT

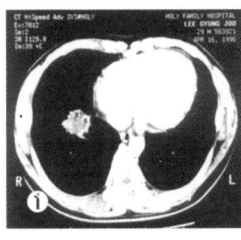 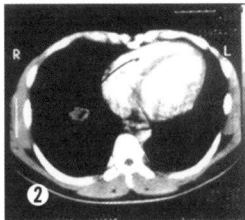 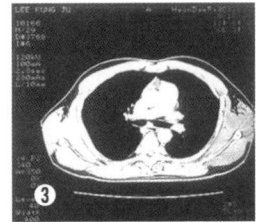

❶ 1996년 3월 폐암 말기 판정을 받았을 당시 우측 폐에 종양이 3.5cm 크기로 자라고 있으며 늑골에 전이된 환자다.
❷ 테트라스 항암제를 4개월 투여하고 CT 촬영함. 종양이 많이 줄어들었음.
❸ 10개월 테트라스 항암제를 투여한 후 촬영함. 암이 완전히 없어지고 완치되어 16년이 지난 현재까지 건강하게 생활하고 있음.

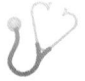

# 폐암 2

강 ○ 홍 (68세/남/서울특별시 영등포구 여의도동)

상기환자는 감기와 몸살로 감기약을 먹어도 증상이 호전되지 않아 여의도 성모병원에서 정밀검사결과 우측 폐암 3기 판정을 받은 환자로서 병원에서 방사선치료를 받았으나 상태가 호전되지 않아서 보호자가 자료를 들고 나를 찾아왔으며 만나보니 내 친구의 직장 상사로서 친구의 간곡한 부탁이 있어서 도와 드린 케이스로 미국과 유럽에서 암 관련 세미나에서 발표하였던 자료들이다. 63빌딩 58층에서 칠순잔치에 초대되어 가족들이 하나씩 선물을 주어서 선물을 받고 축사를 한 일이 있는데 미국에서 온 손녀딸의 선물이 아직도 기억난다.

### 치료 전·후 CT

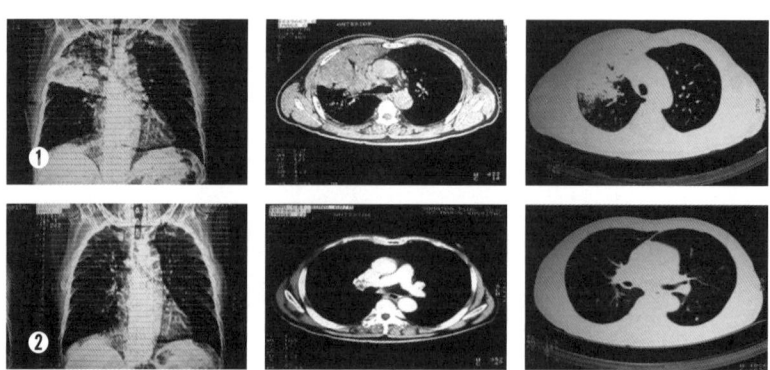

❶ 2000년 4월 19일   종양이(흰 부분) 우측폐에 많이 자란 것이 보인다.
❷ 2000년 9월 9일    테트라스를 6개월 먹고 종양이 보이지 않는다.

# 폐암 3

백 ○ 현 (40세/남/서울시 마포구 연희동)

원자력병원에서 효능 시험을 시행하고 있을 때 같이 연구하시는 교수님의 친구이다. 흉부외과에서 수술하려고 열었다가 닫았다는데, 항암제와 방사선치료가 잘 듣지 않는다며 천지산(테트라스) 항암제를 써달라고 했다. 환자관리를 한 원자력병원 종양내과에서 본 자료이고, 다음은 과학재단에 연구비 신청을 위해 교수님이 만들어 주신 자료이다. 항암제와 테트라스를 같이 사용하여 암세포를 완전히 없어지게 했다.

### 치료 전·후 CT

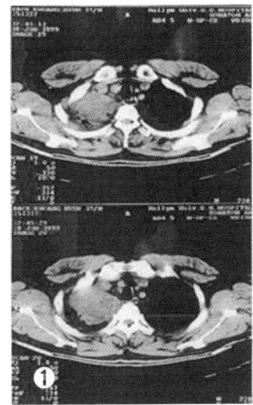
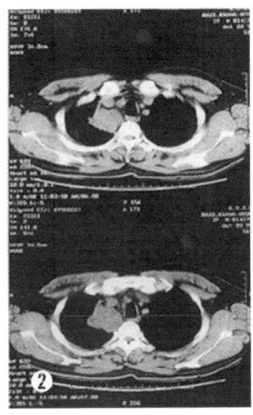
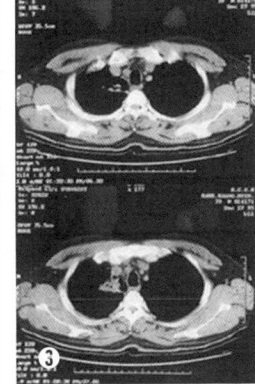

❶ 1999년 6월 18일
❷ 1999년 10월 22일
❸ 1999년 12월 27일

우측 폐암 흰 부분처럼 많이 퍼져있고 4기말 진단을 받았다.
테트라스 항암제 4개월 복용 후 종양이 많이 줄어들었다.
종양이 거의 사라지고 조금 남아 있으며, 3개월 후에 CT 촬영에서 암이 완전히 사라졌다.

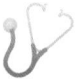

# 골육종

이 ○ ○ (21세/남)

　이 환자는 대학교 1학년 재학 중에 친구들과 축구를 하다가 다리에 통증을 느껴 병원에 방문했다가 골육종 진단을 받았다. 진단을 받은 후 좌측다리 대퇴골과 무릎관절뼈를 모두 절단하고 인공관절을 했으며, 뼈에 있는 종양을 모두 제거하였으나 1년 만에 폐로 전이되고 다리에 다시 재발하였다. 대구에서 이름있는 한의원 원장님이 소개한 환자로 통증이 심했다.

　원장님 친척되시는 분의 3남매 중의 외아들로 살려내라고 닦달을 해서 원장님 성화에 못 이겨 치료를 시작하였으며 천지산(테트라스) 항암제를 4개월 먹고 좋아진 케이스이다. 골육종에서 우리나라 최고 권위자인 교수님이 연구 차원에서 MRI 촬영을 해준 환자로 폐에 암이 전이되어 결국 세상을 떠났다.

　골육종 암에는 아직까지 치료약이 없는 현시점에 테트라스 항암제가 시판 허가를 받는다면 골육종 환자들에게 희망이 될 것이다. 한국에서는 두 명을 치료한 경험이 있으며 2달 전 독일에서 11살짜리가 발목뼈에 골육종이 발병한 환자가 치료를 부탁해서 자료를 검토한 적이 있다.

20년 전에 처음 개발해 사용하던 천지산(테트라스) 항암제를 요즘도 환자들이 찾는 것을 보면 시판허가를 받기까지는 아직도 넘어야 할 벽이 높아 아쉬운 점들이 많다.

하지만 모든 환자의 희망은 병으로부터 완치를 바란다. 인간은 누구나 병에 걸릴 수 있고, 치료할 수 있다고 확신한다. 천지산(테트라스)을 개발하면서 많은 시간이 흘렀지만, 아직 시판하지 못한 것은 법적·제도적인 한계를 넘어서지 못해서이다.

우리 선인들은 이런 치료약을 개발해서 어떻게 사용했을까?
죽어가는 환자를 바라보면서 약을 만들어놓고 사용을 할 수 없는 현실이 너무나 가슴 아프게 한다.

**치료 전과 치료 후의 X-Ray 필름**

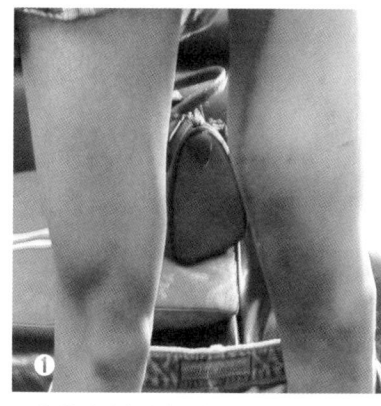 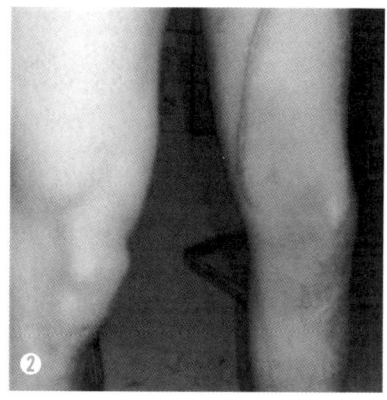

❶ 항암제와 방사선치료를 하였으나 재발하여 수술 부위에 종양이 크게 자라고 있다.
❷ 테트라스 항암제를 4개월 사용하고 골육종 종양이 없어졌다.

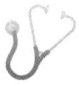

# 기타 암 환자들

 테트라스 항암제가 천지산으로 불리던 시절, 환자를 참으로 용기 있게 치료하고, 치료 중인 환자가 조금만 이상이 있어도 달려가곤 했었다. 열정이 넘쳐나던 20대 초반의 나이에서 이제는 반백이 넘어 중년의 나이에 접어들고 있다. 아직도 연구실에서 밤을 지새우며 논문을 쓰고, 치료 일지를 정리하면서 그동안 항암제 연구에 젊음과 열정을 바쳤던 지난날이 영화처럼 스쳐 지나간다.
 이름과 자료를 책에 쓸 수 없었던 몇몇 환자의 이야기를 잠시 이야기하고자 한다.
 마산 명동에 살고 있는 김○○라는 분은 의사의 아들로 태어나서 부인을 잘 만나 평생 골프만 치시던 분이었다. 담도와 담낭암에 걸려 심한 황달에 응급 수술을 하였으나 암이 간의 일부에 전이되어 간 절제 수술을 하고 병원에서 치료를 받다가 통증이 너무 심해 검사를 하였으나 6개월 만에 간에 3.5㎝ 환자가 되어 부인이 찾아왔었다. 3개월 후 큰딸 결혼식에 아버지가 손잡고 예식장에 들어가게만 해달라고 했는데 딸은 결혼해서 자식이 중학교를 졸업했을 것이다. 부인을 잘 만나 새로운 삶을 살고 있는 분은 가야CC에서 공을 치다 내가 마산에 가면 치던 공을 접고 달려오곤 했는데 내가 골프를 배우기 전에는 같이 운동하던 분들을 남겨두고 달려온다는 것이 얼마나 어려운 것이라는 것을 몰랐다. 오래오래 건강하게 사시길 바란다.

천○○라는 분은 반대로 남편을 잘 만나 새로운 삶을 살고 있는 분이다. 32세 젊은 나이에 대장암에 걸려 어렵게 수술하고 임파에 전이된 분이다. 남편이 서초동에 근무하는 사람으로 나를 찾는 데는 어렵지 않았을 것이다. 그때는 이사를 자주 다니고 있을 때 밤 11시가 넘어 과일과 꽃다발을 들고 찾아와서 부인이 좋아하는 꽃이라고 한다. 부인이 좋아하는 꽃을 매일 밤 집으로 사온다. 꽃 선물에 미안해서 어쩔 수 없이 약을 주었는데 1년을 치료하면서 많은 선물을 받았던 기억이 난다. 부인은 아들을 잘 키워서 S대 법대에 들어갔다며 1년 전에 남편과 통화했다. 많은 시간이 흘러서 길거리에서 만나면 모르고 지날 것 같다.

마산시청에 근무하다 대장암에 걸려 찾아왔던 정○○ 환자는 본인과 부인 모두 지극정성으로 나를 찾아 시골 부모님이 살고 있는 시골까지 찾아가서 나를 만나게 해달라고 졸라 대던 사람으로 남편의 병을 고치려고 무던히도 노력했으며 환자 본인도 암을 이겨 내겠다는 의지가 강했던 부부로 기억에 남는다. 건강하게 오래 사시기 바란다.

지난 자료를 정리하여 미국에 출판을 준비하면서!

테트라스 항암제가 미국에서 태어나서 처음부터 연구되었다면 어떻게 되었을까?

암 전문의 어느 어머니가 난소암으로 수술과 현대적인 치료 후 뇌에 전이되어 찾아왔었다. 테트라스 항암제로 치료해서 8년을 더 살고 세상 떠났다.

뇌암을 치료해서 건강하게 살고 있는 이야기, 며느리 위암, 시아버지 전립선암 치료 이야기, 의사부인 유방암치료 완치된 이야기 등 천지산으로 알려지던 시절에 여러 종류의 암을 치료하면서 환자의 삶과 죽음 등을 엮어 훗날 자서전을 쓰면서 재미있고 사실대로 이야기하고 싶다.

천지산으로 알려지던 시절에 치료했던 환자들을 다 소개할 수 없어서 일부의 환자들을 소개하였으며 본인을 책에 꼭 넣어 달라고 하시면 다음 출판할 때 넣어 드리도록 하겠습니다. 옛날에 치료했던 가족들 그리고 지금까지 생존하고 있는 사람들 오래도록 건강하시고 천수를 누리기를 기도드리겠습니다.

Part 04

# 암의 이해

# 암은 어떤 병인가?
### (암의 발생원인)

　　**암이 생기는 원인**은 아직 분명하게 밝혀지지 않고 있다. 암세포는 정상 세포와는 다른 세포의 한 이단자로 볼 수 있다. 우리 몸의 세포는 일정한 기간 동안 맡은 일을 해 나가다가 수명이 다 하면 죽어 없어지고, 세포 분열로 다른 세포가 생겨나 맡은 일을 대신하게 된다. 그런데 어쩌다가 정상 세포와는 다른 불량 세포가 생겨나면 그 세포도 일정한 수명이 지나야 죽어 없어지게 된다. 그러나 한번 만들어진 불량 세포가 계속해서 불량세포를 만들어내면 그 불량 세포가 큰 덩어리로 자라거나 온몸에 퍼지게 되는데 이것이 곧 암이다. 암세포는 세포 속의 한 불량아로 죽지 않고 무한히 분열하는 특성을 갖고 있다.

　　신체 부위에 따라 250여 가지가 넘는 암은 문명이 발달하면서 급속하게 늘어나는 문명병의 하나다. 우리나라에서도 경제기획원 통계청의 발표에 따르면 1998년의 사망원인, 1위에 오른 뒤 계속 1위 자리를 지키고 있는데, 그 숫자는 날이 갈수록 빠른 숫자로 늘어나고 있다. 나라 안의 이름난 종합병원에서 앞다투어 암 센터나 특수 클리닉 등을 설치, 운영하면서 외과, 병리과, 종양 내과, 치료 방사선과의 전문 의사들이 암을 퇴치할 수 있는 연구를 하고 있다. 우리나라의 경우 남자에게는 위암 간암 폐암 순서로 암이 많이 생겨나고, 여자들에게는 자궁암, 유방암, 난소암, 위암, 폐암, 대장암 순서로 많이 나타난다. 우리나라 사람들한테 특히 위암이 많은 것은 음식의 섭취방법과 많은 관련이 있는 것으로 보인다. 서양 사람들한테는 대장암이 제일 많이 나타나고 있다. 암 발생 원인에 대해서는 바이러스인자로 인한 바이러스 설, 유전적으로 암에 약한 체질이 암에 걸린다는 유전인자 설, 자극성 발암물질로 인해 암이 발생한다는 발암물질설, 스트레스로 인해 암이 발생한다는 스트레스설 등이 있다.

### 바이러스인자로 인한 발생설

이 책의 서문에서 밝혔듯이 지은이는 암은 바이러스인자로 인한 발생이 60%, 유전 인자로 인한 발생이 20%. 자극성 약물이나 발암성 물질로 인한 것이 20%라고 생각한다. 암 발생이 바이러스로 인한 것이라는 주장은 1910년 미국의 P. 라우스라는 사람이 Plymouth Rockhem에 종양을 이식시키면서 바이러스 설을 처음 들고 나왔다. 그 후로 바이러스로 인해 종양이 발생한다는 주장이 가끔씩 발표되어 왔으며 실제로 최근 몇몇 예에서 바이러스가 암을 일으킨다는 것이 사실임을 증명되었다. 현재까지 세계적으로 밝혀진 종양을 일으키는 바이러스는 30여 종이 넘는다. 바이러스는 세균보다 훨씬 적은 핵단백으로 구성되어 있는 병원체이다. 이것들이 정상 세포 속에 침입하여 그 세포의 핵을 구성하고 있는 핵단백 과 결합하여 그 세포의 핵 구조에 병적인 배열을 가져와서 이 병적 세포들이 신체의 제어 기능을 벗어나서 제멋대로 자라나 종양 덩어리를 만드는 것으로 생각된다. 갖가지 암중에서 여성의 자궁경부암, 아프리카 사람들한테 많은 림프절암, 그리고 동양 사람한테 많은 코와 목의 암 등이 바이러스와 밀접한 관련이 있는 것으로 밝혀지고 있다.

그러나 아직은 바이러스가 어떻게 암세포를 만드는가에 대해서는 분명하게 밝혀지지 않고 있다. 바이러스와 종양은 그 생육 조건이 비슷한 것으로 밝혀지고 있는데 지은이가 만든 테트라스 항암제는 바이러스를 죽이는 것에 목표를 두고 만든 약이다. 바이러스와 암은 밀접한 상관관계가 있으며 바이러스를 죽이면 암이 치유되는 것으로 지은이는 확신하고 있다. 일본의 외과 의사인 하스미는 암 바이러스 유전자가 정상 세포의 핵 속으로 들어가 DNA의 돌연변이를 일으켜 암세포가 된다는 주장을 편 바 있다. 또 종양에 항암제를 투여하거나 방사능을 쪼이면 암세포는 죽지만 암 바이러스 유전자는 전이를 일으키기 쉽다고 주장하였다. 천지산은 바로 이 암 바이러스를 죽이는 약물이므로 아무 부작용 없이 암을 치료할 수 있다. 지금까지 바이러스를 이용한 실험에서 생쥐한테 유방암이나 백혈병을 닭에게는 골 육종을, 토끼한테는 피부 종양을 일으키는 데 성공하였다. 그러나 동물 실험에서 암을 일으키는 바이러스가 반드시 인체에도 똑같이 암을 발생시키는 것은 아니라고 생각된다. 인체에서 암 바이러스가 저절로 생겨날 수 있다고 주장하는 학자도 있다. 암 바이러스가 정상 세포 속으로 들어가면 숙주 세포가 암세포로 되어 버리는 것이다. 앞으로 암 바이러스 학설에 대해서 더 좋은 결과들이 계속 발표될 것이다.

### 🔴 유전자로 인한 암 발생설

유전인자로 인한 암 발생은 노벨 의학상을 받은 미국의 비숍 박사와 바머스 박사가 증명한 바 있다. 두 박사는 캘리포니아 대학에서 몇 가지 종류의 암이 유전적 성향이 있음을 확인하였다. 특히 백혈병은 염색체의 이상으로 DNA가 손상을 입었을 때 암에 걸릴 위험이 높다고 하였다. 유전자에 날 때부터 암의 씨앗을 가지고 있다가 자라면서 정상적인 세포의 기능이 떨어질 때 암이 발병한다는 것이다. 태어날 때부터 돌연 변이된 유전자를 가지고 태어난 경우에는 자라는 동안 어느 때나 암이 생길 가능성이 높다. 소아에게 많은 백혈병, 직장암 등은 유전적 소질로 인한 것이 많다.

나폴레옹 집안은 위암이 많은 가문으로 이름나 있다. 아버지, 동생, 2명의 누이동생 등 6명이 위암으로 죽었다. 그러나 나폴레옹 자신이 위암으로 죽었는지에 대해서는 분명하지 않다. 그러나 암은 인구 5명 중 한 명꼴 이상으로 일으키는 흔한 병인 까닭에 가족 중에 한두 사람이 암에 걸렸다고 해서 가족 전부가 암에 약한 체질을 가졌다고 볼 수는 없다. 이란성 쌍둥이보다는 일란성 쌍둥이가 한 사람이 암에 걸리면 다른 한 사람이 암에 걸리는 확률이 높다. 또 어린아이에게 발생하는 망막아세포종(retinoblastoma)은 눈에 생기는 암의 일종으로 유전된다는 분명한 확증이 있다.

우리 주변에서도 조상 중에 위가 약한 사람이 있으면 후손 중에 위가 약한 사람이 있는 것을 어렵지 않게 찾아볼 수 있다. 저자가 임상 시험을 했던 한 젊은이는 몇 년 전에 어머니를 간암으로 여의고 자신도 간암에 걸려 시한부 삶을 살다가 어머니가 간 길로 따라가는 것을 보았다. 유전적으로 간암에 걸리기 쉬운 체질을 가진 사람이 간염 보균자일 경우 암에 걸릴 위험성은 대단히 높다. 선천적으로 암에 걸리기 쉬운 체질을 갖고 태어난 사람은 보통 사람보다 몇십 배 더 건강에 주의를 기울여야만 암을 막을 수가 있다.

## 발암물질로 인한 암 발생설

갖가지 공해, 농약, 방부제 등 갖가지 화학 물질과 독성 물질로 인해 DNA가 손상을 입어 암이 발생한다는 학설이다. 날로 심화되는 대기 오염과 수질오염, 음식물 오염, 방사능 물질, 레이저광선 등이 모두 암 발생의 원인이 된다.

발암물질은 주변에 매우 흔하다. 발암물질을 피해 살려고 애를 써도 피하기가 어려울 만큼 발암물질은 도처에서 사람을 위협하고 있다. 이를테면 담배 한 개비에서 나오는 연기 속에 50가지가 넘는 발암물질이 있으며 날마다 먹는 음식물 속에도 농약이나 합성 첨가물 같은 발암성 물질이 들어있다.

발암성 화학물질이 암을 일으키는 사실은 여러 차례 실험으로 확인되었다. 일본의 한 학자가 토끼의 귀에 타르를 발라 인공적인 암을 만드는 데 성공한 바 있고, 그 타르 속에 들어 있는 벤즈파이란이라는 발암물질은 담배의 니코틴, 생선구이, 토스트 등에도 들어 있는 것이 확인되었다.

1915년 영국에서는 3·4벤츠피렌, 20메틸코란트란, 345디벤즈안타르센 등으로 동물에 암을 일으킬 수 있음을 입증했다. 이들 물질을 기름에 녹여 생쥐의 피부에 바르니 피부암이 생겼고, 피하 조직에 주사하였더니 육종이 생겨났다. 단 한 번 발라서 암이 생기는 물질도 있었고 여러 번 반복해서 발라야 암을 일으키는 물질도 있었다.

올드아미노 아조트롤을 흰 쥐한테 먹여 간암을 일으키게 하고, 다이메틸 아미노 아벤젤을 흰 쥐에게 먹여 역시 간암을 생기게 하며, 4니트노키노린 옥사이드로 흰 쥐에게 육종을 일으키게 한 것은 유명한 실험이다.

우레탄이나 이노니코틴산 하이드라지 같은 치료약을 동물에게 투여하였더니 암을 일으키는 것으로 밝혀져 세상을 놀라게 하기도 했다. 그러나 동물한테 암을 일으킨 물질이 사람한테도 반드시 암을 유발한다고 볼 수는 없다.

암 발생 원인에 대한 위의 몇 가지 이론들은 모두 부분적인 연구 결과일 뿐 완전한 것은 아니다. 암세포에는 종류가 매우 많고 암이 생긴 부위나 사람의 체질에 따라 변화가 심하기 때문에 몇 가지 이론으로 단정 짓기는 불가능한 것이다.

아마 암이 천연두나 홍역처럼 한두 번의 예방 접종으로 평생 동안 면역이 생길 수 있는 병이라면 벌써 지구 상에서 암이 사라졌을 것이다. 암은 발생 원인과 진행 상태, 증세가 매우 다양하고 복잡하다. 어떤 사람은 방사선 치료를 받고 나서 5년이 넘도록 재발하지 않는 경우도 있고, 또 다른 사람은 같은 부위에 같은 크기의 암으로 똑같은 치료를 받았으나 다른 장기에 전이되어 목숨을 잃는 경우도 있다.

  암은 늘 사람 곁에 있다. 따라서 무조건 암을 두려워하기만 하지 말고 암의 특성을 알고 올바른 지식을 쌓아 두는 것이 암에 걸렸을 때 치료에 큰 도움이 된다.

# 암이란 무엇인가?

**암으로 목숨을 잃는 사람**이 점점 증가하고 있다. 암 치료법은 물론 관련 정보가 흘러넘치는데도 불구하고 사망자 수는 좀처럼 줄지 않고 있다. 국립암센터에 따르면 2009년 19만 명이었던 암 환자 수는 2012년 현재 4만 명이 증가한 23만 명에 달하며 사상 최대치를 기록할 것으로 예상된다고 한다.

암은 인종이나 성별, 생활습관 등에 따라 우리 몸 어느 곳에서든 발생할 수 있다. 2008년 기준 한국인에게 가장 많이 나타나는 암은 위암이며 갑상선암, 대장암, 폐암, 간암, 유방암, 전립선암, 담낭 및 기타 담도암, 췌장암, 자궁경부암이 그 뒤를 이었다. 남자의 경우 위암이 가장 많았고, 다음으로 대장암과 폐암, 간암 등이 많았다. 여자는 갑상선암, 유방암, 위암, 대장암, 폐암 순으로 발병률이 높았다.

다만 최근에는 서구화된 식생활로 위암보다 대장암 발병 사례가 급증하고, 특히 여성에서 현저하게 나타나고 있다. 육류 위주의 식습관이 대장암 등 여러 암을 유발하는 원인이 되고 있어 의사들은 채식 위주의 식사와 적절한 운동, 금연을 권유하지만 이것을 지킨다고 해서 암을 완전히 예방할 수 있는 것은 아니다.

암은 쉽게 말해 악성종양을 형성하는 병이라고 할 수 있다. 우리 몸을 구성하는 가장 작은 단위인 세포는 원래 세포 내 조절기능에 의해 성장하고 죽음으로써 세포 수의 균형을 유지한다. 만약 이 세포가 손상되면 치료를 통해 회복되거나 회복이 안 될 경우 죽어 사라진다. 그러나 여러 가지 원인으로 세포 자체의 조절 기능에 문제가 생기면 세포가 과다 증식하게 되며, 때로는 주위의 장기에 침입하여 종괴(덩어리)를 형성해 기존의 구조를 파괴하는데 이러한 상태를 암(cancer)이라고 한다. 이렇게 암은 세포의 과다 증식으로 일반 세포와 장기를 파괴하기 때문에 그 공포가 더해지고 있는 것이다.

보통 종양이라고 하면 우리 몸속에서 신체 조직의 자율적 과잉 성장에 의해 비정상적으로 자라난 덩어리라고 볼 수 있으며, 우리가 잘 알고 있는 양성종양과 악성종양으로 구분할 수 있다. 양성종양은 성장 속도가 느리고 다른 곳으로 전이되지 않기 때문에 일반적으로 생명에 큰 영향을 미치는 경우가 그다지 없다. 그러나 악성종양은 주위 조직에 퍼져 나가면서 빠른 성장을 보이고 체내 여러 부위로 전이되어 생명에 위협을 가할 수 있기 때문에 악성종양과 암은 같은 의미로 생각할 수 있다.

# 암에 걸리면 나타나는 일반적 증세

 **우리는 암** 환자들로부터 "내가 암에 걸릴 줄은 꿈에도 몰랐다", "암 증상이 전혀 나타나지 않았다"는 말을 자주 듣는다. 사실 암 초기 단계에서는 특별한 증상이 없는 경우가 많은데다가 증상도 특이한 부분이 없어 다른 병과 구분하는 것이 어렵다. 따라서 환자들이 암을 조기에 발견하는 것은 쉬운 일이 아니다.

 암 증상은 암의 종류와 크기, 위치에 따라 다르며 만약 암이 다른 부위로 전이되면 증상은 더욱 다양하게 나타날 수 있다. 암에 따른 증상은 암 조직 자체의 영향과 암이 커지면서 주위의 장기와 구조물에 영향을 줄 때 다양한 증상이 나타난다. 예를 들어 좁은 공간에 있고 주위에 복잡한 기관이 많은 뇌하수체에 암이 발생할 경우에는 증상과 징후가 빨리 나타나지만, 췌장처럼 넓은 복강에 있고 주위에 복잡한 장기나 기관이 없는 곳에서 발생하는 경우에는 상당한 크기로 자랄 때까지 특별한 증상을 찾아보기가 힘들다. 다만, 암이 피부 가까이에서 자란다면 덩어리로 만져지는 경우도 있다.

대부분 암의 공통적인 증상으로는 체중 감소, 발열, 피로, 전신 쇠약 등이 있다. 이는 암세포에서 만들어진 물질들이 혈관을 통해 전신으로 퍼져 신체대사에 영향을 주기 때문이다. 암 종류별로 보면 위암은 식욕감퇴와 소화불량, 대장암은 대변 습관 변화에 따른 설사와 변비가 교차 발생하는 증상, 폐암은 지속적인 기침과 이유 없는 혈담이 나오는 증상, 후두암은 성대의 변성과 목이 쉬는 증상, 식도암은 음식물을 삼키기 힘들어지는 증상, 유방암은 유방에 무통성인 응어리 및 유두출혈이 발생하는 증상이 나타나므로 이 경우에는 반드시 병원을 찾아 암 검사를 받아야 한다.

또한 암 초기에는 통증이 심하지 않으나 말기에 이를수록 심한 통증을 수반한다. 암 말기에는 체중의 심한 감소, 피하지방의 소실, 복수 등 영양상태의 악화와 전신 쇠약 상태에 이르게 된다. 원발병소 및 전이암 부위에 따라 심부전, 폐부전, 간부전, 뇌부전 및 심한 빈혈 등을 보일 수도 있다.

# 암의 진행단계

**만약 암에 걸렸다면** 암이 얼마나 진행되었는지를 서둘러 검사하는 것이 중요하다. 암세포가 얼마나 주위로 퍼졌는지에 따라 치료방법이 결정되기 때문이다. 암은 원발장기에서 생겨 혈관과 림프절을 따라 퍼지기 때문에, 이 원발장기 주위의 림프절을 조직 검사해 얼마나 퍼졌는지를 알 수 있다.

보통 병원에서는 암 진행단계에 대해 주로 1기, 2기, 3기, 4기 혹은 조기암, 진행암, 말기 암이라는 분류법을 사용하고 있다. 이 두 가지 분류법은 크게 다르지 않다. 조기암은 1기와 같은 것으로 원발장기에만 암 조직이 있으며 림프절이나 다른 장기로 퍼지지 않아 수술 등의 치료 후에 완치되기도 한다. 진행암은 2기, 3기, 4기에 해당되는 것으로 다양한 암 치료법을 통해 암의 진행을 막고 정지시킬 수 있는 단계이다. 그러나 말기 암은 치료가 효과를 발휘하지 못하고 암이 계속 진행되고 악화되는 것을 의미한다.

 이렇게 암의 진행단계를 구분하게 하는 것은 TNM법이다. T는 종양을 의미하는 Tumor로 원발장기에서 원발종양의 크기와 침윤정도를, N은 림프절을 의미하는 Node로 원발종양에서 주위 림프절로 얼마나 퍼졌는지를, M은 전이를 의미하는 Metastasis로 몸의 다른 장기로 암이 퍼졌는지를 나타낸다. 물론 TNM법은 암의 진행단계를 표시하는 일반적인 방법으로, 암의 종류에 따라 각기 다른 분류법을 사용하기도 한다.

# 암을 치료하는 방법

**암으로 인한 몸의 손상**을 회복해 암 환자를 치유하고, 만일 치유가 힘든 경우 더 이상의 암 진행을 막아 수명을 연장할 수 있게 하는 암 치료는 크게 2가지로 나눌 수 있다. 적극적 암 치료와 완화 의료가 그것으로, 경우에 따라 한 가지 방법만 사용하기도 하지만 치료 효과를 높이고 부작용을 줄이기 위해 다양한 방법을 병용하는 경우도 많다.

### 적극적인 암 치료

여기서 말하는 적극적인 암 치료란 암 덩어리를 직접 없애거나 줄이고 암세포를 죽이는 치료를 말한다. 수술 치료, 항암 화학요법, 방사선 치료가 대표적이며, 이외에도 국소치료법, 호르몬요법, 광역학치료법, 레이저치료법, 면역요법, 유전자요법까지 그 종류는 다양하다. 또한 색전술, 면역치료, 동위원소치료 등도 있다. 여기서는 일반적으로 행해지고 있는 수술, 항암 화학요법, 방사선 치료에 대해 자세히 알아보고자 한다.

**❶ 수술치료**

수술은 그 목적에 따라 진단적 수술, 근치적 수술, 예방적 수술, 완화적 수술의 네 종류로 나눌 수 있다.

진단적 수술은 종양의 분류와 유형을 파악해 확진하는 데 활용된다. 근치적 수술은 초기 단계의 암 치료에 효과적인데, 일반적으로는 종양을 둘러싼 림프절과 원발병소 모두를 제거하는 방법이다. 수술 범위에 따라 크기가 작은 초기 암이라면 암과 주위조직 일부를 제거하는 보존수술을 할 수 있지만, 암의 크기가 크거나 침윤 정도가 깊은 경우에는 광범위한 부분을 절제하게 된다. 또한 예방적 수술은 전암성 병변으로 알려진 일부 폴립 등을 치료하지 않고 두었다가 암으로 진전되는 경우가 있는데, 이 경우 해롭지 않은 전암 상태의 병변을 제거하는 것이다. 마지막으로 완화적 수술이란 종양의 크기를 줄여 종양의 성장을 늦춤으로써 암의 증상을 완화하기 위한 것이다.

얼핏 보면 수술치료는 암 치료에 있어 완벽해 보이지만 여기에는 여러 가지 부작용이 따른다. 부작용은 발현 시기에 따라 급성과 만성으로 나눌 수 있는데, 급성은 수술 직후에 일어나는 합병증으로 출혈, 장폐색, 혈관손상, 요관 손상, 직장파열, 폐렴, 폐색전증 등이 있고, 만성 합병증으로는 장기 기능장애를 들 수 있다. 이와 같은 합병증이 발생하는 원인은 암을 완전히 절제하기 위해 장기적출 및 광범위한 주변조직, 림프절 절제술을 동시에 시행하기 때문으로, 수술치료도 환자의 몸 상태 등을 고려해 선택할 필요가 있다.

❷ 항암 화학요법

항암 화학요법이란 약물, 즉 항암제를 사용함으로써 암을 치료하는 것이다. 그리고 암의 종류나 진행 정도에 따라 그 목적이 달라진다. 첫 번째 항암 화학요법의 목적은 암세포를 파괴해 다시는 재발하지 못하게 하는 암 치료와 두 번째는 완치가 힘든 경우 암의 성장이나 암세포가 퍼지는 것을 막아 생명을 연장하는 암 조절을 위한 것이 있다. 세 번째는 암이 상당히 진행된 경우 암에 의해 여러 가지 증상이 발생하는데 항암 화학요법을 통해 암의 크기를 줄이고 증상을 완화하려는 목적이 있다.

이와 같은 목적을 위해 항암 화학요법은 단독으로 사용되기도 하지만, 항암 효과를 더욱 증진시키기 위해 2개 이상의 항암제를 병용해 사용하는 복합 화학요법도 있다. 복합 화학요법은 제한된 독성 범위 내에서 암세포를 최대한 제거할 수 있고, 새로운 약제 내성 세포균을 억제하거나 지연할 수 있다. 그러나 항암 화학요법을 받는 암 환자의 약 70~80%가 오심과 구토를 경험하는 등 부작용도 만만치 않다. 이 외에 탈모, 피부 및 손톱의 변색, 점막염, 신경계 부작용, 감염, 빈혈, 출혈, 신장과 방광 부작용, 생식기능의 부작용 등도 발생할 수 있다.

항암 화학요법에서 부작용이 나오는 것은 대부분의 항암제가 빠르게 성장하는 세포를 죽이기 때문이다. 암세포가 빨리 증식하고 분열하기 때문에 항암제도 빠른 성장을 보이는 세포를 죽이는 것인데, 일부

정상세포 중에서도 빠르게 증식하는 세포가 있어 이를 오인해 정상세포마저 죽이게 되는 것이다.

환자들은 이러한 부작용이 없으면 약이 제대로 작용하지 않고, 부작용이 나오면 항암제가 제대로 작용하고 있다고 생각하는 경우가 있다. 그러나 이것은 틀린 생각이며 부작용의 유무와 치료 효과는 별개의 문제임을 알아 둘 필요가 있다. 항암제의 종류에 따라 생기는 부작용 종류도 다르고 같은 항암제라도 환자에 따라 그 정도가 다르게 나타날 수 있기 때문이다.

항암 화학요법이 끝나면 대부분의 정상 세포가 회복되기 때문에 이러한 부작용도 함께 사라진다. 물론 회복 시기에는 항암제의 종류와 환자에 따라 차이가 날 수도 있다. 또 일반적으로 항암 화학요법의 횟수가 증가할수록 부작용도 함께 증가하는 경향이 있다. 효과를 극대화하기 위해서는 일정 수준의 부작용은 피할 수 없겠지만, 효과보다 부작용이 더 크다면 반드시 의사와 상의해 이를 조절할 필요가 있다.

❸ 방사선 치료

방사선 치료는 간단히 말하자면 방사선으로 덩어리에 충격을 가해 암세포를 죽이는 치료법이다. 방사선을 세포에 조사하면 DNA와 세포막에 직접 혹은 간접적으로 작용해 세포를 죽이지만, 방사선에 닿은 세포는 대부분 그 이후 세포 분열 시 죽게 되고 일부 세포는 노화되어 정상적으로 죽게 된다.

방사선에 닿게 되면 정상 조직과 암 조직에서 모두 장애를 일으키게 되는데, 정상 조직의 경우 일정 시간이 지나면 장애에서 회복되지만 종양 조직은 충분한 회복이 힘들다. 그래서 하루 적정량의 장기간 분할 치료를 하면 정상 조직의 방사선 장애를 최소한으로 줄이고 종양 조직의 파괴를 높여 치료의 효과를 높일 수 있다.

　이러한 방사선 치료로 암의 완치도 기대할 수 있다. 이것을 일반적으로 근치적 방사선 치료라고 하는데, 이러한 경우에는 장기간의 치료가 요구된다. 종양이 비교적 작고 전이가 없거나, 혹은 전이되었어도 원발병소에 인접해 있을 때에는 근치적 방사선 치료가 효과를 발휘할 수 있다. 그리고 해부학적 위치 등의 이유로 수술요법을 통한 종양의 완전 절제가 불가능하거나 전이가 의심스러울 때에는 수술 후 방사선 치료를 하기도 한다.

　또한 암 발견 당시 암이 꽤 진행된 상태이거나 원격 전이를 동반해 암 완치의 가능성이 없는 경우에는 완화적 방사선 치료를 사용할 수 있다. 완화적 방사선 치료는 병리적 골절이나 뇌, 척추, 상대정맥 등 주요기관에서 나타나는 압박, 혈관 폐쇄와 같은 증상을 예방하거나 완화할 수 있다. 완화적 치료는 암의 종류나 환자에 따라 차이가 있지만, 환자의 약 70~80% 정도가 증상 완화의 효과를 느낀다고 한다.

　다만, 방사선 치료에서도 부작용은 나타난다. 특히 방사선 치료 중에는 일반적으로 소모하는 에너지보다 많은 에너지를 소모하기 때문에 대부분의 환자들이 피로감을 느끼게 된다. 피로는 방사선 치료 초기에 나타날 수 있으나, 충분한 휴식을 취하면 대부분 회복된다. 그리고 치료가 계속되면서 만성 피로가 나타나기도 하는데 이것은 암으로 인한 통증, 우울증, 식욕부진, 빈혈, 감염, 호흡곤란 등에 따른 것으로 치료 이후 서서히 사라지게 된다. 또 방사선이 조사된 부분의 피부가 붉어짐, 가려움증, 벗겨짐, 건조 등의 증상이 나타날 수 있다. 특히 피부 반응은 방사선 조사량이 많을수록 심해지는데 가슴 아래, 회음부, 서혜부처럼 피부가 접히는 부위는 다른 부위보다 따뜻하고 습해 방사선에 더욱 민감하므로 주위가 필요하다.

이외에도 조사 부위에 따라 다양한 부작용이 나타난다. 뇌에 방사선을 조사하면 뇌부종, 탈모, 졸음, 호르몬 분비 이상, 조혈기능 억제 등이 발생할 수 있고, 두경부에서는 구강 장애, 충치가 생기는 치아우식증이 발생할 수 있다. 또 흉부에 조사하면 식도염, 기침, 방사선 폐렴, 복부에 조사하면 구토, 위염, 복부 경련, 설사, 골반에 조사하면 설사, 방광염, 생식기 장애 등이 발생할 가능성이 있으니 의사와 충분한 상담을 할 필요가 있다.

### 완화 의료

완화 의료는 적극적인 치료와는 달리 환자들의 증상을 조절하는 것이 목적인 치료를 의미한다. 통증치료, 피로치료, 재활치료, 호스피스 완화 의료 등으로 대표되는 완화 의료는 암의 완치가 목적이 아니므로 암에 대한 치료 효과를 높이고 환자의 삶의 질 향상을 위해서 암 치료와 완화 의료가 함께 진행될 필요가 있다.

암 치료법을 선택할 때에는 환자에게 '이득'이 되는 것과 '손해'가 되는 점을 종합적으로 고려해 선택하는 것이 바람직하다. 그러나 실제로는 부작용이 있음에도 치료를 통해 얻는 '이득'이 '손해'보다 크기 때문에 치료를 권장하는 사례가 많다. 물론 부작용 때문에 암 치료를 포기하는 것은 어리석은 일이다.

대부분의 부작용은 조절이 가능하기 때문에 부작용에 대해 미리 숙지하고 의사와 상의하는 것이 좋다. 그러나 만약 암 말기에 가까워지면서 치료로 얻는 '이득'이 '손해'보다 적어진다면 직접적인 치료보다는 완화 의료에 기대보는 것도 환자에게 도움이 될 것이다. 완화 의료를 통해 환자에게 편안함을 주는 것도 치료 못지않게 중요하기 때문이다.

### 암 치료 선택 시 고려해야 할 점

암 치료는 진단과 진행 상태, 환자의 전반적인 건강 상태를 고려해 치료 방법을 결정하게 된다. 또한 다른 일반 질환 치료에 비해 치료방법이 다양하고 복잡하며 부작용이 생길 가능성도 높기 때문에 치료법의 내용과 장단점을 환자와 환자 가족이 충분히 이해할 필요가 있다.

최근에는 치료 효과를 극대화하고 부작용을 최소화해 환자의 삶의 질을 높일 수 있는 치료법에 대한 연구가 활발히 진행되고 있고, 특히 조기검진에 따른 조기발견율의 증가와 치료법 발전으로 암 치료 성공률도 높아지고 있다. 암 환자들과 가족들이 이러한 점을 숙지하고 적극적으로 암 치료에 다가간다면 암 치료도 희망적일 것이다.

# 암 환자의 심리 상태를
# 파악하는 것이 중요하다

　누구라도 자신이 암에 걸렸다는 진단을 받는다면 매우 혼란스럽거나 죽음이라는 공포에 사로잡히게 될 것이다. 그러나 이러한 반응은 지극히 자연스러운 것으로, 스스로 치유하고자 하는 마음가짐과 주위의 도움만 있다면 암에 걸렸다는 사실을 받아들이고 치료를 위한 준비를 서서히 할 수 있게 된다. 필요한 경우 의사와 같은 전문가를 통해 이러한 심리적 문제를 함께 해결할 수도 있다.
　암은 더 이상 두려워하거나 무서워할 필요가 없는 질병으로, 나 혼자가 아닌 많은 사람들이 겪고 있는 질환이라는 사실을 인식하는 것이 중요하다. 때문에 암 환자들은 주변에 자신에게 도움을 줄 수 있는 사람이 많다는 사실을 기억하고, 자신의 암 치료에 집중해야 할 것이다. 그렇다고 해도 암 환자들이 즐거운 기분으로만 있을 수 없는 것이 사실이다. 실제로 암 환자들은 큰 정신적 스트레스를 느끼게 된다. 암 환자들은 암의 진단부터 치료, 부작용 등의 각 단계에서 다양한 감정의 기복을 가지게 된다. 암을 처음 선고받고 치료받기 전까지는 고독감과 공포심을 느끼게 되지만, 치료 시에는 이러한 감정을 억누르게 되고 치료 말기에는 절대 포기하지 않겠다는 목표의식과 암의 재발에 대한 우려심을 동시에 가지기도 한다.

## 🍀 암 환자는 다양한 심리적 변화 단계를 겪게 된다

### ❶ 제1기 – 충격, 불안, 부정기

암을 선고받으면 대부분이 믿을 수 없다는 마음으로 부정을 통해 불안감을 해소하려는 충격적인 모습을 보인다. 불안은 원인을 모르기 때문에 나타나는 감정으로 두려움과는 다르다. 그러나 불안에 대한 정확한 진단은 불안의 원인이 되는 것을 밝혀 감소시킬 수 있기 때문에 아주 중요하다. 따라서 특정한 두려움을 분류해 대처하도록 하는 것이 효과적이다. 즉, 환자가 죽음을 알 수 없는 것으로 대면하는 것보다 죽음의 과정을 알고 대면할 수 있도록 주위의 도움이 필요하다는 것이다.

### ❷ 제2기 – 반응성 우울기

이 시기에는 "왜 하필이면 내가……"라는 분노와 "그래, 내 차례다"라고 자신을 애도하면서 불면증, 식욕상실, 의욕감퇴, 슬픔 등으로 일상생활이 붕괴된다. 우울이라고 하는 것은 죽음에 직면한 환자의 또 다른 정서적 반응으로, 즉각적인 상실을 인식하는 자연스러운 반응이다. 우울은 하나의 기전으로서 환자가 가진 모든 것을 잃게 되는 것을 준비하는 데 도움을 준다. 한마디로 자신의 슬픔을 스스로 표현하도록 격려하고 허용하는 태도로써 우울을 느끼는 환자를 도울 수 있다.

### ❸ 제3기 – 낙관기

이 시기는 담당의가 최고의 치료를 해줄 것이고 치료 결과도 좋을 것이라는 희망과 안도감 속에서 지금까지 비관적이었던 환자가 낙관적으로 변하는 시기이다. 또 만약 치료로 병세가 호전된다면 암과의 투쟁에서 환자 자신이 기선을 제압했다고 생각하는 낙관적인 입장을 고수하는 데 도움이 된다.

### ❹ 제4기 – 종교 및 철학에의 귀의기

어느 정도 시간이 지나고 앞의 1, 2, 3기를 거치면 환자는 자신의 상황을 받아들이거나 신과 하늘에 타협을 구하면서 종교적, 철학적으로 변화한다. 이때에는 종교에 귀의해 하늘과 신에 모두 맡긴다는 태도를 보이면서 인생관, 생활철학이 성숙하게 된다.

이러한 감정 변화와 스트레스는 일상생활에서 다양한 반응으로 나타나기도 하며, 암에 대한 치료 효과와 부작용의 정도에도 영향을 미치게 된다. 때문에 감정적 변화와 스트레스 관리는 암 환자의 치료에 아주 중요한 부분이라고 할 수 있다. 만약 혼자서 스트레스를 극복하기 힘들거나 슬프고 우울한 기분이 지속된다면 전문가를 찾아가는 것이 바람직하다. 담당 의사를 찾아 자신의 감정적 상태에 대해 상담하고, 필요시에는 약물 처방을 받는 것도 좋다. 그렇다면 암 환자들의 심리적 안정을 위한 방법에는 무엇이 있을까?

제일 먼저 자신의 병을 그대로 받아들이고 모르는 것에 대한 불안감을 갖지 않도록 하는 것이 중요하다. 또 치료 과정이라면 치료에 대해 확실히 알 수 있도록 일기를 쓰거나, 치료 후 하고 싶은 일들을 계획해 보는 것도 환자 정서에 도움이 될 수 있다. 무리가 되지 않는 수준에서의 적당한 운동도 좋다. 타인과의 접촉도 중요하다. 만약 주위에 암을 극복한 환자가 있다면 함께 이야기를 나눠보거나, 암 환자가 아니더라도 그냥 자신의 이야기를 늘어놓는 것도 좋은 방법일 것이다.

암 수술 이후에도 긍정적인 마인드와 적극적인 태도는 필수적이라고 할 수 있다. 암에 대한 공포심보다는 암을 이긴다는 마음으로 가능한 한 그대로 일상생활을 스스로 하는 것이 암 치료에 도움이 될 수 있다. 또 의료진에 대한 신뢰감도 중요하다. 의료진은 자신의 상태를 가장 잘 알고 있기 때문이다. 이상 증상이 발생했을 때에는 담당 의료진을 방문해 상담해야 한다. 사람은 누구나 어려움에 처해 있으면 도와주거나 도움을 바란다. 암 환자들은 이러한 점을 절대 부끄러워하지 않고 당당하게 손을 내밀어야 할 것이다.

만약 자신이 아니라 주위에 암 환자가 있다면 어떻게 해야 할까? 이러한 경우에는 환자와 함께 갖는 시간이 중요하다. 환자의 이야기를 들어주면서 환자의 감정과 상태에 관심을 갖는 것이다. 특히 환자의 감정을 그대로 이해하고 받아들이려는 노력이 필요하다. 그리고 암은 전염되는 병이 아니므로 환자와 함께하는 것에 거부감을 가질 필요도 없다. 내 가족, 친지, 친구 중에 암에 걸린 사람이 있다면 먼저 손을 내밀어 보는 것도 좋을 것이다.

# 암 환자에게 도움이 되는 일상생활 방법

암 환자라고 해서 언제까지나 병상에만 누워있을 수는 없다. 적당한 운동과 일상생활을 병행하는 것이 환자의 몸과 심리적 상태를 모두 호전시킬 가능성이 있다. 여기서는 암 환자가 어떠한 방식으로 일상생활을 해나가는 것이 좋은지를 알아보고자 한다.

## 운동

가벼운 운동은 수술 후 회복에 많은 도움이 준다. 처음 한 달 정도는 아침, 저녁 30분에서 1시간씩 가볍게 걷는 것이 좋고, 그다음에는 자전거, 수영, 등산, 골프 등으로 몸을 풀도록 한다. 그리고 3개월 이후부터는 본인이 이전에 하던 운동도 할 수 있다. 그러나 수술 이후 항암제나 방사선 치료 중인 경우에는 가벼운 산책 이외의 운동은 삼가는 편이 좋을 것이다.

### 성생활

수술 후 체력이 회복된다면 부부간의 성생활도 정상적으로 되돌리는 것이 좋다. 암은 전염병이 아니기 때문에 가족 간 애정 표현이 늘어나면 정신적으로도 안정되고, 암을 극복하는 면역 능력도 더욱 강화할 수 있다. 수술 후 규칙적인 생활을 하고 금주, 금연을 포함하여 식생활에도 주의를 기울인다면 오히려 수술 전보다 더 건강하게 살 수도 있다. 가족과 부부간에 같이하는 시간도 늘고, 부부간의 관계도 더욱 좋아질 것이다.

### 임신과 출산

젊은 여성이 만약 암에 걸렸다면 당연히 치료 후 출산에 대한 우려가 가장 클 것이다. 항암제를 사용하면 난자에 악영향을 주거나 생식 호르몬 분비에 영향을 주어 월경을 못하는 경우가 발생할 수 있기 때문이다. 치료 이후 월경이 정상적으로 이루어지면 임신이 가능하지만, 유방암 같은 경우 임신을 하게 되면 임신에 관련된 호르몬 분비가 암 성장에 영향을 미칠 수 있기 때문에 암이 완치되었다고 판단되면 임신하는 것이 좋겠다.

만약 암의 진행이 빨라 수술 이후 항암제치료나 방사선 치료를 계속 받아야 하거나 몸 상태가 좋지 않은 경우에는 수술 전 수정란 동결 보관, 정자 동결 보관 등의 방법도 있으니 다양한 방법을 고려해 볼 필요가 있다. 임신을 심각하게 고려하는 부부의 경우 수술 전 이러한 문제에 대해 미리 전문의와 상의하는 것이 가장 현명한 방법이다.

### 사회·직업 생활

암으로 잠시 접었던 사회·직업 생활도 치료 후 1개월 정도가 되면 일상생활부터 시작해 무리가 없는 경우 직장이나 평소 하던 일을 시작할 수 있다. 물론 활동량을 조절해 처음부터 무리하지 않도록 주의하고, 심한 육체적 활동을 요구하는 일이라면 3개월 이후 몸 상태를 보고 시작해도 좋을 것이다. 다만, 환자마다 상태가 다르기 때문에 사회로의 본격적 복귀시기에 대해서는 담당의와 의논한 후 시작하도록 해야 한다.

### 건강관리

앞에서 거론했던 사회생활 등을 하기 위해서는 일상생활에서의 건강관리는 필수적이라고 할 수 있다. 암 치료 중에는 면역이 떨어지는 경우가 있기 때문에 손 씻기 등의 개인위생 관리가 중요하고, 금연은 물론 담배 연기도 피하도록 노력해야 한다. 그리고 암 치료 중에는 입안이 헐거나 구강 점막이 악화되는 경우가 있어 암 치료 전에 치과 치료를 받고 구강 관리를 지속적으로 해야 할 필요가 있다. 또한 고혈압과 당뇨 등의 만성 질환은 암 치료 시기를 늦추거나 부작용을 높이는 등 악영향이 우려되기 때문에 치료 후에도 고혈압이나 당뇨를 조절하는 것이 중요하다.

암 치료가 끝나더라도 2차 암 발생을 예방하고 다른 암에 대한 예방을 위해 주기적인 검진이 필요하다. 암의 진단, 병기, 치료, 검사 결과, 증상 등을 기록하는 습관을 들여 자신의 상태를 항상 파악할 필요가 있다.

### 예방접종

암 환자에게는 폐렴구균 예방접종과 가을마다 하는 독감 예방접종이 도움이 될 수 있다. 예방접종은 약독화 생백신이나 비활성화 백신을 인체에 주입해 면역력을 유도하거나 갖추게 하기 때문에 여러 가지 감염성 질환의 발생을 일차적으로 예방해 준다. 그러나 예방접종 백신에도 여러 가지 종류가 있으니 환자 상태에 따라 전문의와 상의를 통해 접종해야 할 것이다.

# 환자와 가족의 노력이 더해지면
# 암도 고칠 수 있다

**암 환자에게 있어 가족이란** 가장 의지하고 기댈 수 있는 사람이다. 암 환자들은 가족에게 매우 의존적이고 가족의 태도에 큰 영향을 받게 되므로 가족들의 대처가 암 환자들의 회복에 직접적인 영향을 미칠 수 있다.

특히 말기 암 환자들이 가장 두려워하는 것은 병이 심화됨에 따라 가족이 자신을 포기하지 않을까 하는 것이다. 때문에 가족들은 환자가 끝까지 희망의 끈을 놓지 않고 용기를 낼 수 있도록 주위에서 지켜봐 줄 필요가 있다.

그렇다면 가족들은 환자 앞에서 어떤 마음과 행동을 취해야 할까.

### 💊 위안과 감정 교류하기

암 환자, 특히 말기 암 환자의 경우 소중한 것을 잃는 것, 가족에 짐이 되는 것을 두려워한다. 때문에 환자와 함께 이야기를 나누고 일상생활을 함께하면서 환자를 평소처럼 대하는 것이 환자에게 위안이 된다. 또한 환자에게 두려움과 걱정을 표현하도록 분위기를 만들어 주고 그것을 들어줄 준비를 할 필요가 있다.

### 💊 현재 상태나 감정을 표현할 수 있도록 물어보기

가족 간의 대화가 항상 원활히 이루어지는 것은 아니다. 그러나 환자가 자신의 상태나 감정을 충분히 표현할 수 있도록 기다려주고 들어주는 것이 중요하다. 환자들은 침묵과 홀로 있는 것을 두려워한다. 환자는 치료와 그 과정에 있어 항상 누군가가 옆에서 간호해 주고 관심을 가져주기를 원하기 때문에 가족들은 옆에서 환자를 지원해 주어야 한다.

긍정적이고 수용하는 태도로 환자의 말을 들어만 주고, 그 말에 반응을 하지 않음으로써 환자가 계속 말할 수 있는 기회를 늘려준다. 이러한 '사려 깊은 침묵'은 자신과 상대방에게 생각을 정리할 시간을 주고 환자의 감정을 언어화하는 데에 도움을 준다. 즉, 말보다는 진지한 경청이야말로 환자에게 도움이 될 수 있다는 것이다. 환자는 자신의 말을 열심히 들어줄 사람이 있을 때 자신이 소중한 존재임을 자각함과 동시에 긴장을 해소할 수 있다.

### 💊 환자가 선택할 수 있게 하기

환자들은 인간적 품위와 통제능력의 상실에 대해 염려하기 때문에 가족들은 환자가 안심하고 자신의 의사를 표현할 수 있도록 해주어야 한다. 환자의 의견과 요구를 존중해 선택의 자유를 느낄 수 있도록 함으로써 환자의 안정에 도움을 주어야 할 것이다.

### 💊 가족 간 공평하게 간호하기

암이라는 것은 환자뿐만 아니라 그 가족에게도 부담을 준다. 환자를 돌보면 가족 중 어느 하나가 간병을 위해 일을 그만두게 되면서 경제적으로 힘들어지는 경우도 많고, 다른 병에 걸려 힘들어 하는 경우도 있다. "긴병에 효자 없다"는 말도 있듯이 간병기간이 길어지면 가족 간에 불화가 발생할 수도 있기 때문에 각자의 상황에 맞게 조절하여 간병 부담을 나누는 것이 좋다. 이러한 기회는 환자에게도 가족과 함께 애정을 나누고 일체감을 느낄 수 있는 좋은 기회가 될 것이다.

### 💊 늘 환자 곁에 있어주기

꼭 이야기를 한다고 해서 도움이 되는 것만은 아니다. 아무 말 없이 단지 함께 있는 것만으로도 환자에게는 큰 도움이 될 수 있다.

# 암 환자의 증상관리

**암 환자들 대부분**이 겪는 고통스러운 증상 중 하나가 바로 통증이다. 초기 암 환자나 항암 치료를 받고 있는 암 환자의 약 30~50%, 진행성 암 환자의 약 60~70%, 말기 암 환자의 약 80~90%가 극심한 통증에 괴로워한다고 한다. 안타까운 것은 암 환자의 70~90%가 통증 관리 원칙에 따른 관리를 받으면 통증을 완화할 수 있음에도 불구하고 60~70%가 적절한 통증 관리를 받지 못하고 있다는 것이다. 이러한 통증은 환자들의 생활을 방해하고 나아가 그 가족들의 삶까지 위협하고 있다.

암 환자들이 통증을 느끼는 이유는 암 자체에 의한 것이 65%로 가장 많다. 암이 발생하면서 뼈나 신경계에 침윤하거나 기타 장기를 누르게 되면 통증을 느끼게 되는 것이다. 또 수술이나 방사선 치료, 항암 화학요법 등 암 치료와 관련된 통증이 25% 정도를 차지하고 있다.

일부 항암제는 말초신경을 손상시켜 신경병증성 통증을 유발할 수 있고, 방사선 치료도 피부 자극을 일으켜 통증을 일으킬 수 있다. 암이나 암 치료와 관계없이 통증이 발생하는 경우도 10%에 이른다. 이것은 두통이나 근육통, 다른 부위의 통증 등 누구에게나 발생할 수 있는 것을 의미한다.

암으로 인한 통증은 대부분 먹는 약으로도 조절할 수 있다. 마약성 진통제를 사용한다고 해도 암 치료에는 전혀 나쁜 영향을 주지 않고, 중독도 거의 없으며 부작용에 대한 걱정도 없기 때문에 마약성 진통제를 멀리하고 통증을 참을 필요는 없다.

암 환자에게 있어 통증은 제5의 활력 징후라고 할 수 있다. 그러므로 통증에 대한 정기적인 평가가 필요하며, 심한 고통을 느끼는 환자에게는 신속하고 적절한 통증 관리가 이루어져야 한다. 환자가 어떠한 통증을 호소한다면 즉시 전문의와의 상담을 서두를 필요가 있다. 그렇다면 암 환자들이 주로 호소하는 증상에는 어떠한 것들이 있는지 알아보자.

### 💊 구강 증상

#### ❶ 구내염(입안 염증)

구내염은 암 환자에게 가장 흔하게 발생하는 증상이다. 암 자체나 항암 화학치료, 방사선 치료에 의한 면역기능 저하로 외부에서 침투하는 세균뿐만 아니라 정상적인 박테리아에 대한 저항능력이 떨어져 구강 점막에 염증성 궤양반응이 나타나는 것이다. 암 환자의 40%에서 질병이나 치료에 의한 구강합병증이 발생한다. 항암 화학요법치료 기간 중에는 항암제로 인해 신체 부위 중 점막으로 구성된 입안이나 식도, 위, 장, 항문, 여성의 경우 질 내에 변화를 경험할 수 있다. 이러한 증상은 항암제로 인해 머리카락이나 점막 등 신체에서 빨리 성장하는 세포에 영향을 미치기 때문에 나타나게 된다.

구내염이 생기면 입안 또는 목 안의 점막이 빨갛게 부어오르면서 침 삼키기 힘들어지고 염증이 생기거나 헐어 통증을 수반할 수도 있다. 그 결과 음식을 먹고 삼키는 것이 점점 힘들어지고 입안이 마르거나 혀에 백태가 끼고 입맛이 변하게 될 수 있다.

구내염을 예방하기 위해서는 제대로 된 칫솔질로 구강을 청결하게 유지하고, 치실을 사용하는 것이 좋다. 또 입안에 자극이 되는 알코올이나 담배는 금지하고 자극적인 양념이나 딱딱하고 거친 음식을 피해야 한다. 특히 항암 화학요법 및 방사선 치료 시작 전 미리 잇몸 상태 등에 대해 의료진과 상의하는 것이 좋다.

### ❷ 구강건조증

말기 암 환자 중 30% 정도에서 구강건조증이 발생한다. 구강건조증은 침 분비가 감소하거나 구강 점막의 상처, 탈수, 불안, 우울 등을 원인으로 발생하는데, 방사선 치료에 의한 구강건조증은 침 분비 속도가 감소하거나 침의 성분 조성이 변화해 생기게 된다. 항불안제나 항히스타민제, 항콜린제, 수면제, 이뇨제 등 약물에 의해 생기는 구강건조증도 있다. 이러한 증상이 나타나면 환자가 음식을 씹고 삼키는 것이 점점 힘들어지고 입맛까지 변화할 수 있기 때문에 구강건조증의 예방법을 주시할 필요가 있다.

## 구강건조증 예방법

- 구강 청결을 잘 유지하고 구강 내 감염이 생겼을 경우 곧바로 치료한다.
- 식사 후와 취침 시 부드러운 칫솔과 치약으로 이를 닦는다.
- 칫솔질이 끝나면 120cc의 온수에 중조나 소금 1/2 티스푼을 탄 용액으로 식사 후와 취침 시, 1일 4회 입안을 헹구도록 하고 이 용액은 삼키지 않는다.
- 감염예방을 위하여 함수약을 처방할 수 있으나, 시행법을 정확히 따르도록 한다.
- 입술은 습기를 유지하도록 한다.
- 흡연, 음주와 같이 입안에 자극을 주는 행동은 하지 않는다.
- 깨어있을 때에는 최소한 2시간에 1번씩 가글을 하고, 치실을 사용하는 것도 좋다.
- 부드럽고 물기가 많은 음식이나 국물이 있는 음식을 먹고 크래커, 스낵류, 과자와 같이 딱딱하거나 마른 음식, 끈적끈적한 음식은 먹지 않는다.
- 물병을 머리맡에 늘 준비해두고 수시로 물을 마시도록 한다.
- 인공타액 또는 구강윤활제를 사용할 때에는 설탕 성분이 함유되지 않고 사용이 간편한 제품을 선택하도록 한다.
- 정기적으로 치과 진료를 받도록 하고 입안이나 치아에 통증이 있으면 곧바로 치과 진료를 받는다.
- 가습기 등을 이용하여 습기가 많은 공기를 들이마시도록 한다.
- 입에 타액이 더 분비되도록 비타민 C, 무설탕 껌, 레몬, 설탕, 캔디 등을 먹되, 입이나 목이 아프다면 먹지 않도록 한다.
- 입이 심하게 건조해지면 칫솔 대신 거즈를 감은 납작한 막대나 면봉을 사용하며, 사용한 칫솔은 잘 헹구어서 차고 건조한 곳에 보관하도록 한다.
- 의치는 자극의 원인이 될 수 있으므로 느슨하게 끼우지 않도록 하되, 구강에 상처가 심하면 의치를 해서는 안 된다. 상태가 심할 경우에는 칫솔 대신 구강분무기를 사용하거나 병원에서 처방받은 가글액을 이용하여 구강 청결을 유지하도록 한다.

## 🔖 소화기계 증상

### ❶ 식욕부진

식욕부진은 오심, 구토, 미각이나 후각의 변화, 포만감, 종양의 성장, 우울, 통증 등 다양한 이유로 식욕이 떨어지거나 정상 때보다 못 먹게 되는 현상을 말한다. 식욕부진은 암 자체가 원인이 되기도 하지만 치료로 인해 발생하는 가장 흔한 증상 중 하나이다.

암 환자들은 식욕 억제물질의 생성, 약물치료나 화학요법, 방사선 요법 등에 따른 메스꺼움, 구토, 식욕부진, 입안 염증, 점막 건조증, 설사, 변비 등이 생겨 음식 섭취가 힘들어지면서 영양불량 상태에 빠지기 쉽다. 이러한 식욕부진, 심한 근육 소모와 함께 체중이 감소하는 악액질은 말기 암 환자에게서 자주 나타나는 증상이다. 특히, 악액질에서 볼 수 있는 심한 근육 소모와 체중 감소는 일반적인 식사량 감소로 나타나는 것보다 훨씬 심하다.

그렇다면 식욕부진에는 어떠한 음식들이 도움이 될까? 하루 세끼 식사가 충분하지 못한 경우에는 3번의 간식을 통해 충분한 양을 섭취하도록 돕고, 만약 환자가 죽이나 미음만 먹는다면 고단백, 고열량 음료를 통해 영양 보충해 주는 것이 바람직하다.

### 식욕부진 시 식사의 원칙

- 고지방 식품은 피한다.
- 식사하기 30분 전에는 수분을 섭취하지 않도록 한다.
- 천천히 씹어 식사를 한다.
- 가스가 생기는 양배추, 탄산음료는 피한다.

- 환자가 평소에 좋아했던 음식이나 먹고 싶어 하는 음식을 제공하도록 한다.
- 아침에 식욕이 가장 좋으므로 아침 식사는 꼭 하도록 하며, 하루에 필요한 단백질량과 칼로리의 1/3을 아침에 먹도록 한다.
- 증상을 줄이고 뒷맛을 없애기 위해 식사 전후로 입안을 청결하게 잘 헹구어 준다.
- 따뜻하게 먹는 음식과 차게 먹는 음식은 함께 먹지 않는다.
- 가능한 한 평소의 활동량을 늘리고 식사시간에는 서두르지 않도록 한다.
- 통증으로 식욕을 잃었다면 식사 전에 진통제를 먼저 복용하도록 한다.
- 가능하면 환자를 주방과 멀리 떨어진 곳에 있도록 한다.
- 식사 전에 물을 많이 마시지 않도록 한다.
- 작은 식기를 사용하고 규칙적으로 조금씩 자주 먹도록 한다.
- 쉽게 손이 갈 수 있는 곳에 음식을 두고 식욕을 느낄 때마다 먹을 수 있도록 한다.
- 고칼로리의 식사를 소량씩 자주 하도록 한다.
- 식사 준비에 다른 사람의 도움을 받도록 하며 여럿이 함께 식사하는 것이 좋다.
- 음식에 여분의 단백질과 칼로리를 추가한다.
- 규칙적인 운동이 식욕을 증진하는 데 도움이 된다.
- 식사량이 부족한 경우 마시는 형태의 영양보충식품(뉴케어, 그린비아 등)을 이용하도록 한다.
- 푸딩, 젤리, 아이스크림, 요구르트, 계란찜 등과 같이 먹기 쉽고 열량이 높은 음식을 먹도록 한다.

이러한 식사 원칙을 지키더라도 만약 환자가 하루 또는 그 이상 먹지 못할 때, 평소보다 2~3kg 이상 체중이 감소했을 때, 먹는 동안 통증을 느낄 때, 하루 종일 소변을 보지 않았거나 이틀 이상 대변을 보지 못했을 때, 소변량이 적고 냄새가 심하거나 짙은 노란색일 때,

24시간 이상 구토가 계속될 때는 반드시 의료진과 상의하도록 한다.

### ❷ 메스꺼움과 구토

메스꺼움과 구토도 대부분의 암 환자들이 겪는 부작용 중 하나이다. 이러한 증상을 일으키는 약물을 투여하고 있거나 복부나 머리 쪽으로 방사선 치료를 받는 환자들에게서 자주 볼 수 있으며, 암 자체가 증상을 일으키는 경우도 있다. 모든 항암제가 메스꺼움과 구토를 일으키는 것이 아니라 약물의 종류, 용량, 투여 기간, 연령, 치료 경험 등 개개인에 따라 그 정도가 다양하게 나타날 수 있다. 이러한 증상들은 암 환자들의 영양 상태를 악화시켜 치료 효과를 떨어뜨리므로 적절한 관리를 통해 치료 효과를 높일 필요가 있다.

구토는 메스꺼움과 동반될 수 있고 치료나 음식 냄새, 위장 가스, 운동으로 인해 나타날 수도 있다. 메스꺼움이 조절되면 구토도 예방할 수 있고 이완 운동이나 약물치료를 통해 메스꺼움도 줄일 수 있으니 처방받은 구토 억제제가 있다면 복용하는 것이 좋다.

메스꺼움과 구토와 같은 증상들은 환자의 영양 상태에 직결되기 때문에 음식에 주의를 기울일 필요가 있다. 일반적으로 메스꺼움과 구토에는 비스킷, 토스트, 요구르트, 튀기지 않은 껍질이 있는 닭, 부드럽고 자극적이지 않은 복숭아 통조림과 같은 과일, 야채 등이 좋다. 기름지고 튀긴 음식, 사탕과 같이 너무 단 음식, 맵거나 뜨거운 음식, 강한 냄새가 나는 유제품, 붉은 고기, 커피 등은 피하도록 하는 것이 좋다.

만약 환자가 구토를 한다면 구토가 멈출 때까지 음식을 섭취하지 않도록 하고, 구토 이후 1~2시간 정도 지난 후 수분을 섭취하도록 한다. 이것이 적응되면 우유, 요구르트, 주스, 고단백 음료 등을 조금씩 추가하고 죽에서 밥으로 서서히 바꾸도록 한다.

그렇다면 어떤 방법으로 메스꺼움과 구토를 조절하거나 예방할 수 있을까?

### 메스꺼움과 구토 예방법

- 창문을 열어 환기를 시키고 맑은 공기를 마시도록 하며, 메스꺼운 느낌이 들면 긴장을 풀고 천천히 깊게 숨을 들이마시도록 한다.
- 식사 후 바로 눕지 않도록 하고 휴식이 필요하다면 최소한 30분~1시간 정도는 상체를 세우고 있거나 기대어 있도록 한다.
- 위를 압박하는 옷보다는 헐렁한 옷을 입도록 하며 어지럽지 않게 움직임은 천천히 하도록 한다.
- 위를 자극하지 않도록 입을 자주 헹구어서 상쾌한 상태를 유지하도록 한다.
- 틀니가 있다면 치료 전에 빼놓도록 한다.
- 머리나 목에 차가운 수건을 얹어 놓으면 도움이 된다.
- 항암 화학 치료를 받는 동안 금속성 맛이나 쓴맛을 없애주는 껌이나 사탕을 먹는 것이 오심을 줄이는 데 도움이 된다.
- 메스꺼운 증상에만 집중하지 않도록 음악이나 게임, TV, 명상, 요가 등을 이용하여 관심을 다른 곳에 집중하는 것도 좋다.
- 음식 조리 시 음식 냄새로 메스꺼움과 구토가 더 심해질 수 있으니 거리를 두는 것이 좋다.
- 변비로 인해 메스꺼움이 생길 수도 있으니 미리 조절하는 것이 좋다.
- 메스꺼운 증상이 있을 때 잠을 자는 것도 좋다.

### ❸ 변비

 변비는 대부분 여러 요인이 복합되어 나타나는데, 특히 화장실에서 개인적인 자유가 보장되지 않는 환자들이 배변을 미루게 되면서 변비에 걸리는 경우가 많다. 침대에서 생활하는 환자들도 활동량이 적어 변비의 위험이 증가할 수 있고, 음식 중 수분이나 섬유질이 부족한 경우에도 발생할 수 있다. 특히, 메스꺼움이 나타나는 환자들은 음식물과 유동성 음식을 잘 먹지 못해 변비로 발전할 수도 있고, 배변 시 항문 주위에 통증이 있는 환자들도 배변 활동을 미루면서 변비에 걸릴 수 있다. 또 장폐색, 자율신경계의 기능 장애와 같은 의학적 원인, 마약성 진통제와 같은 약물 사용과도 관련이 있다고 한다.

 암 환자는 입맛이 떨어지고 메스꺼움 등의 증상으로 음식을 잘 먹지 못하게 되고, 이에 따라 체력이 저하하면서 활동량도 감소하게 된다. 그리고 장내에 암세포가 존재하는 경우, 암 치료 중인 경우(**항암 화학요법 치료제의 부작용**), 부작용을 조절하기 위한 의약품을 복용하는 경우(**항구토제, 제산제, 이뇨제, 항우울제 등**)와 진통제 등에 의해 변비가 발생할 수 있다.

 그러나 변비는 대부분 예방할 수 있고 진통제로 인한 변비도 예방은 가능하다. 특별한 금기사항이 없다면 진통제를 복용할 때에는 변비 완화제를 동시에 복용하는 것이 좋다. 다만, 대변을 볼 때 무리하게 힘을 주지 않도록 하고, 의사와 상의 없이 변비약을 사용하거나 관장을 하는 것은 바람직하지 않다.

 환자들의 정상적인 배변 활동을 돕기 위해서는 규칙적인 식사 습관, 적절한 수분 섭취, 섬유질 섭취, 규칙적인 운동을 하도록 하고, 배변 시 사생활이 보장되는 편안한 환경을 조성해 주도록 한다.

## 🟢 호흡기계 증상

### ❶ 기침

기침은 기도 안에 이물질이 있거나 분비물이 많을 때 이를 배출하기 위한 정상적인 반사작용으로, 호흡곤란을 일으키거나 호흡곤란에 의해 유발되기도 한다. 정상인은 보통 깨어있는 동안 한 시간에 1~2회 정도 기침을 하는데, 만약 이보다 기침이 더 잦다면 병적인 기침을 의심할 수 있다. 암이 없는 경우에도 기침은 흔한 증상이지만 진행성 암 환자와 특히 폐암 환자에게 흔한 증상이다. 오래 지속되는 심한 기침은 통증을 증가시킬 뿐만 아니라 환자를 지치게 하고 환자의 수면을 방해하기 때문에 기침 빈도를 줄이는 것은 중요하다.

기침은 가습기를 이용해 실내 습도를 높이고 가능한 수분 섭취를 늘려 목을 촉촉하게 하고 들러붙은 분비물을 줄여주어야 한다. 또한 숨쉬기 운동은 폐에 분비물이 과잉 분비되는 환자에게 효과적이며, 가래를 완화시키기 위해서는 곧은 자세를 유지하는 것이 바람직하다. 다만 흉부를 세게 치거나 진동시키는 것은 무기폐, 저산소혈증을 야기하여 폐 기능을 더욱 악화시킬 수 있으므로 피해야 한다.

### ❷ 호흡곤란

호흡곤란은 신체 내에 운반되는 산소가 충분하지 않을 때 발생하게 되는데 양쪽 폐가 충분하게 공기를 흡입하지 못하거나 폐가 혈류로 충분한 산소를 운반해주지 못할 때 발생한다. 호흡곤란은 다양한 원인에서 기인하는데 통증은 부분적으로 근심을 증가시키고 호흡기의 활동을 제한함으로써 호흡곤란 증상을 악화시키게 된다. 신체적 원인에 의한 호흡곤란은 대부분 걷기나 다른 운동 때문에 악화되지만, 휴식을 취하는 동안 호흡곤란이 발생한다면 의사의 진료를 받아야 한다.

환자에게 호흡곤란이 오면 숨이 가쁘거나 호흡하기 힘들어지며 가슴 통증을 호소하기도 하거나, 맥박수가 빨라지고, 피부가 차고 축축하게 느껴지기도 한다. 또 호흡이 빠르거나 숨 쉴 때마다 그르렁거리는 소리가 나기도 하고, 심하면 귓불이나 입술, 손톱에 청색증이 나타나게 되므로 주의를 기울일 필요가 있다.

호흡곤란이 있는 대부분의 환자들은 이를 우려하고 심한 호흡곤란은 환자와 가족을 당황스럽게 한다. 호흡곤란은 근심을 야기하고, 이러한 근심은 호흡수를 증가시켜 호흡곤란을 더욱 악화시키게 된다. 따라서 호흡곤란에 대해 제대로 숙지하고 대처할 수 있다면, 환자와 가족들의 근심을 덜고 호흡곤란을 악화시키는 것을 막을 수 있을 것이다.

### 호흡곤란에 도움이 되는 방법

- 반듯이 눕는 자세를 피하고 상체를 지지해서 반 정도 앉은 상태를 유지하는 것이 좋으며, 침대에서 생활하는 환자들의 경우에는 등을 기대는 것이 좋다.
- 호흡곤란이 5분 후에도 멈추지 않으면 침대나 자리에서 몸을 일으켜 앉히고, 베개로 무릎을 받쳐 편하게 해주고 팔은 탁상에 편안하게 놓고 머리를 약간 앞으로 숙인 자세를 취할 수 있도록 한다.
- 코로 산소를 공급하거나 가습기나 젖은 물수건을 이용해서 습한 공기를 제공해 준다.
- 호흡곤란이 있는 환자들은 무언가에 포위되었다는 느낌을 받기 때문에 창문을 열어 얼굴에 찬 공기를 쐬거나 찬 것을 바르는 것, 얼굴에 촉촉한 천을 덮는 것이 도

- 움이 될 수 있다.
- 음악을 듣거나 그림을 그리는 것과 같은 기분전환을 통하여 호흡곤란 증세가 감소될 수 있다.
- 입을 오므려 숨을 규칙적으로 천천히 깊게 내쉬는 숨쉬기 방법을 한다.
- 코로 숨을 들이마시고 입으로 내쉬는 심호흡을 두 번 정도 하게 한다.
- 5분이 지난 후에도 호흡곤란 증상이 완화되지 않으면 환자를 앉게 하고 발 받침대로 지지해주면서 침상 테이블 위에 베개를 놓고 팔은 편안하게 올리며 머리는 약간 앞으로 기울이도록 해준다.
- 기침이나 구토가 있으면 가래의 양과 양상 및 냄새를 관찰한다. 참고로 투명하거나 하얗고 거품이 있는 것이 정상이다.

## 피로

일반적으로 피로란 신체적, 정신적, 감성적으로 지친 기분을 의미하지만, 암과 관련해서 피로란 암의 발생과 함께 나타났거나 암 치료 과정 중에 생기는 이전과는 다른 지속적인 피로감이라고 할 수 있다.

암에 따른 피로는 만성적인 것으로 환자의 일상생활에 장애를 줄 수 있다. 일반적인 피로가 휴식을 통해 회복이 가능하다면, 암으로 인한 피로는 휴식을 취해도 그대로 남는 경우가 많다. 따라서 피로를 호소하는 환자에게 대부분의 의사들은 휴식을 권하지만, 부적절한 휴식이나 장기적인 휴식은 오히려 환자에게 피로감을 증가시킬 수 있다. 그래서 일부 환자들은 암과 관련된 통증이나 구토, 우울보다 이러한 암 관련 피로가 가장 고통스럽다고 말한다.

개개인에 따라 다르겠지만 연구에 따르면 항암 화학요법이나 방사선 치료, 골수이식 등을 받는 암 환자의 90%가 암에 따른 피로를 호소하고 있다고 한다. 또 암에서 완치된 환자 중 30~75%가 이후에도 피로감이 지속된다고 하기 때문에 암으로 인한 피로는 절대 간과할 수 없는 문제라고 할 수 있다. 치료 중인 환자나 완치된 환자라도 주기적으로 피로에 대해 관찰하는 것이 중요하다.

암에 따른 피로를 치료할 때에는 의료진의 도움뿐만 아니라 환자와 가족의 노력이 함께 요구된다. 다만, 적절한 대처법을 알고 일상생활부터 적용하면 많은 부분을 스스로 해결할 수 있다.

### 피로에 도움이 되는 방법

- 평상시의 생활을 유지하도록 하나, 피로를 느끼면 바로 휴식을 취하도록 한다.
- 치료 전보다 좀 더 많이 휴식을 취하며, 일상생활 도중 잠깐씩 휴식을 취하는 것이 좋다.
- 일상생활에서 주위 사람들의 도움을 받도록 하며, 항상 사용하는 물건은 손이 닿기 쉬운 곳에 두어 에너지 낭비를 피하도록 한다.
- 피로를 느낄 때의 상황을 기록하여 생활의 계획을 세우면, 효율적으로 시간을 관리하게 되어 피로를 덜 느끼게 된다.
- 주치의와 피로에 대해 상담을 하고 증상에 맞는 적절한 치료를 받도록 한다.
- 가벼운 산책 등의 육체적인 활동은 입맛을 좋게 하여 피로에 도움이 된다. 다만, 저녁에는 운동을 하지 않는 것이 좋다.
- 음악을 듣거나 TV를 보는 것도 일시적으로 기분 전환에 도움이 된다.
- 종교나 사회활동에 참여하여 느끼는 감정에 대해 이야기하는 것과 행복했던 순간들을 자주 기억해 내면 기분이 좋아져 피로감을 줄이는 데 도움이 된다.

- 다양한 음식으로 단백질과 비타민 등이 함유된 균형 잡힌 식생활을 하도록 한다.
- 다른 지시사항이 없다면(신장 질환, 부종 등) 매일 충분한 양의 무알코올, 무카페인 음료를 마시도록 한다.
- 담배는 금하도록 하고 알코올과 카페인이 함유된 음식은 제한하며, 특히 늦은 오후와 저녁에는 피하도록 한다.

## 림프부종 관리

림프계는 림프관과 림프조직으로 연결되어 몸 전체에 림프액을 전달하는 역할을 한다. 이 림프액의 흐름은 림프가 몸을 통해 흐르고 혈류로 돌아가는 과정으로 이루어지는데, 이 과정에서 림프계의 손상이나 막힘으로 인해 림프액이 체조직으로부터 흐르지 못하고 고여 부종이 발생하는 것이 림프부종이다.

림프부종은 림프계가 비정상적으로 형성되어 나타나는 일차성 림프부종과 림프계가 손상을 받아 나타나는 이차성 림프부종으로 나눌 수 있다. 이 이차성 림프부종에서 림프계가 손상 받거나 막히게 되는 원인이 바로 암을 비롯한 감염, 손상, 림프절의 절제, 방사선 치료나 수술로 인한 조직의 상처이다.

암과 관련된 림프부종의 위험 요인에는 암이 직접 림프절을 누르거나 림프절로 암이 전이된 경우, 치료와 관련해 림프절을 절제하는 수술한 경우 등을 들 수 있다. 흔히 림프절 절제 수술을 하는 암에는 흑색종, 유방암, 부인과적 종양, 두경부암, 전립선암, 고환암, 방광암,

대장암 등이 있다. 또 아직 논란이 되고 있으나 방사선 치료나 항암 치료, 호르몬 치료도 림프부종의 위험 요소가 되고 있는 것으로 생각된다.

림프부종의 초기 단계는 대부분 피부를 손으로 누르면 쉽게 눌리는 함요 부종 상태로, 시간이 조금 지나면 저절로 회복되지만 이후에는 점차 피부 조직이 섬유화되면서 단단해지고 두꺼워져 부종이 자연적으로 회복되지 않는 상태에 이르게 된다. 따라서 림프부종의 환자들은 주로 팔과 다리가 당긴다거나 힘이 약해졌다고 느끼거나 통증, 혹은 쑤시는 느낌 혹은 무거운 느낌을 받는다고 한다. 이 상태의 림프부종을 치료하지 않고 그대로 방치하면 불편함뿐만 아니라 단백질이 풍부한 림프액의 저류로 인해 감염이 쉽게 올 수 있고, 팔, 다리의 기능적 운동 능력이 떨어질 수 있다. 림프부종은 빨리 발견할수록 회복이 더욱 쉽다. 따라서 환자는 앞의 증상이 느껴지면 곧바로 의사와 상담해 림프부종 진단을 받아야 한다.

림프부종은 몸의 신진대사나 신장의 문제 등으로 나타나는 부종의 증상과는 다른 질환이다. 때문에 림프부종에 맞는 관리 방법과 치료가 필요하다. 이를 위해서는 평소부터 팔과 다리를 심장보다 높게 유지하고, 팔과 다리에 과도한 압력을 주지 않고 혈액 순환이 갑자기 증가하는 것을 피하도록 한다. 또 팔과 다리의 피부를 깨끗하게 유지하고 피부가 건조해지지 않도록 유의하며 상처나 감염이 없도록 주의하는 것도 중요하다. 림프부종은 다양한 치료법이 있으니 즉시 의사와 의논해 치료를 받도록 해야 한다.

### 🔖 기타 증상

#### ❶ 감염

백혈구의 수명은 보통 7~14일 정도로 감염에 저항해 신체를 보호하는 역할을 한다. 그런데 혈액 안의 백혈구가 감소하면 감염에 걸릴 가능성이 높아지기 때문에 항암 화학요법을 받고 나서 오한을 느끼거나 열이 난다면 즉시 병원을 찾아야 한다. 항암 화학요법을 받는 암 환자가 감염으로 입원하게 되면 새로운 병원균에 대한 노출 기회의 증가, 항생제의 추가 사용, 입원 기간의 연장 등으로 환자의 고통이 증가하게 된다. 또 항암제 투여 스케줄과 용량을 조절해야 하기 때문에 암 치료에도 큰 영향을 미친다.

감염은 암 환자에게 나타나는 발열의 일반적 원인이 되며 사망에 이르게 하는 원인이 될 수도 있다. 때문에 감염이 의심되는 경우에는 백혈구 수치 감소와 발열에 유의하도록 하고 구강, 피부, 요로, 항문, 주사를 맞았던 부위나 조직검사 부위, 중심정맥관 삽입 부위 등에 발적이나 부종이 없는지 주의 깊게 살펴볼 필요가 있다. 특히 항암 화학요법을 받는 환자는 약으로 인해 골수 능력이 저하되어 골수에서 생성되는 백혈구 수도 줄어들게 된다. 이에 따라 세균에 대한 방어력이 약해지면서 감염에 대항하는 능력이 떨어지기 때문에 일상생활에서 감염을 예방하는 것은 아주 중요하다.

#### 감염 예방법

- 사람이 많은 곳은 되도록 피하고 식사 전과 외출 후, 화장실을 다녀온 후에는 반드시 손을 깨끗이 씻는다.

- 감기나 염증성 질병을 가진 사람과의 접촉을 피하는 것이 좋다.
- 생과일이나 야채, 날계란, 생우유를 피하도록 한다.
- 개, 고양이, 새똥 등은 직접 손에 닿지 않도록 하고, 애완동물과 가까이하지 않도록 한다.
- 손톱, 발톱을 너무 짧게 깎아 피부에 상처를 주지 않도록 하며, 상처가 생기지 않도록 항상 신발이나 양말을 신는다.
- 입안에 상처를 주지 않도록 부드러운 칫솔을 사용하고 칫솔은 3개월마다 교환한다.
- 구강 감염을 치료한 후에는 새 칫솔을 사용한다.
- 식후 3번, 자기 전으로 매일 4번씩 이를 닦고 가글 용액으로 2시간마다 입을 헹궈 치아 위생 관리를 철저히 한다.
- 면도 시에는 상처가 생기는 것을 방지하기 위하여 전기면도기를 사용한다.
- 여드름 등을 손으로 짜서 염증이 생기는 일이 없도록 한다.
- 가능하면 따뜻한 물로 매일 샤워하되 피부를 세게 문지르지 않도록 한다.
- 상처를 입으면 물과 비누로 즉시 닦는다.
- 피부가 손상될지 모르니 육체적인 일을 할 경우 손을 보호하기 위해 장갑을 착용한다.
- 변비가 생기지 않도록 주의하고, 수분을 제한하라는 지시가 없다면 하루 2리터 이상의 물을 마시도록 한다.
- 배변 후 항문을 닦을 때는 조심스럽게 닦고 여성들은 앞에서 뒤쪽으로 닦는 것이 요로 감염 예방에 도움이 된다.
- 신장, 방광, 요로는 소변으로 청소할 수 있으므로 요로 감염을 예방하기 위해서는 몸에 충분한 수분을 공급해야 한다.
- 항문으로 체온을 재는 것을 피한다. 직장으로 체온을 재는 것은 직장 내부에 있는 세포막에 상처를 줄 수 있으므로 감염의 위험성을 높인다.

- 월경 기간에는 세균이 쉽게 번식하는 탐폰 대신 생리대를 사용한다.
- 병실이나 방에는 세균과 곰팡이 번식이 많은 화분이나 꽃을 두지 않도록 한다.

❷ 탈모

탈모는 항암제를 투여하거나 방사선 치료를 받는 경우 나타나는 증상으로 항암제에 따른 경우에는 일시적이지만 방사선의 경우에는 영구적 탈모가 발생할 수도 있다. 항암제에 따른 탈모는 빠르면 약물 투여 후 7~14일 이후에 나타날 수 있고, 치료 후 6~12개월 정도가 지나서야 회복되기 시작한다.

노출된 두피는 매우 민감하므로 반드시 보호하도록 한다. 방사선 치료의 경우 탈모는 부위에 따라 두피, 속눈썹, 눈썹, 음부, 팔, 겨드랑이, 가슴, 다리 등 다양한 부위에서 일어날 수 있다. 받고 있는 방사선 치료의 양에 따라 탈모가 영구적인지 일시적인지 확정되기 때문에 전문의와의 상담이 필수적이다. 탈모는 방사선 치료를 시작한 지 2~3주 이후부터 시작되고, 이것이 만약 일시적인 탈모라면 방사선요법이 끝난 4주 후 정도부터 다시 머리카락이 난다.

탈모는 외모적으로 나타나는 증상이기 때문에 환자 중에서는 큰 충격을 받거나 심각한 우울감을 느낄 수도 있다. 때문에 탈모를 현실로 수용하고 적절한 관리 등으로 일상생활을 유지하는 것이 환자에게 도움이 된다.

### ❸ 신경계 이상

항암제에 따라서는 신경계에 부작용을 일으킬 수도 있다. 가장 흔한 것은 말초신경(손끝, 발끝)에서 일어나는 것으로 말초신경에 염증을 일으켜 손끝, 발끝이 저리고 감각이 둔해지며 통증까지 수반하는 경우이다. 이것이 심해지면 다리에 힘이 없고, 발바닥 감각이 둔해져 걷는 것도 힘들어질 수 있다. 또 한쪽 또는 양쪽 귀의 청력에 문제가 생기거나 내장을 지배하는 신경에 부작용이 생기는 경우 복통, 구토, 변비 등의 증상을 일으키기도 한다. 대부분 치료가 끝나면 이러한 증상은 회복되는데 약의 종류나 투여된 양에 따라 치료가 끝나도 회복되지 않거나 회복 속도가 느려지는 경우도 있다. 이러한 경우에는 반드시 전문의와 상담해야 한다.

### ❹ 출혈

출혈은 암 환자에게서 흔히 나타나는 합병증이다. 혈관이 손상되어 혈액이 빠져나가는 것을 출혈이라고 하는데, 혈소판의 기능이나 응고 경로가 비정상인 경우 지혈에 장애가 나타나는 것을 말한다.

출혈의 원인은 다양한데 항암 화학요법으로 인한 출혈의 경우 항암 화학요법 이후 혈소판 감소로 이전보다 출혈 경향이 높아질 수 있다. 갑자기 대변이 검게 나오거나 상처에서 피가 멎지 않는 경우, 이유 없이 갑자기 숨이 차고 어지럽다면 출혈이 의심되니 곧바로 병원을 찾는 것이 좋겠다.

만약 출혈이 발생한다면 바로 앉거나 누워 안정을 취하도록 하고, 팔이나 다리에서 출혈이 발생하면 팔과 다리를 심장보다 높게 유지하도록 한다. 이때 출혈 부위에 5~10분 정도 얼음 주머니를 대주면 출혈이 멎는 데 도움이 된다. 만약 피가 섞인 소변을 볼 때에는 물이나 음료수를 많이 마시고 즉각 의사에게 알리도록 한다.

### ❺ 빈혈

빈혈은 대부분의 암 환자에게서 나타나며 항암 화학요법, 방사선요법, 그리고 혈액소실량이 많은 수술을 하게 되면 공통적으로 발생하게 된다. 특히 항암제는 빨리 자라나는 세포를 죽이는데 암세포뿐만 아니라 정상 세포도 빨리 성장할 수 있기 때문에 결국 정상적으로 빨리 성장하는 세포 중 골수에서 성장하는 적혈구 또한 항암제의 영향을 받게 되는 것이다. 이로 인해 적혈구의 공급량보다 적혈구 파괴량이 더 많아지면 몸에 적혈구 공급이 충분히 이루어지지 않아 대부분의 암 환자들의 빈혈을 경험히게 된다.

그러나 환자들이 빈혈을 겪게 되면 피로, 숨참, 활동량 감소를 동반하게 되고, 심장을 무리하게 운동하게 하는 등 다른 증상까지 유발한다. 또 환자에게 맞는 항암투여량, 스케줄을 결정하기 위한 지표로 빈혈 수치가 크게 작용하는 등 빈혈은 아주 중요한 증상이다.

이러한 빈혈은 기저 질환 치료, 수혈, 철분 투여, 적혈구 생성인자 투여, 영양과 규정식 보충 등으로 치료할 수 있다. 또한 받고 있는 항암치료가 적혈구에 어떠한 영향을 미칠지 미리 확인해 두는 것도 필요하다. 이외에도 과도한 운동을 삼가고 충분한 휴식을 취하는 등의 적절한 관리를 하도록 노력해야 한다. 만약 빈혈의 원인이 항암치료 때문이라면 담당의와 상의하여 약물 처방을 받거나 적혈구 성장 촉진 인자 주사를 맞는 것도 좋은 방법이다.

### ❻ 피부변화

　암 환자들의 피부손상은 암 자체와 치료, 질병과정 전반에 걸쳐 발생할 수 있다. 암으로 인한 피부손상은 암의 성장과 전이에 따른 피부 침윤에 의해 궤양의 형태로 진행되며 대부분 원발성 암보다는 전이성, 재발성 암에서 더 많이 나타나고 있다.

　항암 화학요법에 의한 피부변화는 표피의 기저세포가 파괴되면서 일어난다. 이것은 전신적으로 나타날 수도 있고, 항암제 투여 시 사용된 혈관을 따라 혹은 항암제 주사 부위나 방사선 조사 부위에 국소적으로 일어날 수도 있다. 또한 방사선 치료에 의한 일시적인 홍반은 일반적으로 치료 시작 2~3주 후에 생기는데, 피부가 벗겨지는 건성 박리로 인해 건조감과 소양증이 생길 수 있다.

　피부변화에 있어서는 환자의 피부와 눈의 공막에 노란빛, 진한 오렌지색의 소변, 희거나 회색빛의 소변, 파랗거나 보랏빛 피부 또는 타박상, 호흡곤란, 피부의 발적이나 붉게된 것, 부종이 있으면서 변색된 것, 가려움증 등을 유심히 관찰할 필요가 있다. 일반적으로 이러한 피부변화는 생명을 위협하는 것은 아니지만, 신체상, 정서상에 큰 영향을 미칠 수도 있기 때문에 피부변화의 상태에 따라 전문의와 상의하는 것이 필요하다.

# 암 치료에서 느끼는
# 현대의학의 한계

### 💊 암을 방치하면 전이가 되는가?

사람들은 일반적으로 암은 하루라도 빨리 치료하는 것이 좋다고 생각한다. 그래서 암이라는 진단을 받으면 서둘러 치료를 받으려고 하지만, 초조함은 절대 금물이다. 암 치료에는 다음과 같은 특성이 있기 때문이다.

첫 번째로 암 치료는 사람 몸에 예측할 수 없는 변화를 가져온다. 수술로 장기를 잘라내면 되돌릴 수 없는 것은 물론이고, 화학요법도 폐선유증과 신부전증 등 예측할 수 없는 변화를 일으키기 쉽다.

방사선 치료도 치료 흔적이 정상조직에 영향을 미치기 때문에 같은 장소를 재차 조사하면 합병증을 유발할 위험이 크다. 당뇨병과 고혈압의 치료는 일반적으로 예측 불가능한 변화를 일으키기 쉽다.

두 번째로는 환자 상태가 치료 전보다 악화된 경우이다. 수술로 장기를 잘라낸 경우 치료 전보다 건강이 더 좋아졌다고 생각하고 싶어도, 다른 장기의 기능이 떨어지기 쉽다. 방사선 치료는 이에 비해 충격이 비교적 적지만, 합병증에 따른 고통은 마찬가지이다.

세 번째로는 치료사라고 하는 환자 사망이다. 뇌혈장애나 장질환 등 다른 질환으로도 사망할 수 있지만, 암만큼 많은 사람이 치료사 하는 경우는 없다. 특히 수술과 화학요법은 합병증과 부작용이 악화되기도 하고 체력도 저하되어 사망하는 경우가 많다.

마지막 네 번째로 암 치료에는 선택의 여지가 있다는 점이다. 설령 수술이 불가피한 경우 다른 치료방법이 효과가 없다는 것은 아니다.

환자가 치료를 서두르는 것은 암이 점점 커지고, 방치해두면 다른 곳으로 전이한다는 생각 때문이다. 하지만 후회하지 않기 위해서는 여러 가지 방법을 강구해 볼 필요가 있다. 그렇다면 암이 점점 커지는 것과 전이의 개념은 어떻게 다른 것일까?

❶ 암이 커진다는 것과 암이 전이된다는 것

소위 암이 커진다고 하는데 실제로 암이 자라나는 속도는 얼마나 될까? 인간의 암이 커지는 속도를 예측한 보고가 있다. 이에 따르면, 예를 들어 폐암, 유방암이 2배로 자란 기간은 평균적으로 3개월 이상이었다고 한다. 여기서 말하는 2배란 세포의 수로, 암의 모양이나 직경을 의미하는 것이 아니다. 만약 직경이 2배가 되면 $2 \times 2 \times 2 = 8$이기 때문에 세포의 수는 8배가 될 것이다. 즉, 병소의 직경이 두 배가 되기 위해서는 암세포가 2분열을 3번 반복하는 것으로 총 9개월이 걸리게 되는 것이다.

직경이 10배가 되기 위해서는 2분열을 10번 반복해야 한다. 그리고 직경 10마이크로미터(㎛, 1마이크로미터는 100만 분의 1m)의 암세포가 증식해 직경 1㎝의 암 병소가 되는 데에는 2분열을 30번 반복해야 한다. 실제로 암세포의 일부는 분열 도중 죽거나 탈락하기 때문에 40~50분열 정도가 아니라면 1㎝로 자라나지 못한다. 때문에 만약 환자에게 1㎝의 암 병소가 발견되었다면 암세포가 발생한 후 평균 90개월이 걸렸다는 계산이 된다.

그렇다면 암을 방치해 두면 전이된다는 것은 무엇을 의미하는 것일까? 국제암예방학회 이사를 역임한 카와키 나리카즈(河木成一) 의학박사는 암이 1㎝ 정도가 될 때까지 30번 분열할 경우 전이가 없다면 그 이후에도 전이는 없다고 말한다. 물론 이 부분에 대해서는 아직도 논쟁이 계속되고 있다.

카와키 나리카즈 박사는 암을 그대로 방치한 경우 곧바로 다른 부위로 전이된다고 하는 개념에 반박하고 있다. 장래 전이가 될 수 있다고 하는 가능성을 완전히 부정하는 것은 아니지만, 10년 이상 암이 전이되지 않았던 것이 단지 몇 개월 방치해 두는 것만으로 전이되기는 힘들다는 것이다. 때문에 암 선고를 받은 시점에서 전이가 있었는지의 여부가 중요한 것이지, 암의 선고와 함께 전이를 두려워할 필요는 없다는 것이다.

❷ 서두르지 말고 침착하게 치료법을 생각하라

암이라는 진단을 받더라도 초조해하지 말고 보다 좋은 치료법을 찾는 것이 좋다. 만약 전이가 없다면 더욱 그럴 필요는 없다. 그러나 치료를 서두르게 하는 데에는 다른 이유가 있다. 일반적으로 검사를 위해서는 바늘로 세포를 적출해 내거나 메스로 조직을 채취하는데, 병소에 바늘과 메스가 들어가면 암세포가 전이되기 쉽다는 것이다.

전이될 위험이 있다면 의사는 환자를 바로 입원시켜 수술 준비를 하고 조직 채취를 해야 한다. 그리고 조직 채취의 위험성을 제대로 환자에게 이야기하는 것도 필요하다. 이러한 배려 없이 무조건 채취하는 것은 환자를 생각하지 않는다는 말이다.

보통 의사들은 암 선고와 함께 서둘러 수술할 것을 권유하지만, 우선 입원을 시켜 한 달 정도 상태를 지켜본 후 수술을 하자고 하는 경우가 많다. 그러면 환자들은 초조함과 두려움에 떨면서 수술을 기다리게 된다. 하지만 사실은 의사가 환자를 한 달이나 기다리게 하는 것은 아직 괜찮다는 의미가 아닐까.

환자도 많은데 입원에 열을 올리는 것보다 자신의 상황에 맞는 다양한 치료방법을 생각해보고 다른 의료기관이나, 의사를 찾아보는 것도 좋은 방법이라 할 수 있겠다.

### ● 수술의 문제점: 수술이라고 부작용이 없는 것은 아니다

암 치료라고 하면 수술을 생각하는 경우가 많다. 그러나 과연 수술만 하면 암 환자가 모두 살아나는 것일까?

수술은 종양을 완전히 도려내는 것으로 어떤 의미에서는 가장 빠르고 확실한 방법이라고 할 수 있다. 특히 조기암이라면 외과적 수술이 완치의 지름길이다. 그러나 수술 자체의 위험성과 전이, 수술 후의 체력 및 면역력 저하, 수술 후 투여되는 항암제에 따른 부작용 등은 수술의 결점이라고 할 수 있다.

일본에서는 이미 40종류 이상의 항암제(화학 요법)가 승인되어 있고, 지금도 새로운 항암제가 끊임없이 개발되고 있다. 항암제는 백혈병이나 악성 림프종과 같은 특정 암에 대해서는 뛰어난 효과를 발휘하지만, 위암이나 간암 등과 같은 고형암에 대해서는 이렇다 할 효능을 보이지 않고 있다. 따라서 고형암의 경우 항암제의 투여 목적은 제한적이다. 수술 후 재발 방지를 위해 보조적으로 사용하거나, 종양이 너무 커 항암제를 이용해 축소한 뒤 수술하도록 하거나, 광범위한 재발의 진행을 일시적으로나마 늦추어 생명 연장을 목적으로 사용하는 것이 일반적이다. 여기서는 발견 빈도가 비교적 높은 위암과 대장암을 대상으로 수술의 문제점에 대해 알아보고자 한다.

위암 치료에서 위를 남기기 위해서는 치료 전 다음과 같은 점을 고려해야 할 필요가 있다.

Ⓐ 위암이라는 진단이 확실한가?
Ⓑ 발견된 위암을 치료할 필요성은 있는가?
Ⓒ 치료할 경우 개복하지 않고 치료하는 방법은 없는가?
Ⓓ 위를 절제했을 경우 림프절만을 살짝 절제할 수는 없는가?
Ⓔ 화학요법은 필요한가?

위암은 초기 암과 진행암으로 분류된다. 위벽을 구성하는 층을 안쪽에서 보면 점두, 점막하층, 근육복막으로 되어 있고, 암이 점막이 아니라 점막하층에 머물러 있는 것이 초기위암이고 점막하층을 지나 깊숙이 침입한 것이 진행암이다. 암이 점막에 머물러 있어도 이미 림프절과 다른 장기에 전이되어 있는 경우가 있는데 이것은 분류상 초기 위암이다.

진행암의 경우에는 개복수술을 하게 된다. 위점막은 방사성 감수성이 높기 때문에 합병증이 발생하지 않도록 방사선 양을 줄여야 하는데, 이렇게 줄인 방사선 양으로는 암세포를 치료하기 힘들다. 화학요법도 무의미하다.

다만, 초기위암이나 진행위암에 대해서는 수술이 필요한지 의문스럽다. 현재 일본에서 발견되는 위암의 절반 이상이 초기 암이라고 한다. 예전에는 초기 암도 위 절제 수술을 했지만 환자들이 수술 후 여러 가지 기능 저하라는 부작용을 겪으면서 최근에는 내시경을 넣어 병변을 절제하는 이른바 내시경에 의한 점막절제수술이 보급되었다. 이 내시경에 의한 점막절제수술은 위를 그대로 남기기 때문에 환자들은 일상생활을 영위할 수 있다. 물론 이 방법도 사망사고가 없는 것은 아니라 절대적으로 안전하다고는 할 수 없지만, 위 절제에 비하면 훨씬 양호하다.

한편, 대장암 환자들은 다음과 같은 문제를 생각해 볼 필요가 있다.

Ⓐ 암이라고 하는 진단이 확실한가?
Ⓑ 발견된 대장암을 치료해야 할 필요가 있는가?
Ⓒ 치료하는 경우 어떤 치료를 할 것인가?
Ⓓ 개복수술을 할 때 림프절 곽청을 할 것인가, 곽청한다면 어디까지 할 것인가?
Ⓔ 대장은 결장과 직장으로 나뉘는데 직장암의 경우 인공항문이 되는가?
Ⓕ 화학요법은 필요한가?

여기서는 ⒷⒷ의 대장암 치료의 필요성에 대해 먼저 알아보자. 예를 들어 진행암 때문에 장폐색이 생기고 변이 쌓여 고통스러울 때에는 수술해서 암을 절제할 수 있고, 변이 나오는 길을 만들어 바이패스 수술을 할 수 있다. 그러나 같은 대장암이라도 장폐색이 없는 경우에는 앞으로 장폐색이 생길지 어떠할지는 정확히 알 수 없다. 왜냐하면 대장암의 배증 기간(두 배로 자라나는 기간)이 1년 이상으로 길고, 환자가 다른 병으로 사망하기 전에 암이 장폐색을 일으킬 정도까지 크게 자랄지는 확신할 수 없기 때문이다.

그렇다면 이 경우에는 정말로 절제수술이 필요한 것일까? 다만, 대장은 길기 때문에 일부를 절제해도 위처럼 기능장애가 생길 수 있다. 그러나 Ⓓ의 림프절 곽청에는 문제가 있다. 오늘 대장암으로 개복수술을 받으면 일반적으로 림프절 곽청도 처리하는데, 이에 따라 합병증이 발생하거나 사망에 이를 수도 있다.

## 🔹 화학요법의 장점과 단점: 항암제에 대한 오해

암 환자는 물론 그들의 가족 등 많은 사람들이 항암제의 효과에 대해 큰 착각을 하고 있다. 암 환자나 가족들의 인생관과 가치관, 항암제에 대한 효과 및 부작용에 대한 무지가 불러온 결과라고 할 수 있겠다. TV 등에서 떠들어대는 효과에 대한 과장과 전문가들의 이론도 항암제를 '좋은 것'으로 보게끔 하는 것도 사실이다. 아마 항암제의 무효과와 부작용, 독성에 대해 알게 되면 무척 놀라게 될 것이다. 그렇다면 사람들은 항암제에 대해 무엇을 착각하고 있는 것일까?

❶ '항암제로 치료되는 암이 있다'는 착각

사람들이 착각하는 제일 큰 이유는 급성백혈병과 악성림프종이 항암제로 치료된다는 것이다. 물론 급성백혈병과 악성림프종을 화학요법으로 치료하는 것을 보고 위암이나 폐암 등도 화학요법으로 치료할 수 있다고 생각하는 것은 당연하다. 그러나 항암제가 등장한 지 많은 시간이 흘렀음에도 불구하고 항암제로 치료한 암의 종류는 극소수에 지나지 않는다. 특히 위암과 폐암 등 고형암(응어리가 있는 암)은 치료하지 못하는 것으로 알려졌다. 그러나 더욱 놀라운 것은 이러한 고형암이 항암제로 치료되지 않는 것은 좋은 약이 없어서가 아니라 암의 성격 때문이라는 사실이다.

❷ '암이라면 화학요법을 하는 것이 당연하다'는 착각

항암제가 널리 사용되면서 효과도 없는 고형암에까지 사용되고 있는 것은, 자칫 효과가 있으니까 사용되는 것으로 보일 수 있다. 그러나 여기서 분명히 알아야 할 것은 의사들은 항암제의 효과가 없다는 것을 결코 말해주지 않는다는 점이다.

요즘은 효과가 없는 암에는 애초에 항암제를 쓰지 않는 의사도 있지만, 재발하거나 장기전이가 나타날 때 항암제를 사용하지 않는 의사는 드물다. 이것은 곧 장기전이 환자의 대부분이 화학요법을 받고 있다는 증거이기도 하다.

환자는 물론이고 그 가족들도 암이라는 진단을 받으면 당연히 화학요법을 받아야 한다고 생각한다. 물론 그 효과에 대해서는 조금도 의심하지 않는다.

환자 대부분은 어느 암은 항암제로 치료되지만 어느 암은 항암제로 치료되지 않는다는 것을 알지 못하기 때문에 '암이면 수술' 그리고 '수술이 끝난 다음에는 항암제' 그리고 재발, 전이되면 또 '항암제 치료'라는 것을 당연하게 받아들이고 있다. 의사들도 이러한 코스를 치료의 전체적인 계획으로 두고 그 순서대로 진행하며, 환자들은 선택의 여지도 없이 짜인 계획대로 움직이게 되는 것이다.

❸ 환자나 환자 가족의 심리상 문제다

환자가 전이라는 선고를 받았을 때 받는 쇼크는 처음 암이라는 진단을 받았을 때보다 더 크며, 죽음에 대한 공포와 불안도 더욱 증폭된다고 한다. 그리고 효과가 없는 치료에 대해서는 생각조차 하지 않게 되고, 그 결과 항암제에 대한 기대감, 나아가서는 항암제에 절대적인 효과가 있을 것이라고 자신을 위로하게 된다.

사실 의사도 마찬가지 상황이다. 환자에게 재발과 전이를 발견해도 이제 더 이상 치료방법이 없다고 말하기 힘든 것이 사실이다. 그러면 의사도 환자와 마찬가지로 어떠한 방법이라도 찾게 되고 결국, 항암제를 제안하게 된다. 그리고 환자는 의사의 말이니 믿고 따르게 된다.

실제로 암이 전이해도 곧 사망하지 않지만, 대부분 사람들은 곧 사망할 것이라는 이미지를 가지고 항암제로 치료할 수 있을 것이라는 착각을 하게 된다. 즉, 전이된 환자가 곧 사망하지 않고 만약 화학요법을 사용했다고 하면 그 원인은 화학요법 때문이라고 생각하는 것이다.

❹ 의사가 말하는 '유효'라고 하는 것에 대한 오해

항암제에 대한 착각은 의사들이 사용하고 있는 용어에서 기인하기도 한다.

첫째로 항암제라고 하는 명칭에 문제가 있다. 항암제라는 말이 마치 암에 대항한다는 뜻이 있어서 치료할 수는 없어도 생명의 연장은 가능하다는 이미지를 갖게 한다. 또 항암제라는 말은 독물이라는 뜻을 덮어버린다. 항암제라는 말 대신에 '독약', '극약'이라는 말을 사용했다면 화학요법에 대한 오해도 없었을 것이다.

그리고 항암제의 효과를 말할 때 '저효', '유효', '완전관해'라는 용어들을 사용하는데, 일반인들이 이런 용어를 들으면 암이 치료된다는 이미지를 갖게 된다. 그리고 '유효'는 암이 반 이하로 축소되었을 뿐 암이 다시 자라날 수도 있다는 것을 의미하지만, 이러한 속뜻은 감춰버린다. '저효', '완전 관해'도 암이 검사에서 나타나지 않을 정도로 축소해서 1mm가 되어도 100만 개의 암세포가 남아있기 때문에 언젠가 증식해서 자라날 수 있다는 의미를 가지지만, 사람들은 이 부분을 간과해 버린다.

❺ '생명이 연장된다'는 착각

이것은 정보 부족에서 오는 착각이다. 요즘은 인터넷에서 손쉽게 정보를 구할 수 있지만 그것만으로는 부족하다. 의학도서관이나 영문으로 된 원문을 읽어볼 필요도 있다. 왜냐하면 인터넷으로 얻는 영문의 논문이나 정보에는 추상적인 것들이 많기 때문이다.

예를 들어 '항암제를 사용한 그룹이 생존기간이 길고 통계적으로 주목할 만한 차이가 있다'라고 기술된 글을 읽으면, 대부분 항암제는 의미가 있다고 생각하게 된다. 그러나 이것은 다소 연명 효과를 보였다는 의미로 일시적인 것을 의미한다는 사실을 알아야 한다. 다시 말해 생존율을 나타내는 것이 아니므로 '생존율은 연장되지 않는다'는 의미이다.

### ❻ '부작용이 적어졌다'는 착각

환자와 가족이 착각하고 있는 큰 원인 중 하나는 최근 부작용이 적어졌다는 말을 자주 듣기 때문이다. 의사뿐만 아니라 환자 사이에서도 그런 말을 듣게 되고, 매스컴에서도 자주 보도되고 있다.

물론 의사들이 부작용에 대한 대책을 엄격하게 실시하고 있기 때문이기도 하다. 그러나 항암제는 100% 독물이기 때문에 환자가 자각할 수 있는 부작용을 중지시킬 수는 있지만 장기에 축적되는 것은 막지 못한다. 가장 위험한 것은 부작용이 없다고 하여 항암제에 대한 문제점 자체를 생각하지 않게 되는 것이다.

### 🍙 다시 고려해야 할 방사선 치료: 치료 중 발생하는 급성부작용

방사선 치료로 지킬 수 있는 범위는 방사선을 조사한 장소뿐이다. 즉, 조사한 부분에 암이 머물러 있는 경우에만 치료가 가능한 것이다. 이러한 점으로 보면 방사선 치료는 수술과 닮았지만, 부작용에서 큰 차이를 보인다. 도쿄대학(東京大學) 의학부 교수의 책 중에서 부작용에 관한 내용을 소개하고자 한다.

방사선의 부작용에는 두 종류가 있다. 방사선 치료를 하고 있는 동안 발생하는 급성부작용과 방사선 치료가 끝나고 반년 정도 지나 발생하는 만발성 방사선 장해가 그것이다. 이 중 환자들이 걱정하는 것은 급성부작용이다. 환자들은 눈에 보이지 않는 방사선으로 갑자기 설사를 하거나 피부가 빨갛게 변하기 때문에 민감한 모습을 보이게 되는 것이다. 그러나 환자들은 만발성 장해에 관해 더 자세하게 알아둘 필요가 있다.

실제로 방사선 치료의들은 만발성 방사선 장해를 제일 중시하고 있다. 급성 방사선 장해는 어떠한 증상이라도 그것이 생명에 직결되지는 않지만 만발성 방사선 장해는 때로 생명에 직결되기도 하기 때문이다.

가슴에 방사선을 조사한 경우 폐렴의 상태가 길게 지속되기도 하고, 항문에서 출혈이 멈추지 않는 등 장기에 따라 여러 가지 상태가 나타난다. 그래서 환자들은 방사선 치료 후에도 방사선과에 정기적으로 다니면서 만발성 방사선 장해에 관해 체크를 받을 필요가 있다.

사실 현재는 병소에 방사선을 집중하는 기술이 발달하면서 급성, 만발성 부작용은 거의 찾아볼 수 없게 되었다. 다만, 이것은 표준적인 조사법을 사용하는 경우로 한정된다. 때문에 만발성 방사선 장해에 관해서는 충분한 주의가 필요하다.

# 암 환자가
# 금기해야 하는 것들

인명은 재천이라 하였거늘 사람이 태어나서 늙고 병들고 죽는 것을 어찌 피할 수 있겠는가. 한번 태어난 것이 반드시 죽는 것은 우주가 변하지 않는 한 법칙이다. 만약 사람이 영원히 죽지 않고 산다면 금방 이 지구는 포화 상태가 되고 자연환경이 파괴되며 우주의 질서가 무너져 짧은 시간 안에 대파국을 맞게 될 것이다.

인간은 자연의 법칙을 따르지 않고 인간이 만든 틀 안에서 행동하기 때문에 갖가지 질병에 시달리고 생명이 줄어든다. 인간 스스로가 만든 공해 속에서 오염된 공기와 물, 음식을 먹고 갖가지 암으로 죽어가고 있는 것이다. 인간이 진정 암이라는 무서운 질병에서 해방되려면 인간이 만든 모든 문명을 버리고 자연의 법칙에 따라 생활하는 수밖에 없다. 인간이 만든 모든 것을 금하는 것이 암을 막는 최선의 길일지도 모른다.

## 🍃 암 환자가 먹어서는 안 되는 식품

테트라스 항암제가 천지산으로 불리던 시절에 나에게 치료를 받아본 환자나 가족은 저자가 먹을 때 금기해야 할 식품들을 알려주었고, 그 식품은 절대로 먹지 않는 사람은 결과가 좋아지는 것을 볼 수 있었다. 먹어서는 안 되는 식품을 먹은 환자는 재발하거나 치료가 잘되지 않을 것을 보고 환자들에게 알려 주었던 내용이며 환자의 개인에 따라 차이가 있으니 참고 하기 바란다.

어떤 암이든지 암에 걸린 사람은 발이 8개나 10개 달린 동물을 먹어서는 안 된다. 즉 오징어, 문어, 낙지, 꼴뚜기 등을 일체 먹지 말아야 한다. 암 환자가 이 음식을 먹으면 암이 빠른 속도로 전이된다.

술, 돼지고기, 닭고기 염증을 동반하고 있는 암 환자가 먹지 않은 환자보다 전이가 빨리 확산된다. 암 환자는 될 수 있으면 술이나 육류를 피하는 것이 바람직하다.

대개 암 환자는 오랫동안 암과 투병하기 때문에 체력이 떨어지고 암세포가 급속도로 확산되어 사망하게 된다. 대개 암 환자는 제일 먼저 식사를 개선해야 하고 다음에는 가장 효과가 높은 치료법을 찾아야 한다.

그리고 반드시 암을 극복하겠다는 마음가짐과 자세를 가지는 것이 중요하다.

## 💊 암 환자에게 권하고 싶은 식사

암의 종류나 환자의 건강 상태에 따라 다양한 식이요법이 있을 수 있다. 대개 암 환자는 몇 가지 정해진 음식만을 선택해서 섭취하기 쉬운데 아무리 좋은 음식이라 할지라도 한두 가지만을 오랫동안 섭취하면 몸의 균형이 깨어져 오히려 역효과를 낼 수도 있다. 암 환자는 할 수 있으면 다양한 음식을 골고루 섭취하는 것이 좋다고 본다.

암과 싸우는 데에는 강인한 체력이 바탕이 되어야 하므로 고단백, 고칼로리 음식을 많이 섭취하여 체력이 떨어지지 않게 하는 것이 좋다. 암은 체력 소모가 큰 질병이므로 무엇보다 식사 관리에 신경을 써야 한다.

암 환자를 치료하다 보면 체력이 너무 심하게 떨어져 있어 선뜻 치료를 시작하기 어려운 때가 많다. 암 환자는 무엇보다 잘 먹는 것이 중요하다. 체력이 남아 있어야만 갖가지 약물 등으로 인한 자연치유력을 도와주어 암을 물리칠 수 있는 것이다.

항암제의 부작용이나 방사선치료의 부작용으로 백혈구의 감소와 혈소판의 부족으로 인해서 다음 단계의 치료를 하지 못하고 검사만 시행하고 있는 환자들은 무엇보다 식사의 중요성이 강조되며 식사를 잘하지 못하는 환자는 식사대용으로 면역기능을 올려주는 약물을 투여한 후 고단백 식사를 시행하면 체력이 빨리 회복된다.

## 💊 암은 쉽게 낫는 병이 아니다: 암 환자가 가져야 하는 마음자세

환자는 치료를 일찍 포기하고 좌절하기 쉬운데 이것은 치료를 더 어렵게 만든다. 반드시 완치할 수 있다는 자신감을 갖고 암과 싸울 수 있는 마음의 자세가 필요하다. 암 치료는 마음의 자세에 따라 효과가 현저하게 차이가 난다.

환자는 그때까지의 생활 태도나 습관 등을 완전히 버리고 다시 새로운 삶을 시작한다는 각오로 병과 싸워야 한다. 오랫동안 투병 생활을 하다 보면 환자는 신경이 몹시 날카로워져서 작은 일에도 화를 내기 쉽다. 화를 내는 일은 암 환자에게 극히 위험한 일이다. 화를 내면 암세포가 급속도로 확산되어 병세가 갑작스레 악화 된다.

암 치료를 받고 차츰 회복되다가도 환자가 갑작스럽게 충격을 받거나 화나는 일이 생기면 졸지에 악화되어 목숨을 잃게 되는 것을 지은이는 종종 보아 왔다. 암 환자는 어떤 일이 있어도 절대로 화를 내지 않도록 해야 하며, 환자의 가족이나 보호자도 세심하게 신경을 써서 환경을 바꿔주는 등 세심한 배려를 해야 한다.

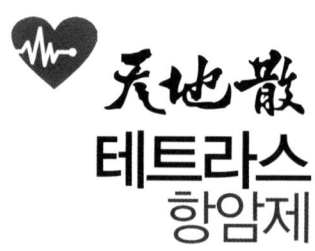

Part 05

# 다양한 암의 증상과 치료

# 위 암

## 위암의 발생 빈도

갖가지 암으로 죽는 사람은 해마다 늘어나고 있고, 암의 예방과 치료가 전 국민적 관심사가 된 지는 이미 오래다. 그러나 암으로 인한 사망자가 줄어들기는커녕 해가 갈수록 더 빠른 속도로 늘어나고 있다.

우리나라의 경우 경제기획원, 통계청의 발표를 보면 1981년에 인구 10만 명 중에 58.8명이 암으로 사망하였으나 10년 뒤인 1991년에는 99.5명이 암으로 사망하였다고 발표하였다. 갖가지 암으로 인한 사망자는 전체 사망자의 18.2%를 차지하여 순환기 질환으로 인한 사망자보다 많았다. 사망률이 가장 높은 위암의 경우 남자는 인구 10만 명 중에 38.8명으로 일본의 50.6명, 러시아의 41.7명 다음으로 높게 나타났고 여자는 인구 10만 명 중에 23.9명으로 일본의 29.3명, 러시아의 27.2명 다음으로 높게 나타났다.

위암은 우리나라 전체 암의 1/4을 차지할 만큼 많이 발생한다. 그런데 최근에는 폐암 환자가 급격히 늘어나 위암 발생률을 앞지를 기미를 보이고 있다.

암으로 인한 사망을 연령별로 보면 40~50대 남자들의 사망 원인 1위가 암이고, 30대에서는 2위이다. 여자의 경우에는 30~40대에 암으로 사망하는 일이 제일 많은 것으로 나타났다.

암으로 인한 사망률은 사망자 100명 중의 28명 사망한다는 얘기다. 우리나라에는 1년에 5~6만 명의 새로운 암 환자가 생겨나고 있으며 그 비슷한 숫자가 암으로 죽는다. 위암으로 죽는 사람은 1년에 1만 명 정도로 발생 건수에 견주어 사망률이 선진국보다 높은 편이다.

## 위암의 특성

위암은 우리나라에서 제일 많이 발생하는 암이다. 90% 이상이 선암(adenocarcinoma)이므로 위암이라고 하면 선암을 일컬을 정도로 위에 많이 생기는 암이다. 선암 말고 평편상피암이나, 카시노이드, 선극세포종, 편활근육종, 임파종 등이 있으나 대개 발생 빈도가 낮아서 1% 내외에 지나지 않는다.

위암이 많이 생기는 부위는 분문부에서 위문부 사이 점액분비 세포이다. 십이지장 쪽인 아래쪽 유분부나 유분 아래에서 75%가 발생하고, 소만곡부에서 20%, 대만곡부에서 5%가 발생한다. 위체부에서 암이 발생하는 경우는 매우 드물고 위 위쪽인 분문부에서도 잘 발생하지 않는다.

위는 우리 몸에 필요한 음식물을 저장하고 소화하는 기관으로 위쪽으로는 식도와 연결되고 아래쪽으로는 십이지장과 연결되어 있다. 음식물이 위로 들어가면 위에서 소화되어 십이지장을 통해서 소장으로 보내진다.

위는 분문부, 유문부, 소만곡부, 대만곡부로 크게 나눌 수 있다. 부문부는 위 위쪽을 말하고 유문부는 위의 아래쪽, 소만곡부는 위의 뒤쪽, 대만곡부는 위의 앞쪽을 말한다. 위벽은 4겹으로 구성되어 있는데 위 제일 안쪽을 점막이라 하고 차례로 점막하층, 근육층, 바깥쪽을 장막이라고 한다. 위 속에 음식물이 들어가면 각기 다른 위선에서 소화액을 내보내는데 위액이 너무 많이 나오면 위산염이나 위궤양이 생기기 쉽다.

위에서 생기는 모든 암을 위암이라고 하는데 조기에 발견하면 수술로 웬만큼 완치를 기대할 수 있다. 암세포가 점막층 또는 점막 하층에 국한되어 있을 때를 조기로 보며, 위 점막 하층을 지나 근육층으로 진행되었을 때에는 5년 이상 생존율이 30% 이하로 떨어진다.

위암은 초기에는 거의 아무런 증상이 나타나지 않기 때문에 75% 정도가 암이 상당히 진행되었을 때 발견된다. 우리나라의 위암 발생률은 전체 암 발생수의 25% 정도로 여자보다는 남자한테 2배가량 많이 발생한다.

연령별로는 50세를 중심으로 하여 40~60세에서 가장 많이 발생한다. 최근에는 젊은 층에도 위암 발생이 늘고 있다. 위암은 육안으로 쉽게 판별이 되기 때문에 1926년 보르만 박사가 제시한 4가지 형태에 따라 1기에서 4기까지로 분류한다. 제1기는 위 점막에 궤양이 없으면서 종양이 명확하게 볼록 튀어나온 상태다. 2기는 변연부 융기가 있으면서 궤양이 시작되어 암세포가 접막 하층까지 침입한 상태이고, 3기는 점막 하층과 근육층까지 전이되어 여러 형태로 주위에 확산되어 있는 상태이다. 4기는 근육층과 장막층에 까지 전이되어 다른 장기로 확산되어 있는 상태를 말한다. 보르만 박사가 분류한 방법에 따라 암의 진행 상태를 A, B, C, D 등으로 분류하기도 한다.

위암은 다른 암보다 전이가 잘되는 편이다. 임파관 속으로 암세포가 들어가서 간이나 췌장, 비장, 횡행 결정 등 위와 가까운 장기로 직접 전이되기도 하고, 혈액을 타고 폐나 간으로 퍼지기도 한다. 또 장막층을 침범한 암이 복막 내로 퍼져서 대장이나 소장으로 퍼지기도 하는데 이럴 경우에는 종양 덩어리를 형성하여 소화 장애를 일으키며 배 부위를 손으로 만져봐서 덩어리가 있는 것을 확인할 수 있다.

위암이 진행된 경우 복막과 간으로 전이되는 수가 많으며, 근치적 절제 수술을 시도한 위암 환자의 사망 통계를 보면 복막으로 전이했을 때에는 45%, 간으로 전이했을 때에는 40%, 국소에 재발했을 때에는 10%가 5년 이상 생존율을 보였다.

## Q 위암의 증상

위암은 초기에는 아무런 증상이 나타나지 않는다. 위암이 상당히 크게 자라났을 때에도 아무런 증상이 없을 때가 많다. 위암의 주요 증상은 위가 더부룩하고, 속이 쓰리며 트림이 자주 나며, 명치끝이 아프거나 음식물 소화가 잘 안 되는 것 등이다. 이 같은 증상이 나타나면 전문 의사를 찾아 정밀 검사를 받을 필요가 있다. 그러나 위의 증상이 모두 나타난다고 해서 암이라고 단정할 수 없으므로 1년에 한 번 정도 정기 진단을 받는 것이 좋다.

위암은 조기에 발견하는 것이 치료율이 매우 높으므로 자주 정밀 진단을 받을 필요가 있다. 위암의 말기 증상은 위출혈, 장폐색, 구토 등이며, 십이지장으로 연결된 부분이 암 덩어리로 막히면 음식물을 먹을 수 없고 구토가 심하게 나타난다.

## 🔍 위암의 발생원인

위암은 위염이나 위궤양을 치료하지 않고 있을 때 자극이 오래되어 위암으로 발전하는 수도 있고, 또 과음이나 과식, 또는 발암 화학 물질의 섭취가 위암의 원인이 되는 것으로 추측하고 있다. 그러나 아직까지 위암의 정확한 발생 원인은 밝혀지지 않고 있다. 이 분야의 전문가들은 위암이 생기는 원인을 식생활 잘못으로 인한 것이 35%, 흡연으로 인한 것이 30%, 바이러스나 기생충으로 인한 것이 10%로 보고 있다. 식생활 중에서는 태운 음식이나, 동물성 지방질, 합성 조미료 등의 과다 섭취 등이 암을 유발하는 것으로 판단한다.

위암을 일으킬 수 있는 전구증도 비후성 용종과 선종성 용종, 융모성 용종 등 여러 가지가 있다. 위 점막의 90%를 차지하고 있는 비후성 용종은 거의 위암을 일으키지 않으나, 융모성 용종은 2%밖에 안되어도 40~70%에서 위암을 일으킬 수 있다고 한다.

용종은 보통 2cm 이상 되었을 때 25~55%가 위암으로 발전한다고 하는데, 방사선 검사와 위내시경 검사로 쉽게 진단할 수 있으므로 암으로 발전하기 전에 제거하면 위암을 예방할 수 있다. 위궤양이 심한 사람의 위장을 수술로 일부 잘라내었을 때 장 화생 증상이 나타나는데, 이는 암과 직접적인 관련은 없으나 발암 원인과 접촉될 때 위암으로 발전할 수 있다. 또 위 절제 수술을 받은 사람은 수술을 받지 않은 사람에 견주어 3배 정도 위암이 많이 걸린다.

대개 위 절제 수술을 하고 나서 10년이 지나면 위암이 발생할 소지가 높으며, 평균 17년째에 위암이 가장 많이 발생한다. 위궤양 수술을 하면 위 고유의 기능인 위산 분비가 제대로 이루어지지 않기 때문에 무위산 증에서 위암으로 발전하는 것으로 생각한다. 위암 환자의 3분의 2가 무위산 증이 있는 것으로 밝혀졌는데 위 점막의 비정상적인 기능과 위암의 발생은 밀접한 관련이 있는 것으로 보인다.

위암은 무엇보다도 식생활과 연관이 깊다. 미국에서는 1930년대에는 위암이 가장 많이 발생했으나 식생활이 많이 바뀐 요즘에는 대장암과 폐암이 가장 많이 나타나고 있다. 우리나라에는 위암이 가장 많이 나타나고 있으나 미국으로 이민 간 사람들의 2세들한테는 대장암과 폐암이 더 많이 생긴다고 한다.

## 위암의 진단

위암의 치료는 증상이 나타나는 대로 빨리 전문 의사를 찾아가서 검사를 받고 치료를 받는 것이 중요하다. 위암은 증상이 뚜렷하지 않을뿐더러 특별한 증상이 나타나지 않는 기간이 길다. 위염이나 위궤양 등은 60일 이상 치료해도 낫지 않을 때에는 위암을 의심해야 한다. 배 윗부분에 통증이 오거나 불쾌감, 식욕감퇴, 체중감소, 오심이나 구토 등의 증상이 일어날 때에는 80% 이상이 위암으로 진단이 나오는데 이럴 때는 암이 상당히 진행되어 있어 치료가 어려울 때가 많다.

위암 치료는 조기에 찾아내는 것만이 최선의 방법이다. 기본적인 검사로 혈액검사와 소변검사, 변 검사 등이 있고, 방사선이나 내시경을 이용한 검사로 생검을 채취하여 조직을 검사하는 것이 가장 정확한 진단법이다.

방사선 검사는 위를 투시하는 방법으로 12시간 동안 음식을 먹지 않은 상태에서 하얀 물약인 바륨과 가스가 발생하는 알약을 먹여 위 속으로 들어가는 약물을 보면서 투시하는 방법이다. 의심이 가는 부위가 있으면 사진을 찍어서 판독하는데 위 점막에 있는 1㎝ 이하의 작은 암세포도 찾아낼 수 있다. 그러나 검사하는 방법에 따라 15% 정도의 오진이 있으며 시간은 대개 20~30분이 걸린다.

위 속에 궤양이 있을 때는 그 부위에 압박을 가하면서 촬영하기 때문에 약간의 통증을 느낄 수가 있으나 대부분 별다른 증상 없이 검사를 할 수 있다. 검사가 끝나고 나면 물을 많이 마셔서 변비가 생기지 않도록 해야 한다.

방사선 검사로 확인할 수 있는 악성 종양은 크기가 1㎝가 넘고 궤양 주위의 조직들이 딱딱하게 굳어 있는 것이 대부분이다. 궤양이 불규칙적으로 형성되어 있는 경우에는 유문부나 소만곡부를 자세히 관찰할 필요가 있다.

위암이 상당히 진행되어 있을 때에는 덩어리의 크기와 유문부의 협착, 위 운동 장애 등이 관찰되는데 방사선 검사에는 직경 2㎝ 정도밖에 되지 않는 위암이 침윤이 일어나 근육층과 장막을 뚫고 다른 장기로 전이되어 있을 때에는 조기암인 줄 알고 수술을 시도하였다가 손을 못 쓰고 닫아버리는 일이 더러 있다.

위내시경 검사는 방사선 검사로 놓칠 수 있는 작은 병집소도 찾아낼 수 있다. 의심 가는 부위를 보면서 조직을 검사할 수 있는 이점이 있기 때문에 위내시경 검사는 널리 보급되었다. 내시경 검사는 일본에서 처음 발명되어 사용되고 있는데 환자에게 심한 고통을 주는 등 여러 문제점이 나타나기도 하였으나 최근에는 기술이 향상되어 위 속을 마음대로 볼 수 있는 장점이 있어 널리 쓰이고 있다.

위내시경 검사는 위 속을 카메라로 찍을 수도 있고, 생검을 채취할 수 있는 기계가 부착되어 있으며, 경우에 따라서는 위벽에 붙어 있는 육종을 제거하거나 전기로 지질수도 있다. 위내시경 기계는 날로 보완, 발전하고 있다.

위내시경 검사로 숙달된 의사는 병집소를 95% 정도 찾아낼 수 있다. 의사에 따라서 위내시경으로 십이지장과 담도까지도 관찰이 가능하다. 검사할 때 고통이 심한 것이 위내시경 검사의 단점인데 위 점막이나 십이지장에 궤양이 심할 때는 출혈이 있을 수도 있고 분문 부위의 암일 때 식도로 통하는 입구를 막고 있어서 검사가 불가능한 경우도 있다.

## 위암의 치료

지금까지는 조기에 발견하여 수술로 제거하는 것이 가장 좋은 치료법으로 알려졌다. 초기에 수술하면 90% 이상이, 2기에 수술하면 70%가 3기에는 30%가 5년 이상 생존율을 보인다. 말기에는 환자의 고통을 덜어주기 위해서 고식적인 수술을 하는 수밖에 없는 것이 대부분이다.

위암 수술은 발병 부위에 따라서 위 전체를 수술하는 위 확대술과 부분 절제하는 방법이 있다. 유문부의 암일 때에는 위의 80% 정도를 잘라내고 나서 남은 부분을 소장에 연결하는 방법을 많이 시도하고 있고, 분문부 암일 때에는 위를 모두 들어내고 소장을 식도와 연결하는 방법을 쓴다. 그러나 말기 위암일 때에는 유문부나 십이지장에 종양 덩어리가 있어서 음식물 아래로 내려가지 못할 경우가 있는데 이때에는 환자의 고통을 덜어주기 위하여 종양 덩어리만을 잘라내는 방법도 쓰고 있다.

위암 환자가 수술하고 나면 위가 작아져서 음식물을 한꺼번에 많이 섭취하기가 어렵게 된다. 회복이 되고 나서도 처음에는 양을 조금씩 섭취해야 하는데, 번거롭지만 음식을 여러 번으로 나누어 조금씩 먹어야 한다. 차츰 위가 늘어나면서 음식물의 양을 늘려야 한다.

위암 수술을 받은 뒤에는 칼로리가 높은 음식을 먹어 체력을 빨리 회복하는 것이 중요하다.

수술이 아무리 잘되었다고 해도 재발할 위험이 항상 있는데 대개 수술 후 2년 이내에 56%가 재발한다.

수술 뒤에 남아 있을지도 모르는 암세포를 없애기 위해 항암제 치료와 방사선 요법을 쓰는데, 위암에는 방사선 요법보다는 항암제 치료와 면역요법을 쓴다. 항암요법은 환자의 상태에 따라 투약하는 약물과 투여 방법이 다르며, 여러 종류의 항암제를 동시에 투여하는 방법도 있다.

우리나라에서 위암 수술을 받고 나서 5년 이상 생존하는 경우는 20% 정도이다. 위암 발생 1년 이내에 50% 정도가 사망하고, 2년 이내에 65%, 3년 이내에 72%, 4년 이내에 78%, 5년 이내에 80%가 사망한다(서울대병원 입원환자의 통계). 위암은 대개 1년 이내에 재발할 위험이 높으며, 5년이 지나면 재발 위험이 줄어든다.

저자가 발명한 테트라스(TetraAs) 항암제가 시판허가를 받아 사용된다면 1기나 2기의 위암 환자라면 거의 대부분을 완치할 수 있을 것으로 본다.

# 폐암

## 폐암과 소세포암

폐암은 세계적으로 급격히 증가하는 추세에 있으며 우리나라에서도 위암, 간암 다음으로 높은 발생률을 보이고 있다. 여성들한테도 위암, 간암, 자궁암 다음으로 네 번째로 많이 발생하고 있는데 이는 여성 흡연자가 많이 늘어나는 것과 대기 오염이 갈수록 심화되는 것 등과 깊은 관련이 있는 것으로 보인다.

미국의 예를 보면 1940년대에는 인구 10만 명당 폐암으로 인한 사망률이 10명에 지나지 않던 것이 1965년에는 43명으로 4배나 늘어났다. 서유럽이나 일본에서도 최근 10년 사이에 3배나 늘어났다. 폐암은 현재 전 세계 전체 암 발생수 중에서 으뜸 자리를 차지하고 있다. 우리나라도 얼마 안 가서 미국 등 선진국과 마찬가지로 폐암 환자가 가장 많이 발생할 것으로 보인다.

## 폐암의 종류

폐암은 상피성 종양으로 폐 기관이나 기관 분지 상피 세포에서 발병한다. 편평상피세포암이 35~50%, 대세포암이 10~15%, 소세포암이 20~25%, 선암이 15~35%, 선평세포암이 1% 정도 차지하고 있다.

이들 암은 종류에 따라 전이양식, 치료 효과 및 예후가 상당한 차이를 보인다. 대개 소세포 폐암은 비세포성 폐암에 견주어 임상적 양상이 크게 다르다. 소세포 폐암은 다른 폐암보다 예후가 매우 나쁘며, 임파절이나 이소성 호르몬을 분비하기 때문에 종양수반 증후군을 동반하는 경우가 많다.

폐암은 증상이 나타나기 전에 전이하는 특성이 있으므로 치료는 생명연장 또는 증상 완화에 목적을 두는 경우가 많다. 폐암 환자의 5년 생존율은 9% 정도이다.

## 폐암의 증상과 원인

### ❶ 기침

마른기침을 하게 된다. 폐암은 기관지 내벽에 응어리가 생기는 것이므로 그 자극으로 인해 기침이 나게 된다. 이 기침은 완고하여 기침약을 먹어도 낫지 않는다. 처음에는 담이 나오지 않는 마른기침이 계속되다가 병이 진전되면서 기침이 잦아지고 섬모의 자극에 따라 가래가 나온다.

### ❷ 혈담

기관지 안에 암이 어느 정도 커지면 공기가 마음대로 드나들지 못하게 되어 염증이 생기고 분비물이 나온다. 그 자극으로 기침이 나고 동시에 담이 나오게 된다. 혈담이 나오는 것은 암 조직이 헐거나 임종의 혈관이 터지기 때문이다. 암 조직에는 혈관이 많다. 심한 기침을 할 때 혈관이 터져 이 때문에 피가 섞인 가래가 나오는 수도 있다.

### ❸ 흉통

폐암이 진행되면서 나타나는 현상이다. 암 덩어리가 신경을 누르거나 침범할 때 일어난다. 기침이나 혈담은 다른 만성 폐질환으로 일어날 수도 있으나 흉통은 폐암에만 나타나는 증상이다. 흉통은 암이 진행될수록 더 심해진다.

판코스트 폐암은 폐첨의 제1 및 제2 늑골의 뒷면이 파괴되어 신경을 침범하는 까닭에 격심한 통증으로 환자가 전혀 잠을 자지 못한다.

### ❹ 얼굴이 붓는다

폐암이 커지거나 임파절에 전이하면 흉부 중앙에 있는 상대정맥(上大靜脈)을 압박하여 머리에서 심장으로 혈액이 들어오는 길을 방해하므로 얼굴이 붓고 붉어지게 된다.

**❺ 체중이 줄어든다**

밥을 잘 먹는데도 몸이 여위게 된다. 이유 없이 체중이 줄고 식욕이 떨어지며 쉽게 피로가 온다. 몸무게가 줄어드는 이유는 단백 동화작용이 저하되기 때문이다.

**❻ 발열이 일어난다**

발열은 폐암 초기에 나타나는 중요한 증상이다. 폐암으로 인해 2차 감염이 일어나면 폐렴, 기관지염 등에 걸린다. 폐암에서는 암이 커져서 녹아내려 동공이 생기고 그 속에 고름이 고인다. 처음에는 열이 나고 그다음에는 고름이 섞인 담이 나온다. 폐암이 화농된 것이다.

**❼ 호흡 곤란**

이것은 노인에게 많다. 폐기종이라고 해서 폐가 확장하여 숨을 토해내는 힘이 약해져서 일어난다. 가벼운 운동을 해도 호흡 곤란이 온다. 암의 합병증으로 생기는 천식이나 빈혈로도 호흡 곤란이 생긴다. 또 폐암이 커지면 상대정맥을 압박하므로 혈액 순환이 어려워 호흡 곤란이 일어나기도 한다.

**❽ 목소리가 변한다**

목소리를 내는 기능을 맡은 신경으로 폐암이 침범하게 되면 목이 쉬거나 목소리가 나지 않게 된다. 가슴과 배의 중간에 있는 횡격막에 폐암이 침범하면 횡격막의 신경이 자극되어 딸꾹질이 생긴다. 특별한 이유 없이 딸꾹질이 생기면 폐암을 의심할 필요가 있다.

폐암의 발생 원인은 오염된 공기와 담배를 꼽을 수 있다. 특히 담배 연기 속에는 50가지가 넘는 발암물질이 들어 있다.

담배 속에 있는 벤조피렌이라는 물질이 폐에 들어가면 AHH(Aryl Hydocarbom Hydroxlase)라는 효소의 작용으로 발암성이 더욱 높아진다. 그러나 장수하는 노인 중에는 평생 동안 담배를 많이 피워도 폐암에 걸리지 않는 예도 있다. 하지만 담배를 피우는 사람은 피우지 않는 사람보다 폐암에 걸릴 확률이 확실히 높다. 미국의 통계를 보면 인구 10만 명 중에서 담배를 피우지 않는 사람은 3~4명이 폐암에 걸리지만, 하루 10개비를 피우는 사람은 51.4명, 20개비를 피우는 사람은 59.3명, 20~40개비를 피우는 사람은 143.9명이 폐암에 걸리는 것으로 나타났다. 담배를 많이 피울수록 그만큼 폐암에 걸릴 확률이 높아진다.

공기 오염으로는 자동차 배기가스, 공장 매연, 대기 중의 발암물질, 석면 등을 꼽을 수 있다. 대도시에 사는 사람이 농촌에 사는 사람보다 폐암 발생률이 높다. 그러나 최근에는 농촌에서도 폐암이 많이 발생하는데 이는 농약 공해로 인한 것으로 생각된다.

석면은 특히 강력한 폐암 유발 물질로 알려져있다. 석면을 취급하는 사람은 보통 사람보다 폐암에 걸릴 확률이 50배나 높다.

유전적으로 폐암에 약한 체질도 있고 음식물을 잘못 섭취하여 폐암이 생기는 수도 있다.

## 폐암의 진단

폐암은 조기 발견이 매우 어려운 암이다. 대개 다른 부위를 검사하던 중에 우연히 발견되는 예가 많다. 폐암 검사는 대개 흉부 X-레이로 60% 정도 찾아낼 수 있다. 그러나 기관지나 기관분지상 세포에서 발생하는 폐문형 암인 경우에는 심장이나 큰 기관지에 가려 흉부 X-ray 검사에는 나타나지 않는다. 이런 종류의 암은 객담을 검사하여 암세포를 찾아낸다.

기관지에 직접 기관지경을 넣어 병집소를 눈으로 관찰하면서 검사하는 방법도 있다. 이 방법으로 조직학적 진단과 수술 기능 여부를 판단할 수 있는데 기관지 깊숙한 곳까지 들여다볼 수 있는 굴곡형 기관지경을 많이 이용한다.

그러나 폐암의 진단에서 제일 중요한 것은 컴퓨터 단층 촬영이다. 단층촬영은 폐암의 진행 상태와 전이 상태 등 병집소를 판정하는 데 큰 도움이 된다. 수술하기에 앞서 정확한 위치와 전이 상태 등을 관찰할 수 있다. 최근에 개발된 마이크로 CT는 주위의 혈관까지도 관찰이 가능하고 아주 작은 암세포까지 찾아낼 수 있다.

말초형 폐암은 객담 세포진 검사와 기관지경 검사가 어려우며 주삿바늘에 의한 침 흡인술로 생검을 채취해서 양성과 악성 여부를 판단한다.

## 폐암의 치료

폐암도 조기에 발견하여 수술하는 것이 가장 좋은 치료법으로 알려져있다. 그러나 폐암의 증상이 나타나서 병원을 찾았을 때는 이미 50% 이상이 수술이 불가능한 경우로 암세포가 확산된 상태이다. 임파절로 전이가 되지 않은 상태라면 수술을 한다고 해도 5년 이상 생존율이 50%이고, 폐문임파절 까지 전이되었다면 30% 종격동임파절 까지 전이된 환자는 22%가 5년 이상 생존율을 보인다.

수술이 불가능할 정도로 암이 전이된 환자는 대개 방사선요법과 화학요법으로 치료한다. 그러나 수술이 불가능할 정도의 환자는 항암요법으로는 완치되는 예가 거의 없다.

소세포암의 치료는 수술이나 방사선 요법보다는 항암제를 투여하여 25~45%의 관해율을 보이고 있다. 소세포암의 평균 생존 기간은 14개월이며, 전신기에는 관해율 70%, 평균 생존율 10개월의 성적을 얻고 있다. 최근 10년간 화학요법의 발달로 2년 이상 생존하는 환자도 드물게 있다. 예후가 아주 나쁜 소세포암도 이제는 치료가 가능한 암으로 인식이 바뀌고 있으며 10년 전보다 10배 이상 생존기간이 늘어났다.

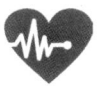

# 간암

간암은 우리나라 사람들에게 위암 다음으로 많은 병이다. 간암은 특히 황인종에게 많고 흑인들에게도 많다. 아프리카의 반투족은 전체 암 환자의 50%가 간암 환자이다. 간암은 치료가 가장 어려운 암의 하나로 얼마 전까지만 해도 아예 치료 대상에서 제외되어 왔었다. 대부분의 간암 환자는 간암으로 진단을 받은 지 6개월 이내에 간 부전으로 사망하여 단지 1% 만이 5년 이상 생존율을 보인다.

최근에는 간암 환자의 생존 기간이 길어지고 있기는 하나 별다른 치료법이 개발된 것은 아니다. 간암에는 원발성 간암과 전이성 간암이 있는데 40~50대의 남자들한테 많이 걸린다. 진행 속도가 매우 빨라 3~6개월 만에 사망하는 것이 보통이다. 원발성 간암은 간세포 자체에서 생긴 것이고 전이성 간암은 다른 장기 즉 폐, 위, 유방, 자궁, 췌장, 대장 등에서 전이되어 온 것을 가리킨다.

원발성 간암은 간경 변종을 동반하는 수가 많으며 대개 복수가 차거나 내출혈로 인해 사망하게 된다.

## 🔍 간암의 증상과 원인

간암의 초기 증상은 이렇다고 할 만한 것이 없다. 식욕 부진과 상복부 불쾌감, 소화불량, 피로, 권태감, 복부팽만감 등이 주된 증상인데 이런 증상은 다른 간 질환에도 흔히 있을 수 있는 일이다.

간암이 진행되면 간이 붓고 오른쪽 옆구리 갈비뼈 아래에 덩어리가 만져진다. 암 덩어리가 상당히 커지면 호흡 곤란이 나타나고 복수가 차고 황달이 생긴다. 황달이 나타나면 말기 간암으로 치료가 불가능하다.

간경변증으로 치료를 받고 있는 중에 별다른 이유 없이 체중이 줄거나 황달이 심해지며 복수가 잘 빠지지 않을 때에는 간암으로 발전했을 가능성이 있다. 또 간 경변 환자의 증세가 악화되거나 덩어리가 더 딱딱하게 되었을 때에는 간암을 의심해야 한다.

간암의 말기 증상은 암세포가 점점 커져감에 따라 간의 기능이 정상적으로 발휘되지 못하므로 여러 가지 간 부전 증상이 나타난다. 견딜 수 없을 정도로 통증이 오고 음식물을 먹을 수 없을 정도로 쇠약해지며, 암으로 담도가 막혀 황달이 심해지기도 한다. 암이 더욱 커져 복벽을 밀어 올려 겉에서 보아도 덩어리가 튀어나온 것을 볼 수 있게 된다. 문맥압이 올라가 식도 정맥에서 출혈이 일어나 피를 토할 수도 있고 혼수상태에 빠지기도 한다. 또 간암이 커지면 탄력성을 잃어 작은 충격에도 간이 터져 복강 내에 피가 쏟아져서 배가 불룩하게 되어 쇼크 상태에 빠지기도 한다. 대개 간정맥 혈관이 파열되어 피를 토하고 대량 하혈하면서 사망한다.

간암의 직접적인 원인은 B형 간염과 간경변증이다. 간경변증에는 알콜성 간경변증이 10%, 괴사후성 간경변이 10% 정도이고 혈색소증 간경변증이 20% 정도이다. Alphal-Anti-frypsin 결핍증으로 오는 간경변증도 40% 정도가 간암으로 이행된다. B형 만성 간염 보균자가 간경변증을 거쳐 간암으로 진행하는 것이 40%이고 간암 환자의 80%가 B형 바이러스 항원을 갖고 있다.

이밖에 아플라톡신이라는 곰팡이 독소가 간암의 직접적인 원인이 되며, 간접적인 요인으로는 술, 담배, 지방질의 과다섭취, 스트레스 등이 있다. 그러나 아직까지 간암의 정확한 원인은 밝혀지지 않은 상태이다.

## 간 검사와 치료방법

간암을 진단하는 방법에는 초음파 검사와 혈액 검사, AFP(알파페트 푸로테인)검사 등이 있는데 거의 100% 진단이 가능하다. CT 촬영으로 임파선이나 주위 조직으로의 전이유무를 정확하게 알 수 있다. 이 밖에도 혈관 조형술과 동위 원소, 복강경 검사, 주삿바늘로 생검을 채취하는 방법으로 암세포를 찾아낼 수 있다. 간암 치료에는 수술 요법과 항암제 요법이 널리 쓰인다.

### ❶ 수술요법

 간암도 다른 암과 마찬가지로 조기에 발견하면 수술로 치료하는 것이 좋다. 그러나 대개 이미 수술이 불가능한 상태에서 발견 되는 수가 많기 때문에 약물 요법을 많이 쓰고 있는 편이다.

 간 이식 수술은 1988년에 서울대 의대의 김수태 교수가 성공을 거둔 이래로 각 대학병원에서 계속 성공을 거두고 있다. 간 절제 수술은 간에 붙어있는 암세포를 포함한 종양이나 결석 또는 병변 부위를 잘라내는 수술이다. 간은 전체의 15%만 남아 있어도 정상적인 생활에 지장이 없을 뿐 아니라, 간을 상당 부분 잘라내어도 간 구석구석에 뻗어있는 담도에서 간이 재생된다는 이론에 근거하여 간암 초기 환자는 상태에 따라 잘 제거하면 완치가 가능하며 상당 기간 생명을 연장할 수가 있다. 그러나 우리나라에서는 간암을 수술로 치료하는 예가 많지 않다.

### ❷ 항암제 요법

 간암에는 화학 요법을 지속적으로 실시하지 못하고 정맥주사와 간동맥에 투약하는 방법을 쓴다. 항암제를 동맥혈에다 주입하여 간에 전달되게 하는 것으로 환자를 마취시켜 놓고 튜브를 동맥혈에 넣어 항암제를 투여한다. 최근에는 간동맥색적술과 방사선 동위원소를 직접 주입하는 방법이 개발되어 사용하고 있다. 간 통맥색적술은 간 동맥으로 들어가는 영양분을 차단하는 것으로 이때에 무수 알코올을 쓴다. 사람에 따라 부작용이 심하게 나타날 수 있는데 대개 발열, 구토, 복수, 복통 등의 부작용이 나타나고 출혈이 있는 경우도 있다. 부작용은 오래가지 않고 1~2주 지나면 저절로 없어진다.

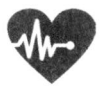

# 자궁암

자궁암은 우리나라 여성들한테 가장 큰 적으로 인생의 황금기에 느닷없이 찾아들어 갖가지 불행을 안겨준다. 자궁암은 우리나라 여성암 중에서 29.3%를 차지하여 가장 높은 발생률을 보이고 있다. 여성의 암 중에서 약 40%가 성기에서 생기는데 그중 85%가 자궁암이다.

자궁암은 발생 부위에 따라 자궁경부암, 자궁체부암, 난소암으로 나눈다. 우리나라 여성들에게 가장 많은 것은 자궁 입구에 생기는 자궁경부암이다. 자궁경부암이 95%를 차지하고 자궁체부암은 5%에 지나지 않는다. 그러나 서양에서는 자궁경부암이 70%, 자궁체부암이 30% 정도로 자궁체부암의 발생률이 우리나라보다 훨씬 높다.

자궁암은 문화, 생활습관, 성생활이나 결혼연령, 배우자, 피임약, 낙태수술 유무, 성교 상대자의 많고 적음 등과 관련이 있는 것으로 밝혀지고 있는데, 비타민A 결핍이 자궁암을 일으킨다는 보고도 있다.

자궁암은 1기에서는 5년 이상 생존율이 90%이고 2기에서는 65%, 3기에서는 35%, 4기에서는 10%로 떨어진다. 자궁경부암은 45~55세 때에 제일 많이 걸리고 자궁체부암은 55~75세 때에 제일 많이 걸리는 것으로 나타나 있다.

난소암은 증상이 전혀 없고 뱃속 깊숙한 곳에 있는 까닭에 진단이 어렵다. 어느 정도 종양이 자란 뒤에야 발견되기 때문에 치료시기를 놓치는 경우가 많다. 난소암은 호르몬제의 남용이나 무절제한 생활에서 생긴다는 학설이 있다. 난소암은 대개 발견된 지 1년 이내에 사망한다.

## 🔍 자궁암의 증상과 원인

자궁암도 초기에는 특별한 증상이 없다가 상당히 진행된 뒤에야 증상이 나타난다. 성교 후에 출혈이 있거나, 월경이 없을 때에도 출혈이 있으면 일단 자궁암을 의심해 볼 필요가 있다. 아랫배에 조금씩 통증이 있거나 덩어리가 만져지면 전문의한테 진단을 받아보는 것이 바람직하다.

자궁암은 질 확대경으로 쉽게 확인이 가능하다. 우리나라에는 질 확대경이 1970년에 처음 도입되어 널리 쓰이고 있다. 자궁암의 원인으로 파필로마 바이러스(Huma papilloma Virus: HPV)라는 학설이 오래전부터 있었다. 파필로마 바이러스는 자궁암, 외음부암, 피부암, 성기암 등을 일으키는 것으로 최근의 연구에서 확인되었다. HPV는 45종류 이상이 발견되었는데 이들 중 HPV type NO.6·11·16·18·31·35가 여성

생식기 질환과 관련이 있고, 자궁암 발생에는 16·18·31·33이 원인이 되는 것으로 밝혀져 있다.

HPV DNA가 자궁경부 상피 세포 등 숙주 세포의 염색체 속에 들어간 상태는 아직 발견되지 않고 있고, 또 HPV가 발암 인자로서 어떤 작용을 하는지는 아직 알려져 있지 않다. 파필로마 바이러스는 남녀 간의 성교에서 성기를 통해 감염되는 까닭에 그 위험성이 매우 크다. 파필로마 바이러스는 여성의 몸 안에서 일정한 기간 동안 잠복기를 거쳐 발병하는 것으로 보인다. 자궁경부암의 80%가 바이러스로 인해 생기는 것으로 지은이는 생각하고 있으며 이는 임상 실험에서 사실로 입증하였다. 자궁경부암의 80%가 지은이가 개발한 암치료약 테트라스(TetraAs)으로 완치가 가능하다.

17세 이전에 성교를 시작한 여성이나, 어린 나이에 임신한 경험이 있는 여성, 성교를 지나칠 만큼 많이 하는 여성, 경제적인 수준이 낮은 농촌이나 어촌의 여성, 피임약을 자주 사용하는 여성, 호르몬을 과다하게 사용하는 여성도 자궁암에 걸릴 위험성이 크다.

자궁체부암과 난소암은 호르몬과 관련이 있는 것으로 보인다. 동물성 지방질을 적게 먹고 규칙적인 생활을 하는 것이 이같은 암을 예방하는 지름길이다.

## ⛵ 난소암

난소에 생기는 종양은 난소의 상피층에 생기는 것과 간질부에 생기는 것, 배세포층에 생기는 것 등이 있다. 난소의 상피층에 생기는 암에는 장액성 종양과 점액성 종양이 많은데 이들은 양성과 악성으로 나뉜다. 배세포에 생기는 암은 미분화 배세포종, 내배엽동종양, 태생암 및 기형종암이 있는데 대개가 악성 종양이다. 난소에 발생하는 암 중에서 특이한 것은 간질부에 생기는 기능성 간질 종양이다. 난소의 간질에는 여성 호르몬을 생성하고 분비하는 세포층이 있는데 이 부위에 생긴 암이 간질 종양이다.

간질 세포에 종양이 생기면 호르몬을 생성하게 되는데 이 호르몬의 종류에 따라 남성화 종양과 여성화 종양으로 나뉜다. 대개 여성화 종양이 남성화 종양보다 많은 편이다. 여성 호르몬을 분비하는 과립성 세포 종양을 지닌 여성은 연령에 따라 각기 다른 증상이 나타나는데, 사춘기 이전의 여성한테는 주기적인 출혈과 유방의 증대 등 조숙 현상이오고 폐경이 지난 여성한테는 그 반대로 월경이 다시 시작되고 부정기 출혈이 생긴다. 20~30대의 여성한테는 월경이 불규칙하며 무월경이 되는 수도 있다. 이 같은 현상은 여성 호르몬인 에스트로겐의 과잉 분비로 오는 것으로 과다한 여성호르몬의 분비는 자궁내막염을 일으킬 수 있다.

남성 호르몬을 생성하는 여성한테는 남성화 현상이 뚜렷하게 일어난다. 목소리가 변하고 월경이 없어지면 유방이 위축되고 여드름이 나며 수염이 돋아난다.

난소암은 종류가 다양해서 한두 가지 일률적인 방법으로 치료하기는 어렵다. 10대의 어린이들에게 많이 생기는 배엽세포성 난소암일 때에는 한쪽 난소를 제거하고 다른 한쪽을 생식기능 보존을 위해서 남겨둔다. 상피성 난소암은 예후가 좋지 않기 때문에 자궁 적출술과 임파선을 모두 제거하는 수술을 하고 난 뒤에 방사선 요법이나 화학 요법을 쓴다. 그러나 난소암은 깊은 곳에 위치하고 있어서 조기 발견이 어렵고 발견되었을 때에는 어떤 치료법도 쓸 수 없을 정도로 악화되어 있을 때가 많다.

## 자궁암의 치료

자궁암의 치료에도 수술 요법이 가장 중요시된다. 수술은 암이 발병되기 전의 전 암기 질병에서부터 말기 암까지 광범위하게 시행된다.

0기, 암을 상피내암으로 부르는데 이때 발견하여 치료하면 100% 완치가 가능하다고 하지만 자궁경부암의 전 암기는 10~20년이나 되고 있어서 그 판단이 어렵다. WHO에서는 전 암기 상태를 이상 상피와 상피내암으로 구분하는데 이들 중에서 17%가 상피내암이고 상피내암의 25~30%가 자궁암으로 발전한다.

1기 자궁암은 점막이나 내부 조직에만 암세포가 국한되어 있는 상태로 90%가 완치가 가능하고, 2기 암은 경부 입구에 퍼졌거나 질에 퍼지기 시작한 상태로 65%가 5년 이상 생존할 수 있다. 3기 암은 골반이나 직장으로 전이가 시작된 상태인데 35%가 5년 이상 생존이 가능하다. 암 조직이 질벽, 골반, 방광, 직장에 전이된 상태인 4기초에서 다른 장기로 전이하는 4기 말에는 치료 효율이 떨어져서 5년 이상 생존율이 10%로 낮아진다.

자궁경부암에 견주어 무시할 만큼 발병률이 낮았던 자궁체부암이 최근에는 계속 늘어나고 있다. 자궁체부암은 자궁 속 깊이 있는 까닭에 질 확대경으로도 진단이 어렵다. CT 촬영과 초음파 검사로 진단하여 자궁 내 분비물을 받아 세포 검사를 통해 확인한다. 자궁체부 암의 치료는 광범위한 수술이 필요하며 환자의 상태에 따라 골반 내의 임파절까지 모두 절제하는 수가 있다.

  자궁암은 치료보다 예방이 더 중요하다. 정기적으로 의사의 검진을 받고 정숙한 생활을 하는 것이 자궁암 예방에 큰 도움이 된다.

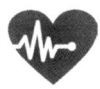

# 대장암과 직장암

　대장암은 우리나라에서 암으로 사망하는 사람 중에서 일곱 번째로 많은 암이다. 육식을 주로 하는 미국, 영국, 캐나다 등에는 대장암이 많다. 미국에서는 폐암 다음으로 두 번째로 많은 암이 대장암이다.
　대장은 소장이 끝나는 부분 충수 돌기에서부터 시작되어 상행결장, 횡행 결장, 하행결장, S상결장, 직장을 거쳐 항문까지를 말하는데 길이는 1.5m 정도이다. 대장은 소장에서 영양소를 흡수하고 남은 찌꺼기가 내려오면 수분과 남은 영양소를 흡수하는 일을 맡고 있다. S결장은 대변을 모아두었다가 일정량이 되면 항문을 통해 배설하는 작용을 한다.
　우리나라에서는 위암이나 자궁암 등은 줄어들고 있으나 대장암과 폐암은 늘어나는 추세에 있다. 대장암은 50세 전후에 가장 많이 발생하는 편이며 35세 이하의 젊은 사람에게 생기면 대개 치명적으로 예후가 좋지 않다. 서양 사람들은 전체 암 발생의 20% 이상이 대장암이나 직장암에 걸리는데 우리나라도 식생활이 서양식으로 바뀌고 있어 대장암이 늘어나는 것으로 보인다. 대장암의 주된 원인은 잘못된 식생활이며 고기류나 지방질 등이 대장의 운동에 지장을 주기 때문에 생기는 수가 많다.

## 🔍 대장암의 증상과 원인

대장암의 증상은 종양의 부위에 따라 다르다. S결장에 암이 있으면 변이 자주 마렵고 변에 피가 묻어 나오기 쉬운데 종종 치질과 혼돈하기 쉽다. 손으로 만져지는 경우도 있으나 맹장과 상행결장서 발병되는 암은 거의 증상이 없다. 대장암의 증상은 다음과 같이 나타난다.

**❶ 직장암의 초기 증상은 항문 주위의 불쾌감이다**
대변을 보고 나서도 뒤가 무직하고 변을 다시 보고 싶어진다.
아랫배가 더부룩하면서 팽만감이 생기고 항문 주위에 묵직한 이물감과 불쾌감이 생긴다. 이 밖에 소화불량, 체중감소, 피로감 등이 나타난다. 변을 볼 때 점액이 섞인 피가 나오고 통증도 있게 된다. 대개 치질로 생각하고 가볍게 지나치기 쉽다.

**❷ 상행 결장 및 오른쪽 횡행 결장암의 증상**
오른쪽 하복부에 간헐적이거나 지속적으로 통증이 오고 불쾌감, 소화불량, 식욕부진, 구토가 생긴다. 간혹 오른쪽 아랫배에 혹이 만져지

기도 한다. 대변의 색깔이 검게되고 출혈로 인한 빈혈, 피로, 전신 쇠약이 올 수 있다.

### ❸ 왼쪽 횡행 결장 및 하행 결장암의 증상

왼쪽 아랫배에 통증이 온다. 이 부분의 대장이 좁아져서 막히므로 복부 팽만감이 오고 변비와 설사가 번갈아 일어나며 대변이 가늘게 나오는 수가 있다.

직장암의 주요 원인은 그릇된 식생활인 것으로 생각된다. 발암성 물질을 섭취하거나 음식물 내의 섬유질 양과 대장내 세균활동의 변화, 동물성 지방 및 단백질, 육류의 과잉 섭취가 대장암의 직접적인 원인이다.

쇠고기를 많이 먹는 사람은 대장암에 걸릴 위험이 다른 사람보다 높으며, 채소를 많이 먹는 아시아나 아프리카의 사람보다는 육류를 많이 먹는 서양인들한테 대장암이 3배나 많이 나타난다. 육류를 많이 섭취하면 담즙을 많이 분비하여 장운동과 장내 세균활동이 불규칙하게 된다.

이 밖에 대장암의 주된 원인으로 지목되는 것은 유전적인 인자이다. 대장암의 전기증상인 가족성 용종증, 가드너씨 증후군, 융모성 성종, 만성 궤양성 대장염, 선종성 용종증 등이 암을 일으킨다고 한다. 특히 가족성 용종증이 있는 사람은 주의가 필요하다. 가족 중에 대장암을 앓았던 집안에서 대장암 환자가 생기는 예가 많다. 가족성 용종증은 대장에 폴립이 많이 생기는 병인데, 일정한 잠복기를 거쳐 대장암으로 발전할 가능성이 높다. 젊을 때에 폴립이 생겨 변에서 점액질이나 설사, 변비, 혈변 등을 나타내다가 나중에는 대장암으로 진전된다. 이 밖에도 장 폐색증이나 장 마비증, 장이 꼬이거나 장염에 걸렸던 사람은 정기적인 검사를 받을 필요가 있다.

## 대장암의 진단과 치료

대장암은 자각 증상이 나타났을 때 검사를 받기 때문에 조기 발견이 어렵다. 항문에서 피가 나오거나 변에 피가 섞여 나오는 사람은 두 가지 검사로 쉽게 진단할 수 있다.

첫 번째는 직장검진이나 직장수지검사법이고 두 번째는 S결장검사이다. 직장수지검사로 90% 이상 직장암을 찾아내는 숙련된 의사도 있으며, 치질과 구별이 어려울 때에는 직장 확대경으로 주위의 조직을 관찰하고 필요하면 조직을 떼어내어 검사를 하는 간단한 방법이다.

S결장검사는 25㎝ 정도되는 관을 항문을 통해 S결장까지 넣어서 이상이 있는지를 알아보는 방법이다. 횡행결장이나 상행결장을 검사할 때는 대장조영술이나 대장내시경검사로 한다. 12시간 음식을 끊인 다음 하제를 복용시켜 대장을 비운 뒤에 검사한다. 그래도 대장에 변이 남아 있을 때에는 관장을 시킨 뒤에 검사를 실시한다.

대장 조영술은 항문에다 바륨을 주입시켜 투시하면서 X-ray로 촬영한다. 즉 바륨이 항문에서 S결장, 상행, 횡행, 하행 결장을 통과하여 맹장이 있는 곳까지 들어가는 것을 관찰하면서 X레이로 찍어서 검사한다. 항문으로 주입한 바륨을 빼내고 공기를 주입하면 대장이 부풀어 오르면서 대장에 묻어 있던 바륨이 대장 구석구석까지 들어가게 되므로 장관 벽의 가느다란 주름이나 점막의 상태까지 관찰할 수 있어서 작은 암세포도 발견할 수 있다. 공기를 주입하면 배가 팽만하여 조금 고통을 느낄 수도 있으나 촬영이 끝나면 공기가 빠져나오므로 크게 걱정할 것은 아니다.

대장 내시경은 위내시경과 같은 방법으로 직접 병변을 보면서 관찰하는 방법이다. 항문으로 대장 내시경을 넣어서 이상 유무를 관찰하며, 대장 궤양이나 출혈 등 장벽의 상태를 사진으로 촬영할 수도 있고 조직을 떼어내어 검사할 수도 있다.

대장 초음파 검사는 주로 직장암에 활용하고 있는데 직장암의 장벽으로의 전이 상태 등을 관찰한다. 임파관의 전이까지 확인이 가능하고 S결장이나 횡행결장의 경우 종양 덩어리가 크면 초음파 진단으로 확인이 된다.

대장암의 치료법은 수술요법이 중요시되고 있다. 근치를 목적으로 하는 절제술과 장 폐색을 완화하는 수술요법이 있다. 횡행결장이나 상행결장, S결장 등에 생기는 장폐색성 암은 근치절제술이 용이한 편이지만 항문 근처에서 발생하는 직장암은 수술이 어렵다.

직장은 위쪽으로 S결장과 연결되고 아래쪽으로는 항문과 연결된다. 직장은 길이가 10~15㎝이고 골반 안쪽에 있으며 앞쪽에는 방광이 있고 뒤쪽에는 골반뼈가 싸고 있어서 수술이 복잡하다. 조기에 발견되면 항문 입구에서 S결장 쪽으로 있는 괄약근을 보존하고 직장 부분만을 절제하여 자연 항문을 그대로 사용하게 할 수 있으나 대개 암이 상당히 진행된 상태에서 발견되므로 항문까지 모두 제거하는 수술을 하고 인공항문을 복부에다 만드는 수밖에 없다. 인공 항문을 사용할 경우 환자한테 심적인 부담이 크기 때문에 수술하기 전에 환자와 충분한 상의를 해야 한다.

　대개 직장암 환자의 60%가 인공항문을 만들지 않고 수술하는 편이며, 인공항문보다는 자연 항문을 지켜주는 방향으로 의사들의 노력이 모아지고 있다. 대장암 수술 뒤에 나타나는 후유증은 수분 전해질 장애와 요로결석, 담석증 등이 나타날 수 있고, 직장암을 수술한 뒤에는 배뇨장애, 성기능장애 등이 나타날 수 있다.

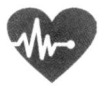

# 유방암

　유방암은 서양 여성들한테 많은 병이다. 우리나라의 여성암 발생 중에서는 자궁암, 위암에 이어 세 번째로 발생 빈도가 높다. 남성에게도 간혹 유방암이 생기는 수도 있다. 미국, 영국, 캐나다 등 서양에서는 유방암이 여성한테 가장 많으며 미국에서는 유방암이 전체에서 차지하는 비율이 20%나 된다. 미국여성이 일생동안 유방암에 걸릴 확률은 9명 중에 1명꼴이다.

　세계적으로 유방암은 해마다 1.5%씩 늘어나고 있으며, 젊은 층에서 노인층에까지 다양한 연령층에서 발생한다. 서양에서 나온 한 통계를 보면 인구 10만 명 중에서 20~30세의 젊은 층에서는 5명꼴로 발생하고, 50세에서는 150명, 70세에서는 200명 이상이 발생한다고 한다. 유방암이 크게 늘어나는 것과는 달리 10년 전에 견주어 생존율이 늘어나지 않고 있다.

유방암의 발생 원인은 경제성장으로 인하여 식생활이 서구화되면서 동물성 지방과 고칼로리식품의 섭취가 늘어났기 때문인 것으로 보고 있다. 유방암은 난소암과 함께 호르몬 분비와도 밀접한 연관이 있다. 유방암은 초경이 빠르고 폐경이 늦은 여성, 임신이나 출산경험이 없는 여성한테 더 많이 걸린다. 또 피임약을 오래 복용하였거나 에스트로겐 제제를 많이 사용한 여성일수록 유방암에 걸릴 확률이 높다.

유방암은 자가 진단법으로 조기발견이 쉬운 편이다. 일주일에 한 번 정도 자가 진단하여 젖무덤에서 멍울이 만져지면 전문의를 찾아 진찰을 받아보는 것이 바람직하다.

### 🔍 유방암의 증상

유방암은 초기에는 별다른 증상이 없다. 상당한 크기로 자란 뒤에야 통증이 오는데 조기에 통증이 있으면 악성이 아니라 양성인 경우가 많다. 양성이라 할지라도 유방에 있는 종양은 언제 악성으로 변할지 모르기 때문에 유방에 멍울이 느껴지면 전문의한테 진단을 받아보아야 한다. 젖꼭지를 중심으로 바깥쪽 겨드랑이 쪽으로 몽우리가 손으로 만져질 때에는 종양이 1cm 이상 자란 경우이다. 1cm 정도 되는 종양은 몇 개월에서 1~2년 정도의 기간 동안 자라난 것이다. 이때 치료를 하지 않으면 급속도로 전이를 시작한다.

전이를 시작한 암은 흉근과 흉골 까지 퍼지고, 흉벽을 뚫고 흉막으로 나가서 혈관이나 임파관을 타고 폐나 척추, 골반 등 다른 장기로 빠른 속도로 전이한다. 유방의 종괴가 피부를 뚫고 자라나면 악취가 몹시 나면서 살이 썩어 목숨을 잃는다. 암 조직이 밖으로 노출되면 고약한 냄새가 나고 썩고 곪는데 이것을 악액질이라고 해서 유방암뿐만 아니라 모든 암의 말기에 나타나는 증상이다.

## 유방의 진단과 치료

유방암은 환자 본인이 손으로 만져서 종양을 찾아내는 자가 진단법과 유방 촬영술, 초음파검사법, 천자세포검사법, 컴퓨터 단층촬영, 핵자기 공명술 등이 이용되고 있는데 유방 촬영술과 초음파 검사법으로 95% 이상 유방암을 찾아낼 수 있다. 젊은 여성한테는 초음파진단법이 용이하고 나이가든 여성한테는 유방촬영술이 적합한 편인데 두 가지를 다 시행하면 오진율이 거의 없으며 0.1㎝의 작은 종양도 발견할 수 있다.

이렇게 발견한 종양은 종양을 떼어내어서 생검을 하면 100% 암종을 찾아낼 수 있다.

자가 진단을 할 때 주의해야 할 것은 멍울이 만져질 때 세게 문지르거나 눌러서는 안 된다. 암세포가 파괴되면서 혈관이나 임파관에 전이되는 수가 있기 때문이다. 멍울이 발견되면 자꾸 만지거나 하지 말고 빠른 시일 내에 전문 의사를 찾아가서 진찰을 받는 것이 바람직하다.

유방암 치료에는 유방 절제술이라는 수술요법을 가장 많이 이용한다. 유방의 암 조직과 주위의 조직을 절제하는 수술로 유방 주위의 흉근이나 임파절까지 모두 들어내는 유방 근치술과 종양이 있는 부위 2~4㎝를 제거하는 부분절제술로 나눈다.

유방 근치술은 1984년 존스홉킨스병원의 외과 과장이던 헬 스테드 박사가 처음으로 시행하였는데, 유방액와부와 임파선을 제거하면 유방이 치료된다고 믿었으나 별로 도움이 되지 못하는 것으로 나타났다.

수술에 대한 대체요법이나 보조적 치료로서 방사선 치료를 하는 수도 있고, 전이를 막고 재발을 막게 할 목적으로 항암제 치료를 하기도 한다. 그러나 이런 조처에도 불구하고 유방암 환자의 65%가 5년가량 살 수 있을 뿐이다.

유방암의 생존율은 확대수술과는 무관하다는 판단에 따라 요즘에는 흉근을 남겨두는 부분 절제 수술을 많이 하고 있는 편이다. 수술 후에 유방의 외형을 유지하기 위한 성형수술이 많이 늘어나고 있기도 하다.

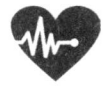

# 췌장암

췌장암을 '이자암'이라고도 부르는데 우리나라 전체 암 발생수의 2.2%를 차지한다. 여성보다 남성에게 더 많이 발생하며 당뇨병이 있는 사람한테 걸리는 확률이 매우 높다.

췌장은 위 뒤에 있으며 췌액을 만들어 십이지장으로 보내는 일을 한다. 내분비기능으로 혈당을 조절하는 호르몬, 인슐린, 글루카겐을 혈액 속으로 내보내고, 외분비기능으로는 소화효소, 아일라제, 리파아제, 트립신 등과 알칼리성장액을 십이지장으로 내보낸다.

췌장에 생기는 암은 발생하는 부위에 따라 췌장 머리 부분에 생기면 췌두부암, 췌장 몸체에 생기면 췌부암, 꼬리 부분에 생기면 췌미암이라고 한다. 또 췌장과 십이지장이 연결된 췌도관에 생기는 암은 팽대부암이라고 부르는데 췌두암과 마찬가지로 복통과 황달, 오한, 발열 등의 증세가 나타난다. 췌부암이나 췌미암의 증상은 식사 후에 상복부가 답답하고 소화가 잘 안 되며 미열과 상복통이 가끔씩 오고 체중이 줄어드는 것 등이다.

췌장암의 3분지 2가 췌두암이며 발견하기가 어렵고 전이가 빨라 치료가 가장 어려운 암이다. 췌장과 연결된 문맥 혈관을 타고 간이나 폐, 위 등으로 전이되고 임파절에 전이되어 목 주위의 임피선으로 전이된다.

### 🔍 췌장암의 증상과 원인

췌장암은 초기에는 아무런 증세가 없다. 상당히 진행된 뒤에야 복통, 오한, 발열 등이 조금 더 빨리 나타나기도 한다.

췌장암의 췌외분비선 세포나 췌관에서 생기는 것과 췌장세포에서 생기는 것으로 나눌 수 있는데 대개 췌외분비선 세포에서 발생한다.

췌장암의 원인은 아직 분명하게 밝혀지지 않고 있으며 췌장염에서 온다는 학설이 있다. 만성 췌장염을 치료하지 않고 과음과 과식하는 생활을 계속하거나, 고단백, 고지방 음식을 섭취하는 사람들한테 많이 걸린다. 고기를 많이 먹는 사람과 당뇨병 환자는 췌장암에 걸릴 위험성이 높다.

췌장의 랑게르한스섬 세포는 혈당을 조절하는 호르몬을 생산한다. 혈당치가 너무 낮으면 글루카론을 분비하여 혈당치를 높이는데 이때 인슐린 호르몬이 모자라게 되면 당뇨병이 생긴다.

이처럼 중요한 역할을 하는 췌장의 기능이 저하되거나 무리하면 바이러스에 쉽게 감염되어 암이 발생한다고 저자는 보고있다. 당뇨병 환자와 췌장암 환자를 관찰해 보면, 바이러스로 인한 당뇨병 환자가 오랜 시간이 지나면 췌장암으로 발전하는 것을 더러 볼 수 있다. 바이러스로 인한 췌장암은 지은이가 개발한 약으로 치료 성적이 매우 좋다.

## 췌장암의 진단과 치료

췌장암을 찾아내는 방법에는 초음파 진단법과 컴퓨터 단층촬영, 췌관조영술 등이 있다. 췌장암은 위장병의 증상과 거의 비슷한 까닭에 조기발견이 매우 어렵다. 또 증상이 나타났을 때에는 상당히 진행된 상태이기 쉽다. 췌장암은 조기에 발견되었을 때 수술로 치료하면 5년 이상 생존율이 10% 정도 된다.

다른 암보다 생존율이 낮은 것은 조기 발견이 매우 어렵기 때문이다. 조기 발견이 어려운 이유는 증상이 거의 없고, 다른 장기보다 깊숙한 곳에 있으며, 췌장암을 찾아낼 수 있는 특별한 검사법이 아직 발견되지 않았기 때문이다. 당뇨병이나 만성 췌장염, 췌석증 등을 앓고 있는 사람은 각별히 주의할 필요가 있다.

췌장암 치료 역시 수술 말고는 뾰족한 방법이 없다. 췌장미부암일 때에는 부분 절제술을 쓰고 췌두암이나 팽대부암일 때에는 췌장 전체를 잘라낸다. 그러나 췌장을 잘라내면 인슐린을 만들지 못하므로 당뇨병에 걸리게 된다. 암세포를 잘라냈다 하더라도 당뇨병에 걸리므로 수술 뒤에 매일 인슐린 주사를 맞아야 한다.

팽대부암이나 췌두부암일 때 담도를 압박하고 있어서 담즙 분비가 원활하지 못하여 황달이 오면 생명을 연장하기 위하여 담도관을 만들어 주는 수술을 하는 경우도 있다.

췌장암 수술은 수술 자체가 복잡하고 어렵고 이 분야에 숙련된 의사도 많지 않다. 수술 뒤에나 말기환자에게 항암 요법과 방사선요법을 복합적으로 시행하고 있다.

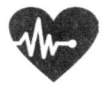

# 후두암

후두암은 성대를 중심으로 생기는 암을 말한다. 크게 내암(內癌)과 외암(外癌)으로 나누는데 내암은 성대 자체에 생기는 암이고 외암은 성대주변에 생기는 암이다. 남자가 여자보다 8:2 정도로 많이 나타난다. 후두암은 성대가 있는 성문을 중심으로 성문암, 성문상부암, 성문하부암으로 나누고 40~50세에 주로 발병한다. 젊은 층보다는 나이를 먹을수록 더 많이 생긴다.

후두암의 원인은 아직 정확하게 밝혀지지는 않았으나 담배를 많이 피우거나 술을 많이 마시는 사람들에게 많이 나타난다. 남자일 경우 술, 담배를 하는 사람은 그렇지 않은 사람보다 후두암에 걸릴 확률이 20배나 높다. 담배 한 개비를 피울 때 나오는 연기에는 50종이 넘는 발암물질이 있는데 그중에서도 타르 성분이 후두암을 일으킨다고 보고되어 있다.

후두암의 초기 증상은 쉰 듯한 목소리가 1~2주 동안 계속해서 나거나, 나다가 안 나다가를 반복한다. 목에 가시가 걸린 듯한 느낌, 목에 무언가 붙어 있는 듯한 느낌이 들어 침을 삼키거나 음식을 먹기가 불편하게 된다.

후두암은 다른 암보다는 조기 발견이 쉬우므로 예후도 좋으며 전이도 늦은 편에 든다. 조기 발견하면 5년 이상 생존율이 90%에 이른다.

## 🔍 후두암의 증상과 원인

후두암에 걸리면 목소리가 쉰다. 후두외암은 목소리는 쉬지 않고 목구멍에 무언가 걸려 있는 것처럼 거북하고 음식물이나 침을 삼키기가 불편하다. 증상이 가벼우므로 조기 발견을 놓치기가 쉽다.

후두암은 대개 남성들한테 많이 걸리고 있으나 여성 흡연자가 늘어나면서 여성 환자도 늘어나고 있다. 후두암은 우리나라의 암 발생 중 여섯 번째로 많다.

후두암의 원인은 아직 분명하게 밝혀지지는 않았으나 후두암 환자의 98%가 흡연자라는 사실을 보면 흡연과 가장 밀접한 관련이 있음을 알 수 있다.

## 🔬 후두암의 진단과 치료

후두암은 다른 암과는 달리 진단이 매우 간단하다. 후두경을 인후

속에 넣어서 비춰보기만 하면 알 수 있다. 그리고 의심 가는 부위가 있으면 조직검사를 해서 정확하게 알아낼 수 있다. 주위로 전이되었는지는 위에서 컴퓨터 단층 촬영과 동위 원소 검사로 확인한다.

후두암 치료법에는 수술과 방사선 치료의 두 가지가 주로 사용되고 있다. 1기와 2기에서는 수술을 하는 것이 보통이었지만 요즘에는 방사선 치료를 먼저 한다. 서울대병원 김광현 교수는 1기와 2기 환자를 방사선으로 치료하여 3년 생존율이 80~90%에 이르렀는데 그중 10~20%가 재발하고 나머지는 완치된다고 한다.

방사선 치료의 장점은 성대를 보존할 수 있다는 데 있다. 치료 기간이 보통 8주이기 때문에 치료기간이 길고 목구멍 속의 점막에 화상을 입는 등의 부작용이 있을 수 있다.

3~4기 환자는 상태에 따라 부분 절제술을 시행하는데 가능하면 성대를 보존하려 하지만 어쩔 수 없이 성대를 잘라내야 되는 경우도 있다. 목소리를 잃더라도 생명을 연장하는 것이 우선이다.

고려대 안암병원의 최종욱 박사는 후두를 제거했다고 해서 영원히 소리를 잃는 것은 아니라고 하였는데 병원 내에 음성 재활교실을 운영하여 후두절제 환자의 60%가 식도 발성법에 성공했다고 한다.

서울대학교의 김광현 교수는 식도와 기도 사이에 보조기구를 삽입하는 수술을 하고 있으며, 영동세브란스 병원의 김광문 박사는 후두암 치료에 레이저 광선을 이용하고 있다. 레이저 광선 치료는 방사선 치료보다 출혈 등의 부작용이 적고 무균상태에서 치료를 하기 때문에 감염이 없어서 예후가 좋다고 한다.

후두암 치료는 의사에 따라 치료법이 다르므로 어떤 치료법이 우수하다고 단정 짓기는 어렵다. 말기 환자는 1차로 수술을 하고 나서 항암제 투여와 방사선치료를 하고 있으나 성대를 보호하기 위해 방사선치료와 항암제치료만을 하는 수도 있다. 말기 환자는 예후가 좋지 않으므로 생명 연장을 목적으로 치료한다. 호흡 곤란이 심할 때에는 기도절제술로 목으로 숨 쉴 수 있게 만들어주는 일도 있다.

# 신장암과 방광암

### 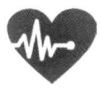 신장암

신장암은 비뇨생식기암 중에서 가장 많은 암이다. 우리나라 사람들한테 흔한 편이며 진행이 상당히 더딘 편이어서 몇 년 또는 10년 가까이 된 것도 발견된다.

신장은 그 생김새가 콩팥처럼 생겼다고 해서 콩팥이라고도 부르는데 좌우의 양쪽 옆구리 뒤쪽에 하나씩 붙어 있다. 한쪽 신장이 기능을 상실해도 다른 한쪽만으로도 생활에 불편이 없다.

신장은 몸속에서 쓰고 남은 수분이나 소변을 걸러주고, 핏속의 노폐물이나 몸속의 기를 잡아주는 역할을 한다. 신장이 약하면 양기와 음기가 떨어진다. 이럴 때에는 신장을 보호해 주어야 몸의 균형을 유지할 수 있다.

신장암에는 신세포암이 80% 정도로 제일 많고, 어린아이에게는 윌리엄스종양이 많다. 그 밖에 신우종양, 신아세포종, 육종 등이 있으며 여자보다 남자에게 2.5배 정도 많이 걸린다.

신장암도 초기에는 증상이 전혀 없다가 상당히 진행된 상태에서야 피오줌, 옆구리의 통증, 체중감소, 소화불량 등이 나타난다. 소변에 피가 섞여 나오면 신장암 외에도 신장결석, 요로결석을 의심해 볼 필요가 있다. 혈뇨증상이 있다, 없다를 반복하거나, 한번 혈뇨가 나온 뒤로 몇 달 뒤에 다시 혈뇨가 나오는 수도 있는데 혈뇨가 나오면 즉시 의사를 찾는 것이 바람직하다.

콩팥에 생기는 신세포암은 콩팥 안쪽 피질이나 신수체에 많이 생기는 상피성 악성종양이다. 상피성 악성종양은 콩팥 안쪽에서 발병하여 점차 바깥쪽 피막을 뚫고 나가 임파관이나 신장정맥, 동맥으로 전이된다. 이럴 때에는 전이가 빠르므로 수술이 불가능하다. 수술로 콩팥을 제거해도 예후가 좋지 않으므로 항암제 요법과 방사선요법으로 병집소를 축소시킨 뒤에 수술하는 방법을 쓰기도 한다.

## 방광암

방광암도 처음에는 아무 증상이 없다. 상당히 진행된 뒤에야 피오줌을 누거나 소변이 자주 마렵고, 소변을 눠도 시원하게 나오지 않는 등 전립선 비대증과 비슷한 증상이 나타난다. 젊은 사람에게 이런 증상이 있으면 방광암을 의심하고 검사를 받을 필요가 있다.

방광암은 방광경검사로 간단하게 진단할 수가 있다. 방광암은 발암성 물질이 음식과 같이 몸 안으로 들어와서 오랫동안 방광에 머무르고 있는 동안 방광에 자극을 받아 생기는 것으로 생각한다. 전에 만성 방광염을 앓았던 사람, 대장암이나 자궁암을 앓았던 사람이 방광암에 걸린 위험이 매우 높게 나타난다.

방광암은 전이가 매우 빠르며 신장이나 대장 폐장, 간장, 골수 등으로 전이된다.

## 신장암·방광암의 진단과 치료

신장암이나 방광암은 증상이 비슷하게 나타난다. 조기에 피오줌이 한번 나왔을 때 즉시 진단을 받는다면 그만큼 치료가 쉽다. 그러나 보통 피오줌이 나오면 술을 많이 마셨거나 일을 무리하게 해서 그런 줄 알고 대수롭지 않게 여기는 것이 보통이다. 시간이 한참 지난 뒤에 다시 소변에 피가 섞여 나오고 옆구리가 아픈 것 등 증상이 나타날 때는 암이 상당히 진행되어 있어 치료가 어렵게 된다.

신장암 검사에는 소변검사, 신장조영술(IVP), 컴퓨터촬영, 초음파검사, 혈관조영검사, 생검을 채취하여 조직검사를 확인하는 방법 등이 있다.

혈관 조영술검사는 전신마취를 하고 나서 검사하는 방법인데 통증이 약간 있을 수 있으나 부작용이 거의 없는 검사법이다.

방광암은 소변검사와 방광경검사로 내시경으로 병집을 직접 보면서 생검을 채취하여 조직검사로 악성 유무를 판단한다. 컴퓨터촬영으로는 임파선이나 다른 곳으로 전이되었는지 등을 알아낸다.

신장암과 방광암 역시 조기에 발견하여 수술하는 것 말고는 별다른 치료법이 없다. 신장암이 신정맥과 신동맥, 임파관으로 전이가 되지 않았을 때에는 수술로 한쪽 콩팥을 제거하면 간단하게 치료된다. 재발을 막기 위해 항암제요법과 방사선요법을 시행하면 90% 이상 완치가 가능하다. 3기 이상 진전되었을 때에는 5년 이상 생존율이 20%로 낮아진다. 말기 환자에게는 항암제요법, 방사선요법 등을 쓰고 있으나 예후가 좋지 않다.

방광암은 방광 점막에서 발견되었을 때에는 방광경을 통해 관찰하면서 전기메스가 달린 관으로 고주파를 보내면서 간단하게 수술할 수 있다.

그러나 방광암은 한 곳에만 있는 경우는 드물고 방광 여러 곳에 퍼져 있을 때가 많다. 이럴 때에는 방광을 모두 제거하는 근치 절제술을 시행해야 한다.

방광 점막에서 외막을 뚫고 전이를 시작하였거나 다른 곳으로 전이를 시작하고 있을 때는 확대 절제술을 써서 방광을 들어내고 신장에 튜브를 삽입하여 옆구리를 소변이 나오도록 하는 인공방광을 만들어 주는 수술을 하고 있다. 그러나 이런 것은 환자의 생존율을 높이기보다는 고통을 덜어주기 위해 할 경우가 많다.

# 비암

 비암

비암은 콧구멍 속에 생기는 암을 말한다. 상악동을 포함한 비인강까지에 생기는 모든 암을 통틀어 비암이라고 한다.

비암은 우리나라 전체 암 발생수의 2% 정도로 남자가 여자보다 1.5배 정도 더 많이 걸린다.

비암은 크게 상악동암과 비인강암으로 나눌 수 있는데 우리나라에서는 상악동암이 많이 생기고 싱가폴이나 대만 등 동남아에서는 비인강암이 훨씬 많이 생긴다.

비암에 걸리는 연령도 차이가 심하다. 상악동암은 30~60세에 제일 많이 걸리는데 이 중에서도 50세를 전후해서 제일 많이 걸린다. 비인강암은 45~65세에 많이 걸리나 대개 나이를 먹을수록 많이 걸린다.

비암은 오랫동안 축농증이나 비염, 괴저성 비염을 앓은 사람, 축농증 수술을 받는 사람들한테 잘 걸린다.

## 상악동암

콧구멍을 중심으로 양쪽 얼굴 광대뼈 속 깊은 곳에 생기는 암이다. 우측에 생기면 우측상악동암이고 좌측에 생기면 좌측상악동암이라고 한다.

상악동암은 축농증 증세를 보이고 콧물이 나오거나 코막힘 등의 증상이 나타난다. 만성 비염 환자와 축농증 환자에게 상악동암이 많다. 상악동암의 원인은 아직 분명히 밝혀지지 않고 있으나 비강이나 비내 점막에서 생긴 염증이 상악동으로 이동하면서 암으로 발전되는 것으로 추측하고 있다.

상악동암이 다발성 종양을 동반한 경우에는 예후가 좋지 않아서 안구 주위와 비강, 상악동 등 어느 곳이든 빠르게 전이되어 경부임파선을 따라 뇌로 전이되기도 한다.

이럴 때에는 종양이 시신경을 눌러서 눈이 침침해지고 귀가 멍해지며 얼굴이 땅기는듯하며 눈 주위를 중심으로 한 상악동에서 격렬한 통증을 느끼게 된다. 상악동은 잇몸과 연결되어 있기 때문에 자칫 잇몸 질환으로 생각하고 있다가 콧구멍에서 고약한 냄새가 나면 그때야 이비인후과를 찾게 된다. 이비인후과를 찾았을 때에는 이미 암이 상당히 진전되어 있어 수술 시기를 놓쳐 버리기 때문에 결과가 좋을 수 없다.

## ⛵ 비인강암

비인강암은 우리나라 사람들한테는 많지 않으나 누구라도 걸릴 가능성이 있는 암이다. 콧구멍 깊숙한 곳에 생기는 암으로 콧물을 삼킬 때 넘어가는 부위에 생기는 암이다. 비인강암의 증상은 귀가 멍하고 소리가 잘 안 들리며 인후암과 같은 증상이 나타난다. 콧구멍 깊은 곳이 답답하고 콧물이 자주 나며 인후의 임파절이 붓고 골이 아프다. 콧물을 삼켜 보아 속에서 걸리는 듯한 느낌이 들면 이비인후과 전문의에게 진찰을 받아보아야 한다. 이런 증상이 나타나면 이미 암은 상당히 진행된 상태이다.

비인강암은 전이가 매우 빠르며 두개골과의 연결 부위를 따라 뇌와 임파관등 다른 곳으로 전이되기가 쉽다. 귀를 먹거나, 안구함몰, 시신경장애, 동공 축소, 안구돌출 등의 증상이 나타나고 폐, 간, 척추 등으로 전이가 빠르다.

치료는 매우 어렵다. 조기에 발견하면 수술로 치료하지만, 대개는 방사선 치료로 암종괴가 확산되는 것을 막고 항암제를 투여한다. 복합적인 치료를 받을 경우 5년 이상 생존율이 21~30%에 이르고 있다.

## 💡 검사와 치료

비암은 다른 암에 비해서 자각 증상이 있으므로 발견이 쉬운 편이며, 파브스코프나텔레스코프를 이용한 내시경 검사로 의심이 가는 부위의 생검을 채취하여 조직검사를 하면 100% 진단이 가능하다. X레이 검사에는 잘 나타나지 않고 CT 촬영으로 정확한 발병부위와 전이 여부를 알 수 있다.

조기에 발견하여 수술하는 것이 지금까지는 제일 좋은 치료법이다. 몇 년 전까지만 하더라도 말기 환자는 수술하여 안구를 포함한 얼굴 한쪽을 몽땅 잘라내는 수술을 하기도 하였으나, 암은 치료되어도 얼굴이 몹시 흉하여 병을 고친 것으로 볼 수가 없었다. 요즈음 얼굴의 원형을 보존하면서 치료하는 방사선요법과 항암요법을 병행하고 있는데 치료 성적도 좋은 편이다.

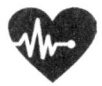

# 뇌종양

　뇌암은 우리나라 전체 암 발생의 1~2% 정도 생기는데 여자보다는 남자에게 더 많이 생긴다.

　뇌종양은 두개골 내에 생기는 모든 암을 총칭하는 데 양성종양이건 악성종양이건 예후가 좋지 않다. 뇌 자체에 생기는 원발성 암은 30% 정도이고 나머지는 폐나 유방, 자궁, 신장 등에서 생긴 암이 전이하여 온 것으로 보고 있다. 뇌 바깥쪽에서 발견되면 수술이 가능하다. 뇌 깊숙이 있으면 수술이 어렵고 또 급속도로 자라기 때문에 치료하기가 까다롭다.

　뇌는 우리 몸으로 보내는 모든 신경을 지배하고 있으므로 어느 부위에 암이 생겼는지에 따라서 증상도 각기 다르다. 어린이들의 뇌암은 원발성뇌암이 많으며 소뇌에서 주로 발생하고, 어른들한테는 전이성 암이 많으며 대뇌에 많이 생긴다. 소뇌에 암이 생기면 운동 신경 장애로 마비증상이 일찍 나타나며 뇌암이 상승하여 머리가 아프고 속이 메스꺼우며 갑자기 경련이 일어나는 등 예측하기 어려운 증상이 나타난다.

뇌암이 자라면 뇌신경을 눌러서 마비 증상이 나타나고 눈이 어두워지고 동공이 확대되며 머리가 아픈 등의 증상이 나타난다. 우측 뇌에 종양이 생기면 좌측 손발에 마비가 오고, 좌측 뇌에 종양이 생기면 우측 손발에 마비가 온다.

원발성 뇌암은 수술과 국소방사선요법으로 치료가 가능하며 5년 이상 생존율이 높은 편이나, 전이성 뇌암은 수술을 하지 않은 것을 원칙으로 하고 방사선요법과 항암제요법으로 치료한다.

뇌암의 원인에 대해서도 다른 암과 마찬가지로 정확한 것은 알 수 없고 뇌의 충격이나 뇌하수체 호르몬과 관계가 있다고 보고 있다. 일시적인 뇌의 마비와 뇌신경괴사 등이 있을 경우 뇌암으로 진전되는 수가 많다고 한다.

뇌암은 뇌파검사, 뇌X-ray검사, 뇌전산화단층촬영, 자기공명촬영술 등으로 진단한다. 이렇게 하면 발병 부위를 정확히 찾아낼 수 있다.

뇌암 치료는 조기에 발견되면 수술을 원칙으로 한다. 수술은 원발성 암에만 가능하고 전이성 암이나 다발성으로 여러 곳에서 동시에 발견되면 수술이 불가능하다. 방사선 요법과 항암제 요법 등을 쓰고 있으나 예후가 나쁘다. 뇌암은 발견되고 나서 1년 이내에 거의 모두가 사망한다.

요즘은 뇌암 치료에 국소방사선요법이 개발되어 각광을 받고 있으나 모든 뇌암 환자에게 적용되는 것은 아니다. 이것은 악성뇌종양 환자의 치료 부위를 국소마취 시킨 뒤에 그 부위에만 집중적으로 방사선을 찍어 종양을 파괴하는 방법이다. 정상 뇌세포에는 거의 피해를 끼치지 않으므로 뇌종양 치료에 획기적인 방법으로 인정되고 있으며 일부 환자들한테서 좋은 치료 결과를 얻고 있다.

# 구강암 및 설암

입안에 생기는 모든 암을 통틀어서 구강암이라고 한다. 구강암 중에서 제일 많이 발생하는 것은 설암으로 전체 구강암의 25%를 차지하고 있으며, 입술에 생기는 암과 상악골과 하악골에 생기는 암, 잇몸암, 편도선암 등으로 나누는데 전체 암 발생의 4~5%를 차지할 만큼 많이 발생한다.

연령별로는 45~65세에 가장 많이 발생하고 여자보다는 남자한테 3배 정도 많이 생긴다. 입안에 생기는 염증으로 여기고 대단치 않게 생각하다가 치료시기를 놓치는 수가 있다. 조기 발견이 쉽고 진단하기도 편한 이점이 있는 반면 악성이 많다.

설암은 혀에 생기는 암이다. 혓바닥 양옆에 70%가 생기고 혓바닥에 10%, 혀끝에 6%, 혀 밑에 8%, 혀뿌리에 6%가 발생한다. 혀에 생기는 암은 딱딱하게 굳어지는 것과 허는 것이 있으나 혀 밑에 생기는 암은 덩어리가 생기는 것이 많다.

혀는 조금만 이상이 있어도 신경이 집중되는 매우 민감한 부위이다. 그런데도 대수롭지 않게 생각하고 있다가 상당히 심해졌을 때 암이 발견되는 수가 많다. 전이가 시작되면 혀가 딱딱해지고 피가 나거나 염증이 퍼지고 몽우리가 커진다. 언어 장애를 일으킬 수도 있는데 혀가 굳어서 말이 잘되지 않는다.

혀의 상태에 조금만 관심을 가지면 조기에 발견할 수 있으므로 세심하게 혀를 관찰하는 습관을 가질 필요가 있다. 혀에서 멍울이 만져지거나 혀 양쪽에서 염증이나 괴사성 반점이 생기면 전암기를 의심해야 하고 염증이 일주일 이상 지속될 때에는 구강 전문의에게 진찰을 받아보는 것이 좋다.

악골암은 상악골과 하악골이 맞닿는 부위에서 자주 발견된다. 처음에는 궤양성 반점이 차츰 자라나면서 음식물을 씹기가 어려워지고 말을 하기가 거북해진다. 좀 더 진행이 되면 귀 쪽 임파선으로 전이되며 예후가 좋지 않고 수술이 어렵다.

입술암은 주로 아랫입술에 생기며 구강백반증이 암으로 진전되는 경우가 더러 있다. 입술이 두꺼워지고 괴사하기 시작하여 썩어들어가는 증상이 나타난다. 초기에 입술 제거 수술이나 방사선 치료를 하면 예후가 좋으며 전이가 늦으므로 결과가 좋게 나오는 편이다.

잇몸암은 처음에는 풍치인 줄 알고 풍치 치료를 해도 별 효과가 없으면서 암으로 진전되는 수가 많다. 이빨을 지탱하는 잇몸 어디에서나 생기며 잇몸 뼈에 쉽게 전이되어 잇몸 뼈를 상하여 이빨이 저절로 빠진다. 예후가 좋지 않고 방사선 치료를 우선적으로 하고 나서 항암제를 쓴다.

편도선암은 구강암 중에서 제일 깊은 곳에 있는 암이다. 편도선은 감기나 호흡기 질환으로도 잘 부어오르기 때문에 조기 발견이 어렵다. 편도선암이 농양을 동반하고 곪는 경우 편도선염과 구별이 안 되고 주위 조직으로 전이되었을 때 발견하는 수도 있다.

## 🔍 구강암의 증상과 원인

구강암은 조기 발견이 대체로 쉬운 편이다. 구강에 자각 증상이 나타나면 거울로 구강을 들여다보는 것으로 쉽게 찾아낼 수 있다.

구강 백반증의 10~15%로 진전되고, 잘 맞지 않는 틀니와 날카로운 치아가 백반증을 일으킬 수 있다. 뜨거운 음식이나 찬 음식을 즐겨 먹는 사람도 구강암을 조심해야 하며, 혓바닥이 갈라지거나 혀가 잘 허는 사람, 잇몸에서 자주 염증이 생기며 백반증이 10일 이상 계속되는 사람은 전문의한테 진단을 받아보는 것이 현명하다.

구강암의 원인으로는 술, 담배, 잘 맞지 않는 틀니, 재료가 나쁜 인공 치아, 날카로운 이빨, 충치나 충치 파이프 등이 지적되고 있다. 담배를 피우는 사람은 혀끝에 암이 많이 생기고, 매독이나 비타민 결핍도 구강암의 원인이 된다고 한다.

구강암은 구강 위생과 관련이 깊어 여자보다는 남자한테 많고, 젊은 사람보다는 나이 든 사람한테 많다. 담배를 피우는 사람은 피우지 않는 사람보다 15배나 구강암에 많이 걸린다. 이는 담배의 니코틴이 입 안에서 생긴 백반증에 자극을 주었을 때 암이 생기는 것으로 볼 수 있다. 만약에 위궤양 환자가 담배를 피우면서 치료를 하려 한다면 그는 평생을 위궤양과 싸워야 할 것이다. 그러나 담배를 끊으면 위장은 저절로 좋아질 것이다. 담배를 피우지 않는 것이 갖가지 암을 예방하는 데 큰 도움이 된다.

## 구강암의 치료

구강암은 악성 빈도가 매우 높아서 조기에 발견하여 치료하는 것이 무엇보다 중요하다. 설암 같은 것은 혀를 절단하는 수술이 쉽기 때문에 치료도 쉬운 반면 말을 못하게 되는 어려움이 있다. 요즘은 혀를 절단하지 않고 방사선요법과 항암제요법만으로 치료하기도 한다.

방사선요법에는 방사선을 직접 쪼이는 방법과 방사능 물질을 몸 안에 넣어 주는 방법이 있다. 요즘은 리듐을 바른 바늘을 많이 쓰고 있는데 혀가 얼얼할 뿐 통증은 거의 없다. 대개 설암 초기에 많이 쓰고, 상당히 진행되었을 때에는 수술요법을 시도해서 임파절을 포함한 모든 부위를 제거하고 나서 쓴다.

구강암 예방은 늘 구강을 청결하게 하고 자극성 음식이나 술, 담배를 피하는 것이 매우 중요하다.

일생 동안 입을 통해 몸 안으로 들어가는 음식물은 대략 200 트럭 분량이라고 한다. 구강을 청결하게 해야 구강암뿐만 아니라 다른 병들도 예방할 수 있다.

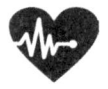

# 갑상선암

갑상선암은 남자보다 여자한테 많이 나타난다. 우리나라 여성의 암 중에 6위에 올라 4.1%의 발병률을 보이고 있다. 남자보다는 여자가 3배나 더 많이 발생한다. 연령별로는 30~40대에 제일 많이 나타나고 나이를 먹으면서 발병할 위험이 커진다.

갑상선은 갑상선 호르몬을 분비하는 기관인데 후두 밑에 양쪽으로 나비 날개 모양으로 달려있다. 갑상선은 정상적인 경우에는 손으로 만져지지 않는다.

사춘기 여성이나 월경 전후에 갑상선이 붓는 수가 있으며 임신 초기에 붓는 사람도 있다. 이런 경우는 병으로 보지 않는다.

갑상선이 비대해지는 갑상선 기능항진증(바세도우씨병) 환자는 상태가 심해지면 눈이 튀어나오고 가슴이 답답하며 숨이 차고 땀이 나는 등의 증상이 나타나는데 이런 경우는 갑상선암과 관련이 없다.

갑상선암은 한쪽 갑상선에 몽우리가 생겨 커지거나 딱딱해지고, 목 주위의 피부가 울퉁불퉁 해지며 속도가 빨리 자라는 것이 있고 천천히 자라는 것이 있다.

갑상선암은 다른 암보다 예후가 좋고 자라는 속도와 전이가 늦은 편에 속한다. 조기에 발견되어 치료를 받으면 95% 이상이 5년 이상 생존할 수 있다.

갑상선 종양에는 양성이 많으며 그중에서도 갑상선종, 갑상선낭종, 갑상선염 등은 암과 구별이 어렵다.

갑상선암에는 유두상선암이 60%이고 여포상암이 20%, 수양암이 5%, 이분화암이 15%를 차지한다. 갑상선암중 제일 많은 유두상선암은 전이가 거의 없고 젊은 여성들에게 많은 암이다. 여포상암은 50세를 전후한 중년 여성에게 많이 생기는 암으로 전이가 빠르고 예후가 좋지 않다. 폐와 뼈로 전이가 잘되며 조기 발견이 어렵고 상당히 진행되었을 때 발견되는 일이 많다. 5년 이상 생존율은 30% 정도이다.

수양암은 가족성 암이라고 부르며 유전적인 요소가 많다. 갑상선 중 양쪽보다는 한쪽에만 발병하는데 딱딱한 덩어리가 생기고 전이가 빠르고 예후가 나쁘다.

미분화한 갑상선 암은 악성도가 매우 높아서 진행 속도가 아주 빠르고 5년 이상 생존하는 경우가 거의 없다. 갑상선뿐만 아니라 기도 및 후두에까지 전이되고 부종이 생겨 호흡 곤란을 초래하여 폐와 간, 뼈 등에 침습한다. 노인층에 주로 나타나며 나이를 먹을수록 미분화 암에 걸일 위험이 커진다.

갑상선암 역시 초기에는 별다른 증상이 없다. 종양이 차츰 커지면 목이 뻐근하고 목 주위가 부어오르고 멍울이 만져지며, 목이 쉬고 호흡이 어려워지며 무기력해지고 체중이 줄며 피로가 심해지고 신경통이 생기는 등의 증상이 나타난다.

갑상선암의 원인은 아직 정확하게 밝혀진 것은 없다. 편도선 비대증, 중이염, 후두염, 기관지염 등을 앓은 사람이 방사선 치료를 받거나, 연주창 같은 병을 앓은 사람에게 갑상선암이 많이 나타난다. 이 밖에 갑상선 호르몬 저하증과 항진증도 연관이 있는 것으로 추측하고 있다.

## 갑상선암의 진단과 치료

갑상선암의 진단에는 동위 원소 스캔으로 진단이 쉽다. 갑상선 부위에 딱딱한 혹이 만져지면 동위 원소나 초음파 검사를 해서 종양이 있는지를 확인하고 갑상선 혈액검사와 세침 흡입검사를 해서 악성인지 양성인지를 판단한다.

세침 흡입검사는 몽우리가 만져지는 부위를 바늘로 찔러서 검사한다. 통증이 전혀 없고 시간도 얼마 걸리지 않는다. 동위원소검사에서는 악성일 때에는 종양이 차갑게 나타나고 양성일 때에는 따뜻하게 나타난다. 동위원소검사에서 차가운 혹이 나타나면 떼어내는 것이 좋다.

갑상선암도 수술이 제일 좋은 치료법으로 알려져있다. 조기에 수술하면 95% 이상 5년 생존율이 가능하다.

갑상선암은 전이가 느리므로 갑상선 부위에만 암이 있기 쉬워서 수술이 쉬운 편이다. 그러나 전이되었을 때에는 부갑상선까지 제거하기 때문에 목소리가 변하고 갑상선 기능저하증이 올 수 있다.

수술로 종양을 제거하고 나서 남아있는 암세포를 없애기 위해 방사선 요법을 쓰기도 한다. 코발트 60이나 동위 원소 131 옥소를 먹게 하는데 오심, 구토, 피로, 백혈구와 혈소판 감소 등의 부작용이 나타난다.

양성 종양일 때에도 자라는 속도가 빠르면 수술하는 것이 좋다.

갑상선 수술을 받은 사람은 일생 동안 갑상선 호르몬제를 먹어야 한다. 갑상선 암은 조기발견이 용이한 편이므로 치료 예후가 좋고 환자들이 희망과 용기를 갖고 치료에 임하면 더 좋은 치료 결과가 나타난다.

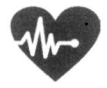

# 골수암

 골수암은 다른 장기에서 발생하여 골수로 전이되는 전이암이 70%이고 뼈 자체에서 생기는 원발성 암은 30% 정도이다. 원발성 암은 골수에서 주로 발병하여 뼈 바깥쪽으로 침범하는데 대퇴골, 경골, 상박골, 무릎 관절, 골반뼈, 발목관절 등에 많이 생긴다. 골종이나 골육종 등이 많이 나타난다.
 처음에는 아무런 증상이 없다가 어느 정도 진행된 뒤에는 신경통처럼 아프고 쑤시거나 둔하게 아픈 증상이 나타난다. 심할 때에는 뼈가 녹아 없어지고 뼈를 싸고 있는 근육 등으로 전이되므로 열과 통증이 심하게 일어나고 골절이 일어나며 다른 곳으로 전이가 빨리 된다. 골수암은 조기에 발견해서 치료하면 원발성 암은 50% 이상이 5년 생존율을 보인다. 그러나 전이암은 치료가 불가능한 경우가 대부분이다.
 전이성 암은 유방암, 폐암, 전립선암 등이 뼈에 전이가 가장 잘 된다. 신장암, 갑상선암, 자궁암, 방광암, 대장암, 후두암 등도 뼈에 전이가 잘되는 것으로 알려졌다. 임파관이나 혈관을 타고 뼈로 전이되는데 폐암의 경우 가까이에 있는 갈비뼈에 전이되면 쑤시고 아픈 통증이 심하게 나타난다. 대퇴골이나 골반뼈에 전이되면 뼈가 약해져서 체중을 이기지 못하고 골절이 되는 수가 많다. 이럴 때에는 뼈를 고정하는 깁스를 하게 되어 환자는 거동이 불가능하게 된다. 척추뼈 등으로 전이되면 신경이 마비되어 하반신을 쓰지 못하게 된다. 요실금이나 소화 불량 또는 장 마비 현상도 나타난다.

골수암 중에 가장 많이 나타나는 골육종은 젊은 사람들한테 많이 걸리고 여자보다는 남자가 많이 걸린다. 대퇴골이나 경골 등에서 골수염 증상과 비슷한 증상이 나타난 뒤에 발견되므로 조기 발견이 어렵다. 조기에 발견하여 수술로 암 주위를 잘라내고 방사선 요법과 항암제 요법을 겸하면 5년 이상 생존율이 90%에 이른다.

골수암 중에서 두 번째로 많은 유잉씨 육종은 골수에서 발병하여 차츰 근육층으로 전이된다. 골수염과 같이 염증이 생기고 열이 나며 심하면 뼈가 녹아서 부러진다. 성장기의 어린이에게 많이 발견된다.

섬유성 육종과 연골 육종 등은 중년기에서 노년기에 많이 발생하는 암이다. 팔보다는 다리에 많이 생기며 진행 속도가 느리고 예후가 좋은 편이다. 조기 발견되면 치료 성적이 좋아서 5년 이상 생존율이 50%에 이른다.

악성도가 가장 높은 암은 다발성 골수종양으로 50~70세의 노년기에 많이 걸리며, 뼈 여러 곳에 종양이 생기므로 빈혈이 생긴다. 체력이 급속하게 떨어지고 치료 예후도 좋지 않으므로 조기 발견해도 치료가 잘 안 된다. 항암제요법과 방사선요법 등을 쓰고 있으나 대개 1년 이내에 사망한다.

## 골수암의 진단과 치료

골수암은 아무런 예고 없이 나타나는 수가 많다. 상당히 진전된 뒤에야 뼈가 쑤시고 아프거나 열이 나고 움직이기가 싫어지는 등 골수염과 비슷한 증상이 나타난다. 관절 연골에서 발병할 때에는 관절이 붓고 물이 고이는 등 퇴행성관절염으로 오진하기 쉽다. 그러나 이런 증상이 나타났을 때에는 이미 다른 곳으로 전이가 시작되었다고 보아야 한다.

골수암의 원인에 대해서는 여러 가지 설이 있으나 확인된 것은 하나도 없다. 동물에게 실험하여 골수암을 일으키는 물질이 있으나 그것이 꼭 사람에게도 골수암을 일으키는지는 분명하지 않다. 골수암은 바이러스와 화학 물질, 방사선 등과 관련이 있는 것으로 본다.

골수암의 진단은 X-ray와 조직 검사로 판단이 용이하다. 전이 여부는 컴퓨터 단층 촬영으로 정확히 알 수 있다. 골수암 치료도 조기에 발견하여 수술하는 것이 가장 좋은 치료법으로 알려졌다. 어느 정도 진행된 암일 때에는 전신 요법인 항암제 요법을 쓴다.

전이성 골수암은 원발암을 먼저 치료하는 것이 원칙이고, 뼈에 전이되었을 때에는 통증을 덜어주기 위하여 부분 방사선 요법을 사용하기도 한다. 이는 근치를 목적으로 하는 것이 아니라 생명을 연장하고 고통을 덜어주기 위한 방편에 지나지 않는다.

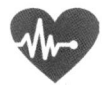

# 백혈병

 백혈병은 혈액에 생기는 암으로 우리나라 사람들보다는 미국이나 유럽 사람들이 2배 이상 많이 걸린다. 15세 이하의 어린이들에게는 매우 치명적인 암이다.
 백혈병은 크게 급성백혈병과 만성 백혈병으로 나누는데 골수에서 생기면 골수성백혈병이라고 하고 임파조직에서 생겨났으면 임파구성 백혈병이라고 한다.

 우리나라에는 급성 골수성백혈병이 많이 나타나는데 어린이들에게는 80% 이상 급성 임파구성 백혈병이 많이 발생한다. 백혈병은 남자가 여자보다 약간 더 많이 걸리고 인구 10만 명 중에 4명 정도가 걸린다.

### ⛵ 백혈병의 종류

백혈병은 종류에 따라 치료법이 크게 다르므로 정확한 진단이 무엇보다 중요하다. 백혈병은 다음과 같이 4가지로 나눈다.

**❶ 급성 임파성 백혈병**
어린이들에게 흔한 암으로 감염을 막아주는 과립구인 백혈구의 감소가 특징이다.

**❷ 급성 골수성 백혈병**
40대 이후의 성인들에게 흔히 볼 수 있는 백혈병으로 혈소판의 생산이 감소되는 것이 특징이다.

**❸ 만성 골수성 백혈병**
이상 염색체가 나타나는 백혈병으로 청, 장년층에 많이 나타난다.

**❹ 만성 임파성 백혈병**
노인들에게 나타나는 백혈병으로 비장 기능의 이상이 나타난다.

우리 몸의 혈액 속에는 백혈구와 적혈구, 혈소판, 과립구, 단구 등이 있는데 이를 통틀어서 혈구라고 한다. 정상적인 혈액 속에는 5,000~10,000개까지는 정상으로 본다. 그러나 우리 몸에 염증이 있으면 백혈구 수가 1만 개 이상으로 올라간다. 맹장염이나 췌장염에 걸리면 백혈구 숫자가 늘어나는 것을 알 수 있다. 급성 백혈병은 백혈구

수가 2만~3만 개로, 만성 백혈병은 5만 개 이상이 넘는 수도 있다.

백혈병은 혈액 검사로 간단하게 발견되는 수도 있으나, 백혈구가 감소되어 잘 나타나지 않는 백혈구 감소성 백혈병도 있다.

적혈구는 우리 몸속에 산소를 공급하는 일을 하고 백혈구는 몸속으로 들어오는 세균을 죽이는 일을 맡고 있다. 백혈구가 증가하는 것은 세균과 싸워서 죽은 백혈구가 많다는 것을 뜻한다. 백혈구는 조혈 기관인 골수나 비장, 임파절에서 생산되어 혈관이나 임파절을 따라 돌면서 몸을 보호하는 면역 기능을 가지고 있다. 그런데 잘못 만들어진 불량품 백혈구를 억제하는 기능이 떨어져서 제 기능을 하지 못하게 되면 비정상적인 백혈구가 늘어나서 세균이 감염되었을 때 막아내지 못하게 된다.

백혈병은 처음에는 아무 증상이 없다가 조혈 기능이 떨어지면 어지러움이나 빈혈, 잇몸이나 코의 출혈 등이 나타난다. 작은 상처에도 피가 멈추지 않고 현기증과 가슴 두근거림, 호흡곤란이 나타나고 얼굴이 창백해지고 온몸이 나른해지며 관절과 허리에도 통증이 온다. 장출혈이 일어나는 수도 있는데 급성일 경우에는 손쓸 사이도 없이 사망하기도 한다.

골수성 백혈병은 만성에서 급성으로 전환되기도 한다. 만성 백혈병을 조기에 발견하지 못하고 급성으로 전환되었을 때 발견하는 일이 많다. 만성 골수성 백혈병은 골수 모세포 또는 골수계 간세포가 변형되면서 급성으로 전환되는 것으로 보인다. 일정한 시일이 지난 뒤에야 급성 백혈병으로 바뀌며 세포도 만성에서 급성으로 전환한다. 치료가 몹시 어렵고 생존율이 거의 없다.

## 🔍 백혈병의 증상과 원인

급성 백혈병은 갑자기 발병하여 처음에는 감기 증상과 비슷하다. 열이 나고 기운이 없으며 얼굴빛이 창백해진다. 어지럽고 팔과 다리 등 온몸이 아프고 비장이나 임파선이 붓고 입안이 헐며 잇몸에서 피가 나고 이유 없이 코피가 난다. 심할 때에는 장 출혈이 일어나서 피를 토하거나 하혈을 하는 수도 있다. 급성 백혈병은 예고 없이 불시에 찾아오므로 20~30년 전까지만 하더라도 평균 생존 기간이 2~3개월에 지나지 않았으나 요즘은 5년 이상 생존하는 경우도 드물게 있다.

만성 백혈병은 처음에는 거의 모르고 지내다가 중간 정도 진행되었을 때 증상이 나타난다. 늘 몸이 피로하고 식욕이 떨어지며, 식사를 하고 나면 속이 더부룩하고 소화가 잘 안 되며 설사가 자주 나며 위장병이 생기는 것이 주요 증상이다. 조금 더 경과하면 위장 출혈이나 장 출혈이 나타나기도 한다.

대개 위장병 등 다른 검사를 하다가 만성 백혈병 진단을 받는 수가 많으며 발견되고 나서 2~3년 정도 생존한다. 말기에 발견되면 급성 백혈병으로 전환되는 수가 많다.

백혈병의 원인은 아직 찾아내지 못하고 있다. 유전적인 요인, 바이러스, 발암성 화학물질 등과 관련이 있지 않을까 하고 추측하고 있을 뿐이다. 어떤 물질로 DNA가 손상을 입어 정상적인 세포가 변형되어 백혈병이 생긴다는 주장도 있다. 그 예로 일본 히로시마 원자 폭탄이 떨어진 지역에 살던 사람들한테 1년 6개월 뒤부터 백혈병이 많이 생겼다고 한다. 방사선을 취급하는 방사선 기사나 방사선 치료를 받은 사람은 백혈병에 걸릴 위험이 높다. 임산부가 임신 6개월이 되지 않았을 때 골반 X-ray 촬영을 받으면 태어날 아기가 백혈병에 걸릴 가능성이 매우 높다. 이 때문에 임산부는 가능하면 X-ray 촬영은 금하고 있다.

백혈병은 유전적인 소질과도 관련이 깊은 것으로 알려졌다. 조상 중에 백혈병에 걸린 사람이 있으면 그 자손들은 백혈병에 걸릴 확률이 그렇지 않은 사람보다 4배 정도 높다. 그러나 백혈병의 유전인자는 아직 찾아내지 못했다.

발암성 화학물질인 벤젠, 페니부라손, 에스트로겐, 크로람페니콜, 크로람페니콜, 테스토스테론 등도 백혈병 발병과 관련이 있는 것으로 나타나고 있다. 직업이나 환경오염과도 관련이 있다. 농촌 사람보다는 도시 사람들에게 백혈병이 많고 공해가 더 심한 서양인들이 우리나라 사람보다 3배 정도 더 많이 걸린다.

## 백혈병의 진단

백혈병은 혈액 검사로 간단하게 알 수 있다. 그러나 말초 혈액 검사에 나타나지 않은 비백혈성 백혈병도 있다.

백혈병세포의 혈구가 골수에서 생겼으면 골수성백혈병, 임파구에서 생겼으면 임파구성 백혈병이라고 하며, 백혈병세포의 분화 성숙 능력에 따라 미성숙형이면 급성백혈병으로 분류하고 성숙형이면 만성으로 분류한다. 성숙형과 미성숙형의 중간형인 급성도 만성도 아닌 백혈병도 드물게 나타난다.

사람의 몸속에서는 끊임없이 새로운 피를 생산하고 있는데 골수와 임파관이 주된 조혈 기관이다. 골수계 세포는 골수 조직을 분화·증식하고 임파계 세포는 임파절이나 골수에서 분화·증식한다. 이때 정상적인 혈구가 돌연변이를 일으켜 성숙되지 못한 세포가 계속 증식하는 것이 백혈병이다.

## 백혈병의 치료

독일의 병리학자 브라이트 박사가 1845년 백혈병을 처음 발견 한 이래 갖가지 치료법이 시도되었으나 별다른 성과를 거두지 못했다. 급성 백혈병은 평균 1개월 만에 사망하는 것이 보통이었다.

제2차 세계대전 후 항암제 개발이 본격화되면서 5년 이상 생존하는 예가 드물게 나타나고 있기는 하나 치료율은 지극히 낮다. 백혈병 치료에는 완치라는 말을 쓰지 않고 관해(寬解)라는 용어를 쓴다.

소아에게 많은 급성 임파구성 백혈병이 급성골수성 백혈병보다 치료율이 높은 편이다. 급성 임피구성백혈병은 치료 효과가 90%이고 급성골수성 백혈병은 50% 정도이며, 5년 이상 관해율은 소아 급성 임파구성 백혈병 55%, 성인 골수성 백혈병은 15%로 나타난다. 만성 백혈병은 급성 백혈병보다 치료 성적이 매우 나쁘고 완전 관해율이 거의 없다.

백혈병 치료는 화학 요법을 쓰는데 보통 다음과 같이 3단계로 나누어서 치료한다.

### ❶ 1차 치료는 관해 요법

여러 종류의 항암제는 복합적으로 약 4주 동안 집중적으로 투여한다. 백혈병 세포를 많이 죽이기 위한 것인데 1차 치료에 투여되는 항암제로 완전 관해될 수 있는지를 판단하기 때문에 매우 중요하다.

### ❷ 2차 치료는 골수 외 치료

1차 치료가 끝나면 백혈병 세포들이 관해 상태에 들어가게 된다. 그러나 약물이 잘 투여되지 못했거나, 척추나 중추 신경계에 백혈병 세포가 남아 있을 수도 있으므로 방사선요법과 척수강내에 약물을 투여한다.

### ❸ 3차 치료는 유지 요법

3차 치료는 몸 안에 숨어 있는 백혈병세포가 활동하지 못하도록 일정 기간 동안 관찰하면서 계속 항암제를 투여한다. 약물요법으로 효과가 없는 환자는 골수이식 수술을 하기도 한다.

골수이식 수술은 골수검사를 해서 같은 골수를 가진 사람의 골수를 이식한다. 부모와 형제의 골수가 대체로 잘 받아들여지고 있으나, 혹 거부반응이 나타나는 수도 있다. 거부반응이 나타나면 골수이식이 불가능하다.

동족 골수이식은 1차 치료가 끝난 상태에서 시행하면 65%가 관해 기간이 연장되거나 치료성적이 높아지지만, 2차 치료 뒤에 하면 성적이 훨씬 떨어진다. 나이가 많은 사람보다 젊은 사람에게 성공률이 높다. 골수이식에 대해서는 논란이 많으며 10명 중 1명은 골수이식 후에 감염이나 합병증으로 사망한다.

최근에는 환자의 골수나 혈액 속에서 미량의 조혈모세포를 추출해서 정맥 주사로 이식하는 자가 골수이식술이 좋은 결과를 얻고 있다. 우리나라에서는 아산재단 중앙병원의 김상희 박사가 처음 자가 골수이식술에 성공을 거두었다.
　백혈병환자에게 항암제를 집중 투여하면 암세포뿐만 아니라 골수세포도 파괴되어 면역기능이 크게 떨어지므로 환자는 무균실에 격리 수용해야 한다. 이때 항암제를 투여하기 전에 환자의 혈액에서 미리 추출하여 냉동 보관해 두었던 조혈모세포를 정맥 주사방식으로 이식한다.
　조혈모세포는 환자의 몸 안에서 혈액을 만드는 등 골수의 역할을 대신하는데 이식 후 10일 정도 지나면 정상으로 기능이 회복된다. 예전에는 환자의 골수에서 직접 추출해 두었다가 이식하는 방법을 썼으나 요즘은 혈액에서 추출하기 때문에 비용이 적게 들고 수술할 때 통증이 적으므로 앞으로 많은 환자들에게 적용될 것으로 보인다.
　백혈병은 치료를 맡은 의사의 자질과 치료 성적에 따라 차이가 크게 날 수 있다. 대개 항암제는 2년에서 3년 6개월 정도 투여하는데 완전관해 되지 않으면 대개 이 기간 내에 사망한다.

부록

# 테트라스 항암제

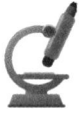

# 임상시험의 배경 및 목적

비소와 비소 유도 화합물은 2000여년 전부터 약품으로 쓰여왔다. 중국에서는 비소 함유 연고를 치과질환이나, 건선, 매독 및 류마티스성 질환 등 광범위한 질환의 치료제로서 사용해 왔으며, 고대 그리스의 히포크라테스도 웅황(雄黃, orpiment, $As_2S_3$)과 계관석(鷄冠石, realgar, $As_2S_2$)을 궤양치료제로 처방하였다고 한다. 히포크라테스 이후에도 페스트, 말라리아, 그리고 각종 암에 비소가 치료제로 사용되었다. 18세기에 근대 서양의학에서 비소는 암을 포함하는 각종 질환에 광범위하게 처방되었다.

가장 유명한 Fowler's solution은 1786년에 영국의 내과의사인 Thomas Fowler가 만든 삼산화비소($As_2O_3$)의 탄산칼륨 용액으로 류마티즘, 전간 대발작(간질, epilepsy), 궤양, 소화불량 등에 사용되었으며, 1910년대에는 악성빈혈, 천식, 건선, 천포창(天疱瘡, pemphigus) 그리고 습진 등의 치료제로 사용되었다. Fowler's solution은 이후에도 1940년대에 항암제가 나오기 전까지 만성 골수성 백혈병(Chronic Myelogenous Leukemia, CML) 치료제로 사용되었다.

1910년에는 독일 내과의사이며 화학요법의 창시자인 Paul Ehrlich가 유기비소화합물인 살발산(Salvarsan, Arsphenamine)을 발명하였고 페니실린이 나오기까지 약 40년 동안 매독의 표준치료제로 사용되었다. 또 다른 유기 비소화합물인 malarsoprol은 중추신경계를 침범한 트리파노소마증

(trypanosomiasis)에 아직도 치료제로 사용되고있다. 치료제로서 비소의 사용이 점차 줄어들게 된 원인은 장기간 투약에 따른 독성에 대한 우려 그리고 새로운 항생물질 및 화학요법제의 등장 때문이었다. 1973년 IARC는 '무기비소에 과다하게 노출되는 경우, 과량의 비소를 포함하는 식수, 그리고 비소에 노출되는 직업환경 등이 피부암의 발생과 인과관계가 인정된다'고 평가하였으나 실험동물에서 발암성을 명확히 입증하지는 못하였다.

1979년에는 비소에 대한 직업적 노출, 비소의 섭취 그리고 의료목적의 사용이 피부암의 발생과 관계가 있다는 역학조사를 근거로 비소 및 일부 비소화합물을 '사람에게 암을 유발시키는' 제 1군 발암물질로 분류하였고, 1980년도에 자료를 재평가하여 비소 및 비소함유 화합물을 인체에서 폐암의 원인물질로 결정하였다. IARC는 1987년에 최종적으로 '실험동물에서의 발암성에 대한 한정적인 증거'를 근거로 비소를 인체발암물질로 판정하였다.

그러나 1990년대 초반에 비소는 새로이 주목을 받기 시작하였다. 1970년대 중국에서 여러 종류의 암에 중국 전통의학에서 유래한 삼산화비소($As_2O_3$)제제의 투약이 시도되었으며 특히 급성 전골수성백혈병(APL: Acute promyelocytic leukemia) 치료에 기존의 요법을 능가하는 놀라운 치료효과가 보고되면서 비소 화학물이 항암제로서 다시 전 세계적인 주목을 받기 시작하였다. APL 환자에서 $As_2O_3$투여시(10mg/일, IV infusion 투여, 28~60일간) 완전관해율(complete remission rate)이 65.6~84%, 10년 생존율이 28.2%(32명 중 9명)로 보고되었으며 특히 기존 항암치료의 최대 약점인 골수억제나 중증의 이상반응이 관찰되지 않았다. In vitro 실험에서 비소는 APL 세포주인 NB4 세포주에서 세포사멸(apoptosis)을 유도하고 분화를 촉진하는 것이 밝혀졌고 일련의 pivotal 임상시험을 통하여 삼산화 비소 정맥투여시의 유효성과 안전성이 재확증되어 2000년 9월 미국 식품의약품 안전청에서는 삼산화비소 제제(성분: As₂O₃, 상품명 TRISENOX™ injection)를 재발한 APL 환자에 사용할 수 있도록 승인하였다. 미국에서 삼산화비소에 대한 임상실험을 주도하고 있는 곳은 Memorial Sloan-Kettering Cancer Center이며 APL외에 multiple myeloma, 전이성 신세포암 등 각종 고형암에 대한 임상 2상 연구가 현재 활발히 진행중에 있다. 중국에서는 간암 및 담낭암에 대한 치료효과를 보고한 바 있으며 이외에 각종 고형암에 대한 비소 임상시험이 진행 중에 있다.

㈜천지산에서는 강력한 항암작용을 나타내는 비소화합물인 육산화사비소($As_4O_6$, 성분명: 2,4,6,8,9,10-Hexaoxa-1,3,5,7-tetraarsatricyclo[3.3.1.13,7]decane, Tetraarsenic oxide)를 연구·개발하였다. 육산화비소는 삼산화비소와는 다른 물리·화학적인 성질을 갖고 있으며 일련의 in vitro 및 in vivo 효력확인 시험을 통하여 각종 암세포주에서 효과적으로 세포사멸을 유도하고 특히 강력한 항혈관신생 효과를 갖고 있음을 확인하였다.

육산화사비소의 항암효과는 전 세계에 특허 출원이 되어있으며 이미 우리나라를 비롯하여 미국, 일본, 중국, 독일, 캐나다, 러시아, 유럽연합 등 전 세계 여러 국가에 항암제로서 특허등록이 되었다. 본 제제의 안전성은 국가 인증 GLP 기관에서 실시한 동물 독성시험에서 확인·검증되었다. 이에 본 제재의 개발코드명을 '테트라스(TetraAs)'로 명명하고 새로운 항암제 신약으로서 개발하기로 결정하였으며, 더 이상의 표준치료요법이 없는 말기 고형암 환자를 대상으로 실시한 1상 임상시험을 통하여, 인체에서의 시험 약물의 최내 내성 용량과 약물동태학적 특성을 규명하였다.

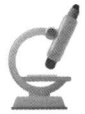

# 제1상 임상시험

고형암 환자에서 테트라서 캅셀의 안전성, 내약성 및 약동학적 성질 평가를 위한 제1상 임상시험

## 제1상 임상시험 결과

- 제목: 고형암 환자에서 테트라스 캅셀의 안전성, 내약성 및 약동학적 성질 평가를 위한 1상 임상시험
- 임상시험 실시기관: 서울 아산병원
- 임상시험설계: 단계적 용량 증량 설계 (전형적인 항암제 1상 임상 연구방법에 따름)
- 임상시험용 의약품 투여 용량: 15mg, 30mg, 45mg/daily
- 시험대상 질환: 기존의 항암 화학요법에 더 이상 반응하지 않고, 표준 치료방법이 없는 진행성 말기 고형암
- 참여 피험자수 및 투여기간: 15례 4주간 경구 투여

|  | 15mg 1군 | 30mg 2군 (MTD군) | 45mg 3군 (DLD군 발현군) | 합계 |
|---|---|---|---|---|
| 피험자 수 | 3명 | 6명 | 6명 | 15명 |

## 각 용량단계에서 피험자별 약물 투약 FLOW

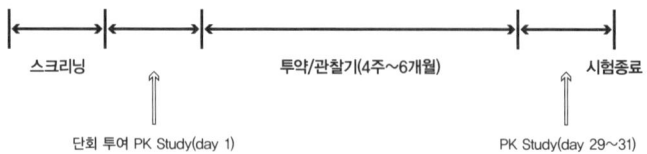

## 임상시험 FLOW

→ 15mg/day 투여군, 3명 종료, DLT(Dose Limiting Toxicity) 이상반응 관찰되지 않음.

→ 30mg/day 투여군, 3명 종료, DLT 이상반응 관찰되지 않음.

→ 45mg/day 투여군, DLT가 1명에서 관찰되어 추가로 3명을 실시하였고, 추가된 3명 중에서도 DLT 관찰되어 추가 증량 중단. 6명 종료

→ 30mg/day 투여군, 3명 종료, DLT 이상반응 관찰되지 않음.

## 대상질환의 진단 및 전이 부위

| 배정번호 | 진단명 | 최초진단월 | 전이부위 |
| --- | --- | --- | --- |
| R-01 | 자궁경부암 | Nov.-00 | 골반내 림프절 |
| R-02 | 자궁경부암 | 1997 | 쇄골하 림프절 및 복강 내 림프절 |
| R-03 | 두경부암(비인두암) | June. -99 | 국소 재발 종괴 |
| R-04 | 이행상피암(방광암) | May. -94 | 골반 벽 종괴 |
| R-05 | 이행상피암(방광 및 요로) | Nov.-00 | 쇄골하 림프절 및 복강 내 림프절 |
| R-06 | 위 암 | Jul.-00 | 부신, 간, 복막 |
| R-07 | 자궁경부암 | Nov.-02 | 방광 벽 |
| R-08 | 두경부암(설암) | Jun.-03 | 국소 종괴 및 쇄골하 림프절 |
| R-09 | 두경부암(후두암) | Jun.-00 | 폐 |
| R-10 | 이행상피암(요로암) | Sep. -02 | 폐 골, 쇄골하 림프절 |
| R-11 | 자궁경부암 | Jul. -99 | 폐, 늑막, 심낭막, 흉벽 |
| R-12 | 두경부암(하인두암) | Sep. -01 | 쇄골하 림프절, 폐 |
| R-13 | 이행상피암(방광암) | Jul. -02 | 간, 복뼈 |
| R-14 | 두경부암(하인두암) 및 폐암 | Aug. -03 | 종격동 림프절 |
| R-15 | 대장암 | Jun. -01 | 간, 폐 |

## 용량제한 독성(DLT)의 발현

- 3군 (45mg/day)에서 2례의 DLT 관찰
- 테트라스 캅셀의 DLT : 호중구 감소증 (Neutropenia)

| 배정번호 | 투여군 | 발현일 | 정도 | 인과관계 | 이상 반응명 |
|---|---|---|---|---|---|
| R-07 | 3군 | 2004-05-11 | Grade 4 | 많음 | Neutrophils/granulocytes (ANC/AGC) 감소 |
| R-11 | 3군 | 2004-06-01 | Grade 4 | 많음 | Neutrophils/granulocytes (ANC/AGC) 감소 |

※ 투약 21일째에 호중구수가 144 x 109개/L로 떨어졌으며 5일 이상 회복되지 않음
※ 투약 14일째에 호중구수가 169 x 199개/L로 떨어졌으며 5일 이상 회복되지 않음

## 1군(15mg/day)에서의 이상약물반응(ADR) 발현 예

| 이상반응 명 | Grade 1 | Grade 2 | Grade 3 | Grade 4 |
|---|---|---|---|---|
| Neurology | 0 | 1 | 0 | 0 |
| Neuropathy-sensory | | 1 | | |
| Cardiovascular (Arrhythimia) | 2 | 0 | 0 | 0 |
| Prolonged QTc interval (QTc)0.48 seconds) | 2 | | | |
| Dermatology / Skin | 1 | 0 | 0 | 0 |
| Pruritus | 1 | | | |
| Constitutional Symp. | 1 | 0 | 0 | 0 |
| Rigors, chills | 1 | | | |
| 합 계 | 4 | 1 | 0 | 0 |

## 2군(30mg/day)에서의 이상약물반응(ADR) 발현 예

| 이상반응 명 | Grade 1 | Grade 2 | Grade 3 | Grade 4 |
|---|---|---|---|---|
| Blood / Bone marrow | 5 | 2 | 2 | 0 |
| Hemoglobin (Hgb) 감소 |  |  | 1 |  |
| Leukocytes (total WBC) 감소 | 3 | 1 | 1 |  |
| Neutrophils / granulocytes (ANC / AGC)감소 | 2 | 1 |  |  |
| Cardiovascular (Arrhythmia) | 1 | 0 | 0 | 0 |
| Prolonged QTc interval (QTc)0.48 seconds) | 1 |  |  |  |
| Constitutional Symp. | 6 | 0 | 0 | 0 |
| Fatigue (lethargy, malaise, asthenia) | 3 |  |  |  |
| Dermatology / Skin | 1 | 0 | 0 | 0 |
| Weight loss | 3 |  |  |  |
| Flushing | 1 |  |  |  |
| Gastrointestinal | 9 | 6 | 0 | 0 |
| Hepatic | 11 | 4 | 0 | 0 |
| Alkaline phosphatase 증가 | 4 |  |  |  |
| GGT 증가 | 1 | 2 |  |  |
| S Cot (AST) 증가 | 3 | 1 |  |  |
| S GPT (ALT) 증가 | 3 | 1 |  |  |
| Metabolic / Laboratory | 1 | 1 | 0 | 0 |
| Hyperkalemia |  | 1 |  |  |
| Hyperuricemia | 1 |  |  |  |
| Pain | 2 | 1 | 0 | 0 |
| Renal / Genitourinary | 1 | 1 | 0 | 0 |
| 합 계 | 37 | 15 | 2 | 0 |

## 3군(45㎎/day)에서의 이상약물반응(ADR) 발현 예

| 이상반응 명 | Grade 1 | Grade 2 | Grade 3 | Grade 4 |
|---|---|---|---|---|
| Blood / Bone marrow | 12 | 15 | 13 | 5 |
| Hemoglobin (Hgb) 감소 | 1 | 5 | 3 | |
| Leukocytes (total WBC) 감소 | 4 | 5 | 5 | 3 |
| Neutrophils / granulocytes (ANC / AGC)감소 | 4 | 1 | 3 | 2 |
| Platelets 감소 | 3 | 4 | 2 | |
| Cardiovascular (Arrhythmia) | 2 | 0 | 0 | 0 |
| Constitutional Symp. | 6 | 1 | 0 | 0 |
| Fatigue (lethargy, malaise, asthenia) | 4 | 1 | | |
| Weight loss | 2 | | | |
| Dermatology / Skin | 6 | 2 | 1 | 0 |
| Gastrointestinal | 17 | 9 | 0 | 0 |
| Hepatic | 14 | 4 | 0 | 0 |
| Metabolic / Laboratory | 7 | 1 | 2 | 1 |
| Hyperglycemia | 1 | | | |
| Hypocalcemia | 1 | 1 | | |
| Hyperkalemia | 3 | | 1 | 1 |
| Hyponatremia | 2 | | 1 | |
| Neurology | 1 | 0 | 0 | 0 |
| Neuropathy-sensory | 1 | | | |
| Pain | 2 | 1 | 0 | 0 |
| Headache | | 1 | | |
| Pain-Other (Specify) | 2 | | | |
| 합 계 | 67 | 33 | 16 | 6 |

## 1상 임상시험 피험자별 종양 호전여부

| 피험자번호 | 원발종양 | 투여용량 (/day) | 투여기간 (day) | 병소 | 반응(4주) |
|---|---|---|---|---|---|
| R-01 | 자궁경부암 | 15mg | 53 | 림프절 | 불변 |
| R-02 | 자궁경부암 | 15mg | 202 | 림프절 | 불변 |
| R-03 | 두경부암(비인두암) | 15mg | 266 | 비인두 | 불변 |
| R-04 | 요로암(방광암) | 30mg | 51 | 골반내 | 진행 |
| R-05 | 요로암(방광암) | 30mg | 70 | 림프절 | 불변 |
| R-06 | 위 암 | 30mg | 31 | 부신, 간 | 진행 |
| R-07 | 자궁경부암 | 45mg | 41 | 방광, 벽 | 불변 |
| R-07 | 자궁경부암 | 15mg | 109 | 방광, 벽 | 불변 |
| R-08 | 두경부암(설암) | 45mg | 35 | 국소 | 진행 |
| R-08 | 두경부암(설암) | 30mg | 29 | 국소 | 진행 |
| R-09 | 두경부암(후두암) | 45mg | 34 | 폐 | 불변 |
| R-09 | 두경부암(후두암) | 15mg | 20 | 폐 | 불변 |
| R-10 | 요로암 | 45mg | 28 | 림프절 | 진행 |
| R-11 | 자궁경부암 | 45mg | 14 | 골반내 | 불변 |
| R-11 | 자궁경부암 | 15mg | 99 | 골반내 | 불변 |
| R-12 | 두경부암 | 45mg | 35 | 하인두 | 불변 |
| R-12 | 두경부암 | 15mg | 56 | 하인두 | 불변 |
| R-13 | 요로암(요로, 방광암) | 30mg | 28 | 간 | 진행 |
| R-14 | 두경부암,폐암 | 30mg | 58 | 폐, 골 | 불변 |
| R-15 | 대장암 | 30mg | 91 | 폐, 간 | 불변 |

# 임상1상 사례

❑ 임상 1상 연구(아산병원)

1-1 단계 53세/남성 비인두암

2/23/04    3/26/04    4/24/04

테트라스 5m 3회 →

암 종양크기 감소
콧물과 악취가 사라짐
일상생활 가능

❑ 임상 1상 연구(아산병원)

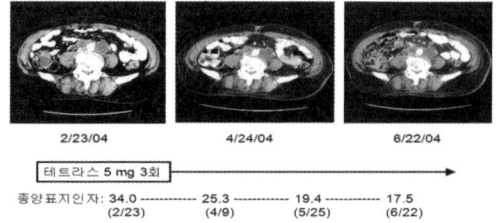

1-2 단계 66세 여자 자궁경부암 : 종양표지자 감소

2/23/04    4/24/04    6/22/04

테트라스 5 mg 3회 →

종양표지인자: 34.0 ------------ 25.3 ------------ 19.4 ------------ 17.5
              (2/23)           (4/9)            (5/25)           (6/22)

부록 293

❏ 임상 1상 연구(아산병원)

1-3 단계 40세 여자 자궁경부암 : 종양괴사, 종양표지자 감소

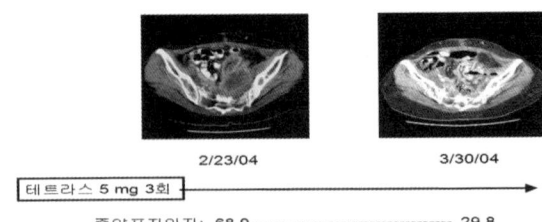

테트라스 5 mg 3회

종양표지인자: 68.9 -------------------------------- 29.8

❏ 임상 1상 연구(아산병원)

3-1 단계 43세/여성 자궁경부암

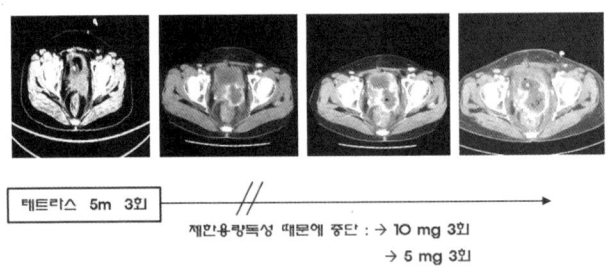

테트라스 5m 3회
제한용량독성 때문에 중단 : → 10 mg 3회
→ 5 mg 3회

❏ 임상 1상 연구(아산병원)

3-2 단계 31세/남성 설암

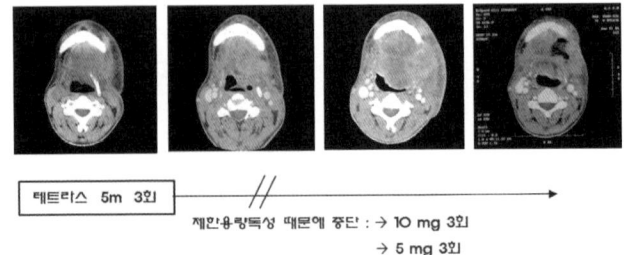

테트라스 5m 3회
제한용량독성 때문에 중단 : → 10 mg 3회
→ 5 mg 3회

## 1상 임상시험 결과 요약

- 임상 1상 시험 기관: 서울 아산병원
- 임상 기간: 2004. 02.~2004. 07. **(환자별로 각각 4주간 테트라스 캡셀 투여)**
- 대상환자: 15명
    - 외과적 수술, 항암 화학요법, 방사선요법 등을 사용하였음에도 불구하고 치료법이 없는 말기 암 환자
    - 자궁경부암 4명, 이행상피암 4명, 두경부암 5명, 위암 1명, 대장암 1명
- 결과: 15명 중 10명**(66.7%)**이 불변
    - ※ 불변의 의미: 종양의 감소 또는 진행정지, 고통이 없는 등 삶의 질 개선
    - ① 종양 감소, 종양표지자(SCC Ag)의 감소: 자궁경부암 환자 2명
    - ② 종양의 괴사 및 누공 형성: 자궁경부암 2명, 두경부암 1명
    - ③ 삶의 질 개선, 뚜렷한 부작용 발견할 수 없었음: 기타 5명
    - ④ 테트라스 투여 후에도 구토, 복통 등이 없는 등 삶의 질 개선
    - ⑤ 다양한 암에 적용 가능하며 경구투여로 용이하다
    - ⑥ 기존 치료법과 병행 시에 시너지 효과

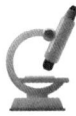

# 종양반응에 대한 탐색적 고찰
## (연구자 결론)

임상기관: 서울 아산병원

본 연구에서는 모든 환자에서 4주간의 시험기간, 그리고 일부 환자에서 시험기간 이후 투여된 기간 동안 WHO 기준에 따른 개관적인 반응은 1례에서도 관찰되지 않았다. 그러나 본 임상 연구의 대상 환자들이 과거 수년 간 외과적 수술, 항암 화학요법, 방사선 요법 등을 실시하였음에도 불구하고 진행 되었던 환자들 임을 생각해 볼 때, 15례 중 10례에서 병의 진행을 일정기간 막을 수 있었던 것은 유의 할 만한 의미가 있다고 판단된다.

또한 자궁경부암 환자 2례에서 종양표지자(SCC Ag)의 유의한 감소 (R-01의 경우 치료 전 68.9에서 29.8 까지 감소, R-02의 경우 치료 전 34에서 17.5까지 감소)가 있었으며, 자궁경부암 2례 및 두경 부암 1례에서 치료 후 종양 크기의 현저한 감소는 없었지만 종양의 괴사 및 누공 형성을 관찰 할 수 있었던 점은 이 약제의 효과 가능성을 시사한다고 하겠다.

특히 종양의 괴사 및 누공 형성은 이 약제가 암 종괴에 분포하는 혈관을 차단하는 효과가 아닌가 보이며, 실험실 및 동물실험에서 밝혀진 이 약제의 작용기전 중 하나가 신생혈관억제인 점으로 보아 혈관에 대한 영향으로 효과를 일으킬 가능성이 있다고 하겠다.

한편, 최근 전 세계적으로 개발되고 있는 소위 표적치료제(targeted therapy)들도 이들 약제만으로는 객관적인 암 종괴의 크기 감소를 가져오지 못하지만 다른 항암제와 같이 사용하는 경우 항암제만 사용한 경우에 비해 반응 및 생존기간을 연장시키는 효과를 가져온 점을 생각할 때, 향후 이 약제 단독 또는 항암제와의 병용요법의 2상 임상시험을 시행할 충분한 근거가 된다고 하겠다.

특히 종양표지자의 감소 및 종양괴사를 가져온 자궁경부암 환자들의 경우 모두 15mg/day의 용량에서 이러한 효과가 있었는데 이 용량에서는 부작용이 거의 없었던 점 역시 이 약제의 장점이라 하겠다.

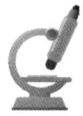

# 제2상 임상시험

이전 항암 화학요법에 실패한, 표준 치료법이 없는 진행성 및 재발성 자궁경부암에서 테트라스캅셀(육산화사비소, $As_4O_6$)의 치료 효과 및 안전성을 평가하기 위한 탐색적 연구 2상 임상시험

## 제2상 임상시험계획

- 제목: 이전 항암 화학요법에 실패한, 표준치료법이 없는 진행성 및 재발성 자궁경부암에서 테트라스캅셀(육산화사비소, $As_4O_6$)의 치료 효과 및 안전성을 평가하기 위한 탐색적 연구
- 임상실시기관 및 연구 책임자: 2개 임상시험기관
- 시험대상: 이전화학요법에 실패한 표준치료법이 없는 진행성 또는 재발성 자궁경부암 환자
- 임상시험용 의약품 투여용량: 개시용량(기본 용량) 1회 1캅셀의 시험약(육산화사비소로서 5mg)을 1일 3회 식후 30분에 복용 (15mg/day)
- 임상시험용의약품: 테트라스캅셀 육산화사비소($As_4O_6$)
- 피험자 수: 선정기준에 적합한 20명의 피험자를 등록하여 투약 및 관찰을 실시하고 최종적으로 17명 이상의 PP분석 가능

피험자 수를 확보하여 유효성 분석을 수행하도록 한다. 이중, PK 연구 선정/제외기준에 적합한 6명에 대해서 PK연구를 병행하여 실시하기로 한다.

■ 임상시험의 목적
- 1차: 이전 항암 화학요법에 실패한, 표준 치료법이 없는 진행성 및 재발성 자궁경부암 환자를 대상으로 RECIST criteria에 의한 전체 반응률(CR+PR)의 정의에 따라 시험약물 단독 투여시의 항종양 효과 평가
- 2차: 약동학 평가(PK study), 안전성 및 내약성 확인, 임상시험 기간동안의 무진행 생존기간(Progression-Free Survival Time) 평가, 존기간(Overall Survival Time) 평가, 삶의 질(QoL) 평가

■ 목표하는 피험자 수

| 구 분 | 시험군 | PK연구 병행 | 합계 |
|---|---|---|---|
| PP분석례수 | 17명 | 6명 | 17명 |
| 투약 개시 례수 (선정/제외기준 적합례) | 20명 | 6명 | 20명 |

※ PP(Per Protocol): 계획서대로 종료된 증례
※ 투약 개시례수(D/O 포함례수): 예상중도 탈각율 15%

## 임상시험 진행 FLOW

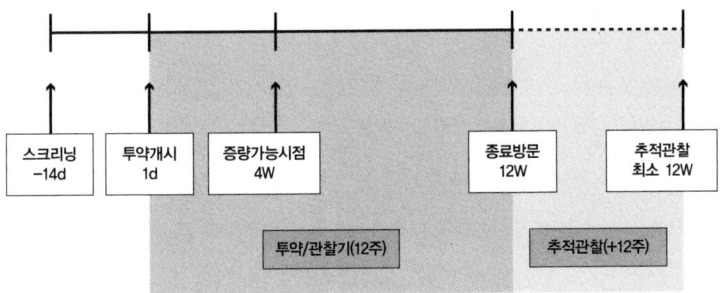

| 일 정<br>항 목 | 스크리닝<br>-14~ | Visit 1<br>1일 | Visit 2<br>4주 | Visit 3<br>8주 | 투약 종료일*<br>12주 | 추적관찰◆<br>투약 종료후 12주 이상 | 예정외방문<br>- |
|---|---|---|---|---|---|---|---|
| 동의서 취득 | ● | | | | | | |
| 환자배경 조사 | ● | | | | | | |
| 피험자 적합성 평가 | ● | | | | | | |
| 시험약 처방[1] | | ● | ● | ● | | | |
| 순응도 검사(복약상황) | | | ● | ● | ● | | |
| 활력징후, ECG, 신체검사 | ● | ● | ● | ● | ● | | ● |
| 수행능력평가(ECOG) | ● | | ● | ● | ● | | ● |
| 실험실적검사[2] | ● | | ● | ● | ● | | ● |
| 암병변검사[3] | ● | | ● | ● | ● | (●) | |
| PK연구 | | ● | ● | ● | ● | | |
| 생존여부 확인 | | | ● | ● | ● | ● | ● |
| QOL 조사[4] | ● | | ● | ● | ● | | |
| 이상반응조사 | | ● | ● | ● | ● | ● | ● |
| 병용약제/병용치료 조사 | | ● | ● | ● | ● | ● | ● |

1. 4주째부터 PD(Progressive Disease) 또는 CR(Complete Remission)로 확인된 시점에서 투약 종료. 시험약은 28일(4주) 단위처방
2. 혈액학적 검사, 혈액화학적 검사(전해질 Full 항목 포함), 뇨검사, 폐경 전 여성 또는 폐경 후 무월경기간 12개월 미만 여성-HCG 실시
3. PET, CT 검사 실시. 4주마다 실시하되 연구자가 필요하다고 판단하는 경우 1주 단위 실시 가능. 스크리닝시 조직학적 검사도 수행.
4. 4주마다 실시

★. 투약 개시 후 12주째를 종료일로 하되, 중도 탈락된 경우 또는 환자의 사망이 확인된 경우에는 확인일을 시험 종료일로 한다.

◆. 투약 종료일 기준으로 최소 12주 동안 평균 4주 간격으로 피험자의 생존여부, 이상반응, 다른 치료약물/치료력 관찰. 필요시 암병변검사.

## 피험자 선정 기준

1. 자의로 임상시험 참여를 동의, 서면 동의서에 서명한 자
2. 만 19세 이상 75세 이하
3. 다음 기준을 모두 충족하는 자궁경부암 환자
   ① 조직학적 혹은 세포진단학적으로 확진된 자궁경부암 환자 중 편평세포암에 해당
   ② 수술이 불가능하여 원발 부위 보존
   ③ 원발 부위의 크기가 영상학적으로 계측 가능
   ④ 이전 항암 화학요법에 실패한 경험이 있고, 외과적 수술, 방사선 요법 및 기존의 항암 화학요법에 더 이상 반응하지 않거나 적용이 불가능하여 표준 치료방법이 없는 환자
   ⑤ FIGO 기준으로 IIB 이상
   ⑥ 시험 참여 시 진행성(advanced)이거나 재발성(recurrent)인 상태: 재발성은 과거 항암치료 종료 후 6개월 이후 재발한 경우
4. 임상시험 개시 후 적어도 10주 이상 생존 가능성이 예상되는 자
5. ECOG(활동도) status 0, 1, 2
6. 임상시험 내용에 대해 이해하고 협조적이며 순응도가 좋을 것으로 판단되는 자

## 피험자 제외 기준

1. 시험에 영향을 줄 수 있는 심각한 감염증이 있는 경우
2. 시험에 영향을 줄 수 있는 심각한 대사성 전신 질환이 있는 경우
3. PET, CT 검사상 확인된 복강 내 전이부위가 약물의 종양 괴사 작용으로 인한 출혈, 장 천공 및 복막염 발생 위험이 있는 곳에 위치한 경우
4. 과거 4주 이내에 수술, 방사선 치료 또는 항암 화학요법을 받은 적이 있는 경우
5. 중추신경계 전이로 방사선 치료를 받았거나, 현재 중추신경계 전이

가 임상적으로 확진

6. 임상병리검사 결과 골수, 간 및 신장 기능이 시험 참여에 부적절하다고 판단되는 환자
   - WBC 4.0î109/L,ANC1.59pt109/L,Platelet1009pt109/L,Hgb8.0g/dL미만
   - Bilirubin이 정상 상한치의 2.5배 이상이거나 ALT or AST가 정상 상한선의 3배 이상
   - Creatinine 수치가 정상 상한선의 2.5배 이상

7. 교정되지 않는 저칼륨혈증(4mEq/㎖ 이하) or 저마그네슘혈증(1.8㎎/㎖ 이하)
8. 심전도 검사상 absolute QT interval이 500msec 이상인 환자
9. 약물 중독, 심각한 정신계 질환
10. 1개월 이내에 다른 임상시험용 의약품을 투약받은 경우
11. 비소 및 비소화합물에 과민성 기왕력이 있는 자
12. 임신가능 여성
13. 기타 연구자가 본 시험에 부적절하다고 판단하는 다음의 환자: 시험 중 발생할 수 있는 합병증, 특히 장천공 혹은 장루에 대한 이해 부족 혹은 발생 가능성을 수용하지 못하는 환자

### 투여 용량/용법

| | |
|---|---|
| 개시용량 | 1회 1캅셀의 시험약(육산화사비소로서 5mg) 1일 3회 식후 30분째 복용(15mg/day) |
| 증량기준 | 4주 투약 이후 PR(부분관해) 또는 SD(불변) 상태를 보이면서 임상적으로 유의할만한 이상반응이 관찰되지 않은 피험자에 한하여 연구자가 필요하다고 판단하는 경우 시험약의 투여 용량을 2배까지 증량 가능 |
| 감량기준 | 증량이 이루어진 피험자에 한하여, 임상적으로 유의할만한 이상반응이 관찰된 경우, 해당시점에서 증량 이전 용량으로 감량 가능. |
| 투여기간 | 12주, 단, 4주째부터 4주마다 반복 시행되는 종양검사에서 확인된 병변이 PD(Progressive Disease) 상태이거나 완전관해(Complete Remission)되거나 또는 중대한 이상약물반응으로 더 이상의 투약이 어렵다고 연구자가 판단하는 경우 투약 중단 |

## 병용금지 약물 기준

- Warfarin
- 임상시험 기간 동안 다른 항암치료 요법을 금함(항암 화학요법, 항암 면역요법, 방사선 치료 및 종양 부위에 대한 외과적 수술)
- 기타 약물의 투약 및 처치는 허용하되 약물명(일반명), 투여량, 투약기간, 목적 기록(호중구 감소증 치료를 위한 G-CSF/Filgrastim 포함)
- 부득이하게 병용 금지약물의 투약 또는 처치가 실시된 경우 → 해당 피험자를 평가대상에서 제외

## 유효성 평가 지표

- 주평가변수: 객관적 반응률(ORR: Objective Response Rate)
- 부평가변수
    - 생존기간(Overall Survival Time) → 투약개시 시점부터 사망일까지의 기간
    - 무진행 생존기간(Progression-Free Survival Time) → 투약개시 시점부터 PD(Progreesive Disease) 상태까지의 기간
    - 삶의 질 점수 개선량(QOL) → SF36 설문 점수의 기저치 대비 개선량
    - PET로 평가된 객관적 반응율(ORR: Objective Response Rate) → PET로 종양 크기 판정 시 CR 또는 PR로 평가된 증례의 비율

## 유효성 분석례 제외기준

- 선정/제외 기준 위반
- 시험 기간 동안의 병용 약물 기준 위반
- 종양 검사 미실시로 평가가 어려운 경우
- 종양 평가 없이 중도탈락된 경우
- 약물복용 순응도 75% 미만

## 유효성 평가 FLOW

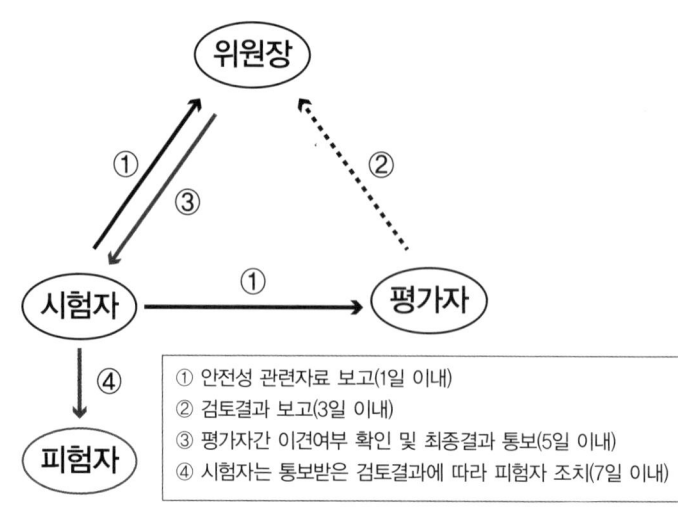

① 안전성 관련자료 보고(1일 이내)
② 검토결과 보고(3일 이내)
③ 평가자간 이견여부 확인 및 최종결과 통보(5일 이내)
④ 시험자는 통보받은 검토결과에 따라 피험자 조치(7일 이내)

## 안전성 평가 FLOW

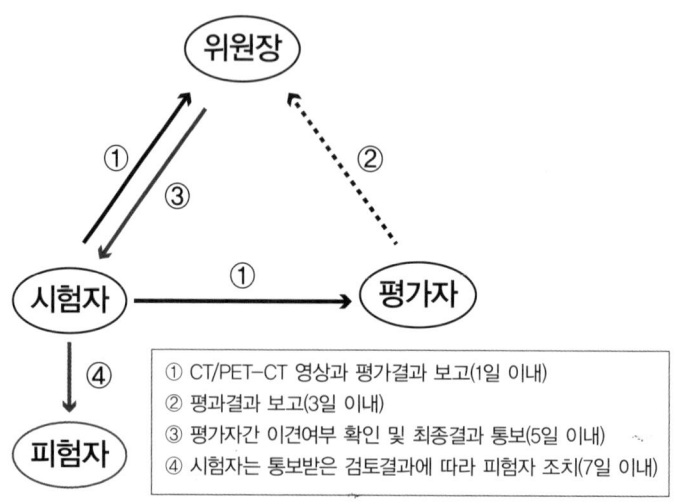

① CT/PET-CT 영상과 평가결과 보고(1일 이내)
② 평과결과 보고(3일 이내)
③ 평가자간 이견여부 확인 및 최종결과 통보(5일 이내)
④ 시험자는 통보받은 검토결과에 따라 피험자 조치(7일 이내)

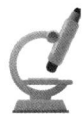

# 등록특허 및 출원특허 현황

㈜천지산                                                    2012-03-31

| No | 특허국명 | 특허 내용 | 특허출원일<br>특허등록일 | 비고 |
|---|---|---|---|---|
| 01 | 대한민국 | 천연화학물질 육산화비소(As4O6)의 신규한 항종양 치료제로서의 용도 및 그 약학적 조성물. | 1998-05-08<br>2000-08-30 | |
| 02 | 일본 | 천연화학물질 육산화비소(As4O6)의 신규한 항종양 치료제로서의 용도 및 그 약학적 조성물. | 1999-02-02<br>1999-11-26 | |
| 03 | 미국 | 천연화학물질 육산화비소(As4O6)의 신규한 항종양 치료제로서의 용도 및 그 약학적 조성물. | 1998-06-26<br>2001-10-30 | |
| 04 | 미국 | 천연화학물질 육산화비소(As4O6)의 신규한 항종양 치료제로서의 용도 및 그 약학적 조성물. | 2001-09-14<br>2003-07-08 | |
| 05 | 러시아 | 천연화학물질 육산화비소(As4O6)의 신규한 항종양 치료제로서의 용도 및 그 약학적 조성물. | 2000-02-01<br>2003-01-20 | |
| 06 | 캐나다 | 천연화학물질 육산화비소(As4O6)의 신규한 항종양 치료제로서의 용도 및 그 약학적 조성물. | 2000-02-03<br>2003-03-18 | |
| 07 | 중국 | 천연화학물질 육산화비소(As4O6)의 신규한 항종양 치료제로서의 용도 및 그 약학적 조성물. | 1998-08-21<br>2004-08-25 | |

| 08 | 유럽<br>(14개국) | 천연화학물질 육산화비소(As4O6)의 신규한<br>항종양 치료제로서의 용도 및 그 약학적 조성물. | 1998-07-17<br>2004-10-06 | 모나코, 프랑스,<br>네델란드, 이태리,<br>벨기에 등 14개국 |
|---|---|---|---|---|
| 09 | 독일 | 천연화학물질 육산화비소(As4O6)의 신규한<br>항종양 치료제로서의 용도 및 그 약학적 조성물. | 1998-07-14<br>2007-03-01 | |
| 10 | 대한민국 | 혈관신생억제제 | 2000-06-29<br>2003-09-17 | |
| 11 | 대만 | 혈관신생억제제 | 2001-03-22<br>2003-01-21 | |
| 12 | 미국 | 혈관신생억제제 | 2001-04-04<br>2004-03-09 | |
| 13 | 미국 | 용도 및 $As_4O_6$ 제조법 | 2003-05-16<br>2007-08-28 | |
| 14 | 대한민국 | 암에 대한 방사선 치료 증진용 조성물 | 2008-12-16<br>2011-12-23 | |
| 15 | 국제 | 암에 대한 방사선 치료 증진용 조성물 | 2009-11-30 | PCT 출원 |
| 16 | 대한민국 | 육산화비소를 함유하는 용출률 및 안전성이 개선된<br>경구투여용 약제학적 제재 | 2011-03-10<br>2012-02-16 | |

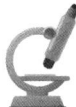

# TetraAs(As$_4$O$_6$) 관련 논문 및 발표자료

1. Tetraarsenic oxide, a novel orally administrable angiogenesis inhibitor (International Journal of Oncology. 2003 Jun;22(6):1271-6.
2. Tetraarsenic oxide induces apoptosis in U937 leukemic cells through a reactive oxygen species-dependent pathway (International Journal of Oncology. 2003 Oct;23(4):943-8.)
3. The Gene Expression Profile Using cDNA microarray after treatment Arsenic Compound (As$_2$O$_3$, As$_4$O$_6$) in SiHa Cell (대한 산부인과학회지 제45권 제7호 2002)
4. Comparison of effects of As$_2$O$_3$ and As$_4$O$_6$ on cell growth inhibition and gene expression profiles by cDNA microarray analysis in SiHa cells. (Oncology Report. 2004 Sep;12(3):573-80.)
5. Reverse effects of tetraarsenic oxide on the angiogenesis induced by nerve growth factor in the rat cornea. (The journal of veterinary medical science. 2004 Sep;66(9):1091-5)
6. Antiangiogenic effect of As$_4$O$_6$ on the angiogenesis induced by vascular endothelial growth factor (VEGF) in the rat cornea (Journal of Veterinary Clinics. 22(1):16-20(2005))

7. Tetraarsenic oxide-mediated apoptosis in a cervical cancer cell line, SiHa (Cancer Research and Treatment. 2005년 37권 5호 : p.307~312)

8. Diarsenic and tetraarsenic oxideinhibit cell cycle progression and bFGF- and VEGF- induced proliferation of human endothelial cells (Journal of cellular Biochemistry. 2005 May 1:95(1):120-30)

9. Apoptosis-induced cell growth inhibitory effects of a novel compound, $As_4O_6$ in a cervical cancer cell line, SiHa in vitro (대한암예방학회지 제11권 제1호 2006)

10. Comparison of diarsenic oxide and tetraarsenic oxide on anticancer effects : Relation to the apoptosis molecular pathway(International Journal of Oncology.2007 May:30(5):1129-35)

11. Tetra-arsenic oxide(Tetras) enhances radiation sensitivity of solid tumors by anti-vascular effect (Journal Report. Cancer Letters 2009 May 18;277(2):212-7)

12. Anti-proliferative Effect of Tetra-arsenic Oxide (TetraAs)in Human Gastric Cancer Cells in vitro (약제회지 제 37 권 제5호 2007)

13. Tetr-arsenic Oxide inhibits the Growth of Acute Promyelocytic Cell Lines (2010 Joint Meeting of Korean Hematology societies 2010)

14. A Study on the inhibition of cell growth and apoptosis in human cervical canaer cell line (CaSki) by paclitaxel , cisplatin , arsenic trioxide, and tetraarsenic oxide (Inje University Korea 2009)

15. Antitumor effect by Tetraarsenic oxide in animal model implanted with cervical cancer cell line (Inje University Korea 2010)

보도자료

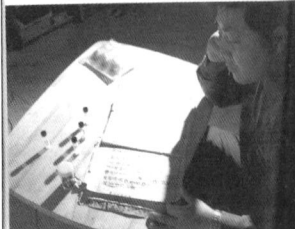
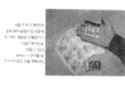
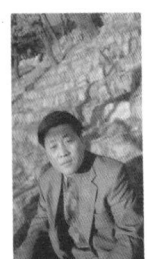
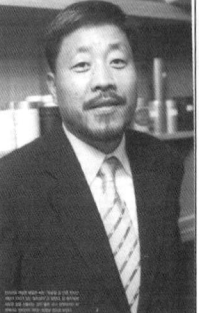
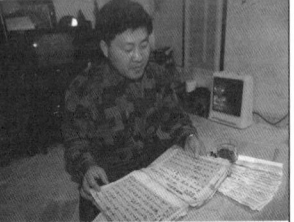
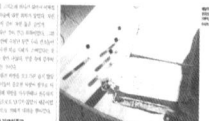

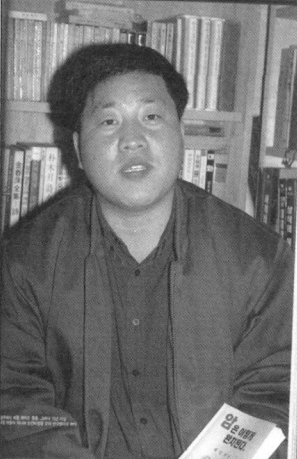

## 배일주 단독 인터뷰

### 산비의 암치료제 '천자산' 만들고 구속됐다
### 빗발치는 탄원으로 풀려난 '민간의학자'

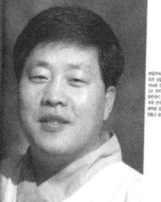

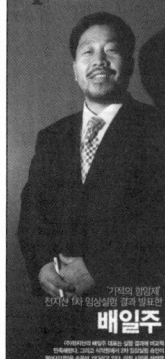

312 천지산 테트라스 항암제

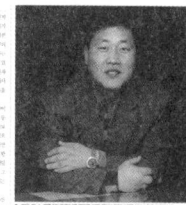
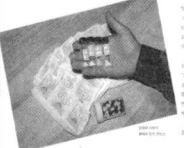
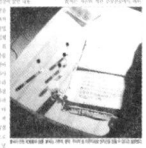
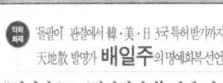
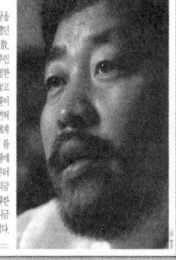
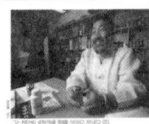
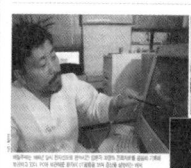
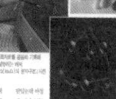

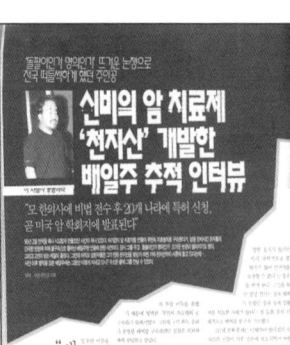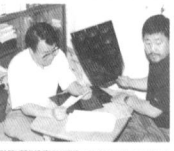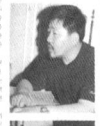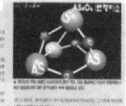

314 천지산 테트라스 항암제

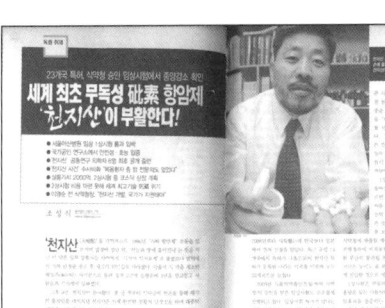
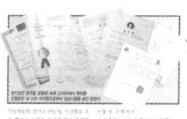
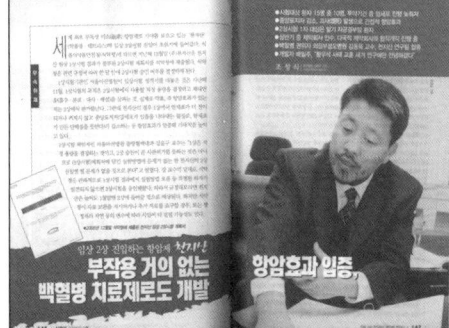

## 언론에서도 극찬한
## 세계 최초 무독성 비소 항암제
## 테트라스(천지산) 항암제!

닫는 글

# 테트라스 항암제에 희망을 겁니다

현대문명의 발달과 산업화의 발전으로 기근과 전염병은 감소하고 있으나 암 환자는 증가하고 암을 치료하는 획기적인 방법은 없으며 부분적인 치료 방법이 하루가 멀다 하게 발표되고 있는 것이 현실이다.

전 세계적으로 많은 과학자가 암치료제 개발을 위해서 많은 노력을 하고 있다. 천지산에서 임상시험 중인 테트라스 항암제는 기존의 항암제에서 나타나는 부작용인 탈모 구토 신경마비 소화 기능장애 등이 거의 없는 무독성 항암제를 연구하였으며, 현대의학적인 치료에 실패한 말기 암 환자에서 66.7%의 놀라운 효과로 서울 아산병원에서 임상 1상 시험을 성공적으로 마무리하고 두 곳의 대학병원에서 임상시험을 진행 중이며 유럽에서도 임상시험을 해도 좋다는 유럽식약청의 허가를 받고 진행을 준비하고 있습니다.

천지산 하면 생각나는 것이 기적의 항암제로 널리 알려져 있으며 길거리에서 지나가는 사람들에게 물어보아도 아는 사람은 다 알고 있는 항암제로 세상을 떠들썩하게 했던 항암제가 모든 시험과 험난한 과정을 거쳐 이 세상에 암으로 고통 받고 있는 환자들에게 사용되기를 바라고 있습니다.

천지산이라는 작은 벤처회사에서 항암제를 개발해서 임상을 진행하고 있다고 하면 우리나라에서는 색안경을 끼고 바라보고 있으나 세계적으로 판매되고 있는 약들이 처음부터 이름 있는 연구소에서 개발된 예가 거의 없습니다. 천지산처럼 작은 연구소에서 연구가 시작되어 시판되고 있으며 테트라스 항암제도 온 세상 암 환자들이 사용하는 약으로 시판될 수 있도록 같이 연구하시는 교수님들과 연구원들 천지산 직원들이 노력하고 있습니다.

컨설팅계약을 맺고 유럽식약청이 요구하는 조건을 충족하고 있으나 다름 아닌 임상 자금의 유치에 어려움을 겪고 있으며 임상시험 자금의 후원이나 기부 및 투자를 원하는 모든 분에게 이 책을 통해 테트라스를 널리 알리고 세계적인 항암제 개발에 마지막 도움을 주실 분들과 같이 성공하기 위해서 책을 집필하게 되었습니다.

아무도 가지 않는 외로운 길을 30년이 넘게 한눈팔지 않고 여기까지 달려왔으며 마지막 남은 길을 위해서 최선을 다할 것입니다. 신약 개발은 혼자의 의지와 노력만으로 성공하지 못합니다. 투병 중인 환자와 가족 그리고 뜻있는 후원자의 후원이 있어야 신약 개발의 종지부를 찍을 수 있습니다.

요즘은 환자를 위해서 기도 합니다. 돈 많은 회장님이 현대의학에서 치료를 받았으나 악화되면 저를 찾아와서 후원금을 내어 달라고 기도 합니다.

사람은 태어나서 갈 때는 육신도 버리고 빈손으로 갑니다. 돈과 권력이 있을 때는 많은 사람이 따라다녀도 갈 때는 혼자서 가며 같이 따라가는 사람이 없는데 돈을 가지고 가지 못합니다.

재벌 회장님들 인류를 위해서 신약개발에 투자하시고 기부하시고 좋은 일 많이 하시고 자식들에게 조금 물려주고 사회에 기부하시고 가시기 바랍니다.

테트라스 항암제는 제도권에서 요구하는 모든 시험을 끝내고 마지막 임상시험을 남겨두고 있으며 효능을 알지 못하고 개발되는 다른 신약과는 비교될 수 없습니다.

처음부터 저를 믿고 따라준 천지산 가족들과 반신반의하고 효능시험을 해보고 연구에 참여하신 교수님들 독성시험과 효능시험 및 임상시험에 참여하여주신 교수님들께 감사의 인사를 올리며 테트라스 항암제가 시판허가를 받는 그날까지 변함없이 함께 하겠습니다.

책을 내기까지 원고를 다듬어 주신 지식공감의 김재홍 대표님과 직원들에게 고마운 마음을 전하며 암 없는 세상을 만들어 가기를 바라면서 투병 중인 환우들의 쾌유를 빕니다. 감사합니다.

## 천지산 투자 57억 원 받은 경위

　2000년 테트라스 항암제를 같이 연구하시던 어느 박사님이 급하게 병원으로 오라는 연락을 받고 박사님 연구실에서 충격적인 결과를 접하게 되었다. 박사님과 시험을 진행한 지도 1년이 되었으며 좋은 결과들이 계속 나오고 있었는데 박사님은 환자들을 정말로 열심히 보고 밤에는 시험을 하고 했는데 현대의학적인 치료를 하여도 가망이 없는 환자에게 테트라스를 써보고 싶은 충동을 느끼고 있다고 하는 말을 여러 번 들은 적은 있지만 직접 사용하였다는 말을 듣게 되었다.

　환자는 19세 말기 뇌암 환자로 다른 병원에서 뇌암 수술을 해서 일부 제거하고 방사선치료와 항암제를 사용하였으나 악화되어 호흡곤란이 오게 되어 기도절제수술을 하였으며 인공적으로 산소호흡기에 의존해서 생명을 유지하고 있다. 암전문병원으로 옮겨서 중환자실에서 의식이 없으며 멘탈이 없는 환자로 생명을 연명하고 있는 환자에게 같이 연구하시는 박사님이 코에다 튜브를 삽입해서 테트라스를 넣어 주었더니 눈 동공이 반응하고 멘탈이 좋아지고 있어서 7일 지나서 CT 촬영을 하였더니 뇌종양이 조금 줄어들었다고 흥분하여 나를 급하게 연락을 했다고 한다.

　이 환자는 1개월 후에 일반병실로 옮기고 산소 호흡기를 띠고 3개월 후에 걸어서 퇴원했으며 환자의 아버지가 고마운 마음으로 투자회사를 소개해서 투자회사의 사장님이 환자를 직접 확인하고 4번에 걸쳐 57억 원을 천지산에 투자해 주어서 테트라스를 연구하는 데 많은 도움이 되었으며 10년이 지나서 환자는 생존하고 있으며 병원에서 사용한 항암제 부작용으로 지금까지 고통을 받고 있습니다.

　투자를 받을 수 있도록 투자회사의 사장님을 소개해주고 자식을 고쳐준 테트라스를 위해서 투자를 받을 수 있게 해준 환자분의 부친에게 다시 한 번 고마움을 전합니다.